臨床に
ダイレクトに
つながる

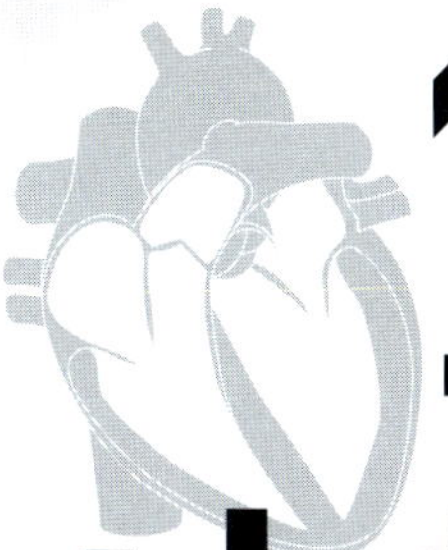

循環生理

CARDIOVASCULAR
PHYSIOLOGY CONCEPTS
SECOND EDITION

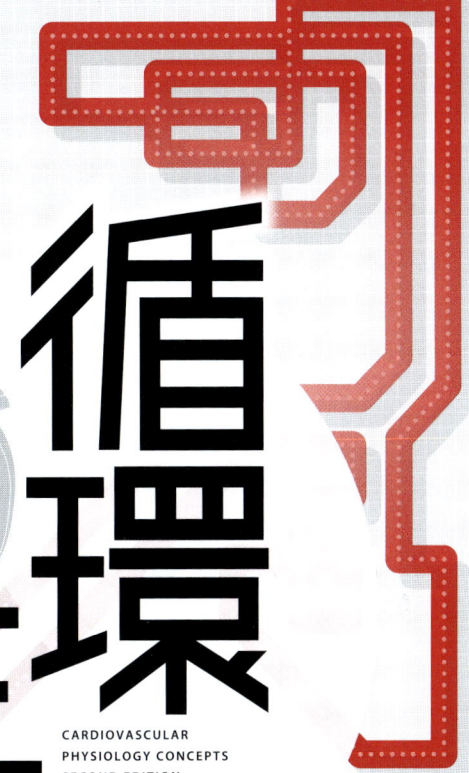

[著者]
Richard E. Klabunde
[監修]
百村伸一
[監訳]
石黒芳紀
讃井將満

Wolters Kluwer

羊土社
YODOSHA

CARDIOVASCULAR PHYSIOLOGY CONCEPTS, Second Edition
by Richard E. Klabunde

Copyright © 2012 Wolters Kluwer
Original English edition published by Wolters Kluwer Health.
Wolters Kluwer Health did not participate in the translation of this title and therefore it does not take any responsibility for the inaccuracy or errors of this translation.

Japanese edition copyright © 2014 by Yodosha, Co., Ltd. All rights reserved.

Japanese translation rights arranged with Wolter Kluwer Health Inc. through Japan UNI Agency, Inc., Tokyo.

薬剤の正確な適応，副作用，用法用量を本書に記載してはいますが，変更が生じる場合もありますので薬品の製造元が添付しているデータに細心の注意を払われるよう，お願いいたします．著者，編集者，出版社，販売者は，誤記や記載漏れ，あるいは，この本の情報をもとに行ったことから生じた結果についてはその責を負わず，また本書の内容に関しては，実際に記載されていること，示唆されていることを問わず保証いたしません．また，著者，編集者，出版社，販売者は，本書から生じた人的物的傷害，損害に対してはその責を負いかねますので，ご了承下さい．

序

　これまで循環生理の教科書では，血液の流れ方，筋収縮のメカニズム，フィードバック制御などの生物物理の原理に力点が置かれてきた．最近20年の間に，血管内皮機能，膜受容体，イオンチャネル，シグナル伝達などについてかなりの知見を得て，それらが，心臓，血管を制御することがわかってきた．細胞レベルのメカニズムへのこうした新たな理解により，循環機能の理解だけでなく，循環器疾患をもつ患者の診断，治療にも革新をもたらした．「Cariovascular Physiology Concepts」は，医学部の学生，大学院生，健康科学関連の学生にこれまでの生物物理的な原理ならびに新しい細胞生理の原理の基礎をしっかりと身につけてもらうように書いた．

　この本は，読者の学習に役立つよう，以下のいくつかの特徴をもっている．(1) それぞれの章は，読者が主要概念に着目できるよう，学習目標のリストから始まっている．(2) 本文には付随して，問題と臨床症例があり，基本的な生理学的概念の理解を深めることができる．(3) 重要概念が各章の最後にまとめてある．(4) 関連する推奨文献を各章にリストにしている．(5) 復習問題とその説明があるので，読者の自己評価ができる．

　この本に書かれている多くのテーマは，医学的な背景をもとにしており，基礎となる生理的な概念がどのように，不整脈，異常血圧，心不全などの疾病や臨床的な診断，または治療行為に関わっているかを説明している．章によっては，臨床症例を提示して，重要な生理的概念を臨床にどう適用していくのかを解説した．

　最初の8つの章では，従来通り構成したテーマについて循環生理を論じている．最後の章では，それまでの章の内容をまとめて，どのように循環系が身体の需要の増加（例えば，運動や妊娠）や病的な状態（例えば，低血圧，高血圧，心不全，心臓弁膜症など）に反応し適応するのかについて記載した．

　第2版の基本的な構成は初版と同様であるが，多くの章で，内容は書き改めて，より明解に，また特定のテーマにおいては，知見を最新のものにした．第2版では，半分以上の図は改訂あるいは新しいものにした．初版では同梱のCD-ROMに含まれていた内容の多くは，改訂して第2版の誌面に盛り込んだ．

　循環生理は，他のすべての生物医学の分野と同様に，読者は学ぶべき知識の多さに圧倒されるかもしれない．このため，私は医学部学生の臨床に入る前のトレーニングのレベルに適しているように努めた．こうした概念は循環薬理，治療，循環器疾患の理解に必要な基礎をつくるのに十分以上であろう．願わくは，読者が循環系がどう機能しているかを学ぶだけでなく，人体の素晴らしさについて畏敬の念をもってもらえれば幸いである．

Richard E. Klabunde, PhD
Ohio 州 Athens にて

謝 辞

　私の大学院の指導教官であった，Paul C. Johnson氏に感謝の意を表したい．彼には教育と研究の両方においてベストを尽くすよう努力することを教えられた．生理学へのあふれるばかりの愛情と熱意をもった1970年台初頭のアリゾナ大学の生理学講座の他の教職員にも感謝している．30年以上前に教えた医学部学生からのフィードバックも代え難いものであり，循環生理をより効果的に教える新しい方法を考えだす原動力となった．初版を批評してくれた人たちからの有用な指摘にも感謝している．こうした人達が，多くの貴重な意見を提供してくれたことで，この第2版の内容と形式をより良くすることに大変役だった．またこの本の製作に携わってくれたLippincott Williams &Wilkinsの多くの有能なスタッフにも感謝したい．特に特別感謝をしておきたいのは，私の愛する，忍耐強い妻Karenと4人の息子，両親であり，彼らの励ましのおかげで，私の夢を追うことができた．最後に私の夢を実現できたことに対して神に感謝したい．

Richard E. Klabunde, PhD
Ohio州Athensにて

翻訳監修の序

　医学は日々進歩しているが，その中でも循環器領域における診療技術の進歩は目覚ましい．このようなテクノロジーの進歩の中でとかく忘れられがちなのが生理学である．私が医学部を卒業して間もないころは生理学全盛の時期でその中でも心機能は花形領域であった．当時，複数の種類の強心薬が使えるようになったこともあり心機能を増強することが心不全の治療の本質であり，そのためにはまず心機能を理解することが重要であると教えられてきた．実験や臨床においてもカテーテル先端型マノメータを用いて高品質の圧波形を記録し，それを解析してdP/dtや拡張期の時定数τを計算したり，インピーダンスカテーテルを用いてリアルタイムで左室圧容積ループを描いたり，Emaxを求めたり，生理学的研究に明け暮れていた．その後，分子生物学が急速に台頭し，またtranslational researchといった新しい分野の研究，さらにその臨床応用も進んできた．そのような環境のなかで生理学への関心が徐々に薄れてきたように思われる．

　また，最近の医療現場において診療技術の高度な進歩に伴いとくに若手医師はとかく診療技術の追求に目を奪われているきらいがある．つまり，いかにしてうまく狭窄血管のインターベンションを行うか，いかにしてうまく不整脈の電気回路を焼灼するか，そのようなスキルの修得が優先されている．回診においても若い医師はどのようなステントをどのようなカテーテルやデバイスを用いて挿入したかということはすらすらプレゼンテーションすることができても，カテーテルの血行動態データの解釈については不十分であることがしばしば経験される．一方でカテーテルアブレーションにおいては正常の刺激伝導系に関する知識は不可欠であるし，PCI（percutaneous coronary intervention：経皮的インターベンション）の適応においては生理学的手法であるFFR（fractional flow reserve：冠血流予備量比）によって虚血の有無を評価することが最近重要視されるようになった．さらに心不全においては，運動時も含めた心機能あるいは血管機能を理解した上で治療の選択を行うことも重要である．例えば最近，わが国で普及してきた陽圧呼吸治療法であるASV（adaptive servo-ventilation）がなぜ心不全を改善するのか，どのような心不全患者に有効であるかを理解するためには生理学，特に心機能の知識は不可欠である．このように循環器のさまざまな疾患の治療において，生理学の知識は不可欠であり，生理学を理解できていることが一歩進んだ立場での取り組みを可能にするといえる．

　さて，本書の特徴として，もっともupdateされた生理学の教科書であるということは当然として，その構成は読むものを飽きさせないように工夫されている．まず簡潔で理解しやすいイラストを多用することよって視覚的に生理学を理解することができるようになっている．また各章の最初に「本書のねらい」がまず記載されており，目的意識をもって各

章を読むことができる．文中には考えなら読み進ませるために各所に設問がちりばめられておりその一部は臨床症例に関する問題である点がユニークである．各章の最後には重要な概念のまとめと復習問題とその丁寧な解説があり，読者が理解度を自分でチェックできるようになっており，至れり尽くせりの構成となっている．

　本書は医学生を対象として書かれているが，循環器専門医や心臓血管外科医にも是非一読いただきたい．心血管生理学の基本をもう一度復習し，さらにこの領域での学問の進歩をupdateすることは循環器疾患の病態の理解を深め，より自信をもって診療にあたることを可能とするであろう．また麻酔科医や集中治療専門医にとっても本書を通して基本的な心臓血管生理学の知識を得ておくことは循環器疾患のみならずさまざまな領域の病態に対して，より適切な対応をすることに役立つであろうと確信する．

2014年10月

百村伸一

監訳の序

　長らく自身で心臓麻酔の臨床に携わり，同時に若い人の指導にあたってきたなかで，いつも変わらない基本になるのは循環生理の知識であった．このため，麻酔，そのなかでも特に心臓麻酔を学ぼうとする若い医師には，これまでも既存の心臓生理学の本，循環生理学の本を薦めてきたが，そうした本は，往々にして冗長であったり，臨床に直結してない説明が多かったりと，忙しい臨床のなかで重要な骨子を理解してもらうには，不向きな本ばかりだった．

　そうしたなかで，もう少し簡潔にエッセンスだけを身につけられる本がないだろうかと探していたときに目に留まったのが「Cardiovascular Physiology Concepts SECOND EDITION」であった．読んでみて驚いたのが，簡潔でいて，しかし，押さえるべきエッセンスははずしていないことだった．まさに，長年探し求めていた本だった．

　原著の著者としては，医学部の学生を対象にして書かれているようであるが，どっこい，これが，実は忙しい臨床医にとっても，実にわかりやすく簡潔で要を得た内容で格好の本なのである．

　そうした経緯で，この本を訳して，日本の若い人にも役立ててもらえればという思いから，本書の上梓に至った．循環生理の理解が必須となる急性期医療に携わる若い医師はもちろん，振り返ってもう一度基本を確認する意味でも，指導者の先生方にも本書に目を通していただければと思う．

　私のような，心臓手術の麻酔に携わるものには，バイブルになることは間違いないが，それ以外の一般の麻酔科医，あるいは急性期の呼吸循環管理に携わる集中治療医，心臓外科はもちろん，外科系各科の医師，循環器内科医などの若いドクターにはぜひとも本書を一読してもらいたい．おぼろげに理解していた内容がクリアーになり，小手先のマニュアルで覚えるのではなく，大原則をもとに，自信をもって臨床ができるようになることだろう．さらには，人工心肺を担当する臨床工学技士，急性期病棟の看護師，もちろん，もともとの対象であった医学部の学生にも目を通してもらえれば嬉しい．

　忙しい臨床のさなか，翻訳の分担をこなしてくれた，6名の先生方には心から御礼申し上げたい．また，その中でも，今回の翻訳の実現のきっかけを作ってくださり，さらには監訳の労もともに引き受けていただいた讃井將満教授には感謝の念が絶えない．最後まで予定を遅らせてご迷惑をおかけしていたわれわれ訳者たちを叱咤激励しながら，てきぱきと編集してくださった，羊土社の庄子様，保坂様にもあらためてお礼申し上げたい．

2014年10月

石黒芳紀

臨床にダイレクトにつながる **循環生理** たったこれだけで、驚くほどわかる！

CARDIOVASCULAR PHYSIOLOGY CONCEPTS SECOND EDITION

contents

第1章　心血管系を学ぶにあたって

- ◆ 本章のねらい ……………………………………………………………… 16
- 心血管系はなぜ必要なのか …………………………………………… 16
- 心血管系の調整 ………………………………………………………… 17
- 心臓と血管の機能 ……………………………………………………… 18
    - 心臓 …………………………………………………………………… 18
    - 血管系 ………………………………………………………………… 20
    - 心血管系と臓器機能の相互依存 …………………………………… 20
- 心臓および血管機能の調整 …………………………………………… 21
- 次章からの内容 ………………………………………………………… 22
- ◆ 本章のまとめ／復習問題／復習問題の解答 ………………………… 22

第2章　心臓の電気活動

- ◆ 本章のねらい ……………………………………………………………… 24
- はじめに ………………………………………………………………… 25
- 細胞膜電位 ……………………………………………………………… 25
    - 静止膜電位　練習問題2-1 …………………………………………… 25
    - イオン勾配の維持 …………………………………………………… 28
    - イオンチャネル ……………………………………………………… 29
    - 活動電位 ……………………………………………………………… 32
    - 異常活動電位発生によって生じる不整脈 ………………………… 37
- 心臓内の活動電位の伝導 ……………………………………………… 38
    - 心臓内の電気伝導 …………………………………………………… 38
    - 伝導速度の調節　練習問題2-2 ……………………………………… 39
    - 異常伝導 ……………………………………………………………… 40

リエントリーによる頻拍 症例問題2-1 ·· 40

　心電図　42
　　　心電図トレース ··· 42
　　　心電図からの正常・異常調律の解析 症例問題2-2 ··································· 44
　　　容積伝導体原理と心電図解釈の規則 ··· 46
　　　心電図誘導：記録電極の装着位置 症例問題2-3 ····································· 49

　心筋虚血中の電気生理学的変化　51

　◆ 本章のまとめ／復習問題／復習問題の解答／練習問題と症例問題の解答 ············ 52

第3章　細胞の構造と機能

　◆ 本章のねらい ·· 58

　はじめに　58

　心臓の細胞の構造と機能　58
　　　筋細胞と筋節 ··· 58
　　　興奮収縮連関 ··· 61
　　　収縮（変力性）の調節 ·· 63
　　　弛緩（変弛緩性）の調節 練習問題3-1 ··· 66
　　　心筋細胞の代謝 ·· 67

　血管の構造と機能　67
　　　血管平滑筋細胞 練習問題3-2 ·· 68
　　　血管内皮細胞 練習問題3-3 ··· 72

　◆ 本章のまとめ／復習問題／復習問題の解答／練習問題の解答 ·························· 74

第4章　心機能

　◆ 本章のねらい ·· 78

　はじめに　78

　心臓の解剖　79
　　　心臓の機能的解剖 ··· 79
　　　自律神経支配 ··· 80

　心周期　80
　　　心周期図 ··· 80
　　　①心房収縮期：房室弁開放と大動脈，肺動脈弁閉鎖 ································ 81
　　　②等容性収縮期：すべての弁の閉鎖 ·· 82

③急速駆出期：大動脈，肺動脈弁の開放と房室弁閉鎖状態 83
④駆出減少期：大動脈，肺動脈弁の開放と房室弁閉鎖状態 83
⑤等容性弛緩期：すべての弁が閉鎖 83
⑥急速充満期：房室弁開放と大動脈，肺動脈弁閉鎖 84
⑦充満減少期：房室弁開放と大動脈，肺動脈弁閉鎖 84
心室内圧のまとめ 85
心室圧 - 容量関係 85

心拍出量　練習問題4-1　　86

　心拍出量の計測 87
　心拍出量に対する心拍数と一回拍出量の影響 87

一回拍出量に対する前負荷の影響　　88

　前負荷に対する心室コンプライアンスの影響 88
　張力発生における前負荷の効果（長さ - 張力関係） 90
　一回拍出量に対する静脈還流の影響（Frank-Starling機序）　練習問題4-2　........ 92
　心室前負荷を決める要因　症例問題4-1　........ 94

一回拍出量に対する後負荷の影響　　95

　心筋線維短縮速度に対する後負荷の影響（力 - 速度関係） 96
　Frank-Starling曲線における後負荷の影響 98
　圧 - 容量ループにおける後負荷の影響　症例問題4-2　........ 98

一回拍出量に対する変力性の影響　　99

　長さ - 張力関係における変力性の影響 99
　力 - 速度関係における変力性の影響 99
　Frank-Starling曲線における変力性の影響 100
　圧 - 容量ループにおける変力性の影響 100
　変力性に影響を及ぼす因子 101
　変力性の細胞内メカニズム 102

前負荷，後負荷，変力性の相互依存性　症例問題4-3　　102

心筋酸素消費量　　104

　心筋酸素消費量はどのように測定するのか　練習問題4-3　........ 104
　心筋酸素消費量に影響を与える因子 105

◆ 本章のまとめ／復習問題／復習問題の解答／練習問題と症例問題の解答 107

第5章　血管の機能

◆ 本章のねらい 114

はじめに　　114

解剖と機能　　115

　血管ネットワーク 115
　圧と容量の分布 117

動脈圧 — 118
- 平均動脈圧 — 118
- 大動脈圧 — 120

血行動態（圧，流量，抵抗） — 122
- 血管長，径，血液粘度が血流抵抗に与える影響　練習問題5-1 — 122
- 層流と乱流 — 124
- 血管網の直列配置，並列配置　練習問題5-2　症例問題5-1 — 125

体血管抵抗の調節 — 127
- 体血管抵抗の計算　練習問題5-3 — 128
- 血管緊張 — 128

静脈圧 — 129
- 静脈血液量とコンプライアンス — 129
- 中心静脈圧と静脈還流に影響する機械的因子 — 130
- 中心静脈圧に影響を与える因子のまとめ — 133

静脈還流と心拍出量 — 135
- 静脈還流と心拍出量のバランス — 135
- 体血管機能曲線 — 135
- 心機能曲線 — 138
- 心機能曲線と体血管機能曲線の相互作用 — 138

◆ 本章のまとめ／復習問題／復習問題の解答／練習問題と症例問題の解答 — 140

第6章　心臓および循環の神経体液性調節

◆ 本章のねらい — 146

はじめに — 146

自律神経による調節 — 147
- 心臓と血管の自律神経支配 — 147
- 動脈圧の圧受容体によるフィードバック調整　練習問題6-1 — 153
- 化学受容体 — 157
- 心臓，循環に影響を与えるその他の自律神経反射 — 158

体液性（ホルモン性）調節 — 159
- 循環カテコラミン　練習問題6-2　練習問題6-3 — 159
- レニン-アンギオテンシン-アルドステロン系　症例問題6-1 — 161
- 心房性ナトリウム利尿ペプチド — 163
- バソプレシン（抗利尿ホルモン） — 164

神経体液性のメカニズムの統合 — 166

◆ 本章のまとめ／復習問題／復習問題の解答／練習問題と症例問題の解答 — 166

第7章 臓器血流

- ◆ 本章のねらい ... 172
- **はじめに** ... 172
- **心拍出量の分配** ... 172
- **血流の局所調節** ... 173
  - 組織因子 ... 174
  - 内皮因子 ... 176
  - 平滑筋（筋性）機序 ... 178
  - 血管外からの圧迫 ... 178
  - 血流自己調節能　練習問題7-1 ... 178
  - 反応性充血と活動性充血 ... 180
- **特殊な循環** ... 182
  - 冠血流　症例問題7-1 ... 182
  - 脳循環 ... 186
  - 骨格筋循環 ... 189
  - 皮膚循環 ... 193
  - 腹部内臓循環 ... 194
  - 腎循環 ... 196
  - 肺循環 ... 199
  - 特殊な循環のまとめ ... 200
- ◆ 本章のまとめ／復習問題／復習問題の解答／練習問題と症例問題の解答 ... 201

第8章 微小循環の交換機能

- ◆ 本章のねらい ... 206
- **はじめに** ... 206
- **交換の機序** ... 207
  - 拡散 ... 207
  - 細胞間隙流 ... 208
  - 小胞輸送と能動輸送 ... 208
- **酸素と二酸化炭素の交換** ... 209
  - 酸素の拡散 ... 209
  - 酸素運搬と摂取　練習問題8-1 ... 210
  - 二酸化炭素の拡散 ... 213
- **経毛細管液体交換** ... 213
  - 液体の交換を調節する物理的機序 ... 214

	毛細管交換モデル 練習問題8-2	219
浮腫の形成		**220**

◆ 本章のまとめ／復習問題／復習問題の解答／練習問題の解答　222

第9章　心血管系の調節，順応と病態生理学

◆ 本章のねらい　226

はじめに　226

運動に対する心血管系応答　226
- 運動に対する心血管系応答に関わる機序　227
- 運動中の心血管機能の変化　症例問題9-1　229
- 運動に対する心血管系応答に影響する因子　231

妊娠中の母体における心機能変化　233

低血圧　234
- 低血圧の原因　234
- 血圧低下時の代償機序　症例問題9-2　235
- 重症かつ遷延性の低血圧後に代償不能となる機序　239
- 治療介入の生理学的基礎　240

高血圧　241
- 本態性（または原発性）高血圧　241
- 二次性高血圧　242
- 治療介入の生理学的基礎　244

心不全　245
- 心不全の原因　245
- 収縮機能障害 対 拡張機能障害　245
- 心不全における全身の代償機序　248
- 心不全による運動制限　249
- 治療介入の生理学的基礎　症例問題9-3　250

弁膜疾患　251
- 弁狭窄　252
- 弁逆流　254

◆ 本章のまとめ／復習問題／復習問題の解答／症例問題の解答　257

索　引　264

日本語版 監修・監訳・翻訳者一覧

■ 監　修

百村伸一　　（Shin-ichi Momomura）　自治医科大学附属さいたま医療センター センター長／循環器科 教授

■ 監　訳

石黒芳紀　　（Yoshiki Ishiguro）　自治医科大学附属さいたま医療センター麻酔科 教授

讃井將満　　（Masamitsu Sanui）　自治医科大学附属さいたま医療センター麻酔科・集中治療部 教授

■ 翻　訳 (掲載順)

石黒芳紀　　（Yoshiki Ishiguro）　自治医科大学附属さいたま医療センター麻酔科　　　　　（1章，6章）

林　武邦　　（Takekuni Hayashi）　自治医科大学附属さいたま医療センター循環器科　　　　（2章）

濱　智史　　（Satoshi Hama）　医療法人全医会 伊藤整形・内科 あいち腰痛オペクリニック麻酔科
　　（3章，8章）

佐島威行　　（Takeyuki Sajima）　名古屋徳洲会総合病院麻酔科　　　　　　　　　　　　　（4章）

讃井將満　　（Masamitsu Sanui）　自治医科大学附属さいたま医療センター麻酔科・集中治療部　（5章）

柿本大輔　　（Daisuke Kakimoto）　自治医科大学附属さいたま医療センター麻酔科・集中治療部　（7章）

青山泰樹　　（Hiroki Aoyama）　岩手県立胆沢病院麻酔科　　　　　　　　　　　　　　　（9章）

臨床に
ダイレクトに
つながる

循環生理

CARDIOVASCULAR
PHYSIOLOGY CONCEPTS
SECOND EDITION

たったこれだけで、
驚くほどわかる！

第1章 心血管系を学ぶにあたって

Introduction to the Cardiovascular System

本章のねらい

1. なぜ大動物は心血管系が必要で，単細胞あるいは小さな多細胞生物には心血管系が必要でないかが説明できる．
2. 心臓の各房室，肺循環，ならびに体循環の重要臓器などの直列，並列の配置の意義について説明できる．
3. 心房心室ならびに心臓につながる大血管を通る血液の流れを描くことができる．
4. 動脈圧の調節のための負のフィードバックの重要性について説明できる．

心血管系はなぜ必要なのか

すべての生物には代謝の元になる物質（酸素，アミノ酸，グルコースなど），ならびに代謝の副産物（二酸化炭素，乳酸など）を除去するシステムが必要である．単細胞生物は，拡散と細胞内運搬システムにより，これらの基質を直接外界とやりとりすることができる．対照的に，大きな生物の大多数の細胞は，外界と接していないために，外界と物質をやりとりすることがほとんどあるいは全くできない．しかし，細胞が機能するためには，外界とのやりとりを行う必要がある．このようなやりとりを行うために，大動物は血管系というすぐれたシステムをもつことで，細胞と血液や血液と外界とのやりとりを容易にしている．このような血管系のなかでも最小の毛細管は身体のすべての細胞近くに接しており，それにより物質のやりとりができるようになっている．例えば，骨格筋の各細胞は2本以上の毛細管で囲まれている．こうした毛細管の配置により，血液と周囲細胞間で物質交換が容易になる．

血液と外界の物質交換は，肺，消化管，腎臓，皮膚などの臓器で行われる．肺を血液が通過するとき，肺毛細管内の血液と肺内の肺胞中のガスとの間で酸素と二酸化炭素が交換される．酸素に富んだ血液がその後各臓器に運ばれて，そこで酸素は血液から周囲の細胞に拡散していく．同時に，代謝の老廃物である二酸化炭素は，組織の細胞から血液に拡散して，肺に運ばれ，そこで血液と肺胞内ガスとの間でやりとりされる．

小腸を通る血液は，小腸の内側の細胞によって小腸内腔から小腸壁の血液へと運ばれるブドウ糖，

アミノ酸，脂肪酸，その他の消化物質を取り込む．それらの物質をさらに代謝するために，肝臓のような臓器に届けたりエネルギー源として身体中の細胞に届けられる．こうした細胞の老廃物は血液によって取り去られ，さらなる代謝のため，また，消化管や腎臓による最終的な外界への排出のために他の臓器に運ばれる．

細胞が機能するためには水分や電解質（ナトリウム，カリウム，カルシウムなど）の適正なバランスを必要とする．循環により腸管から取り込んだ水分ならびに電解質を，腎臓を含む体中の細胞に運び，腎臓では過剰な水分や電解質が尿中に排出される．

皮膚は，（発汗により）水分，電解質をやりとりする場として，また，細胞代謝の主要な副産物であり体から除かなくてはならない熱の調整にも役立っている．皮膚を通る血流でも身体の熱の放散を調節している．

まとめると，心血管系の究極の目的は，ガス，液体，電解質，大分子の物質，熱を細胞と外界で交換しやすくすることである．心臓と血管により適正な血流が臓器に保たれ，こうしたやりとりがうまくできるようになっている．

心血管系の調整

心血管系の2つの主な構成物は心臓と血管である．3つめはリンパ系であり，血液は流れないものの，血管と結合して重要な物質交換機能を果たしている．

心臓は，機能的には2つのポンプとしてみることができ，それぞれのポンプの間に肺循環と体循環がある（図1.1）．**肺循環**は血液と肺胞との間でのガス交換にかかわる肺への血流である．**体循環**は肺を除く臓器の内外のすべての血管からなる．

心臓の右側は右房と右室から構成される．**右房**は体循環からの静脈血を受け取り，**右室**はそれを

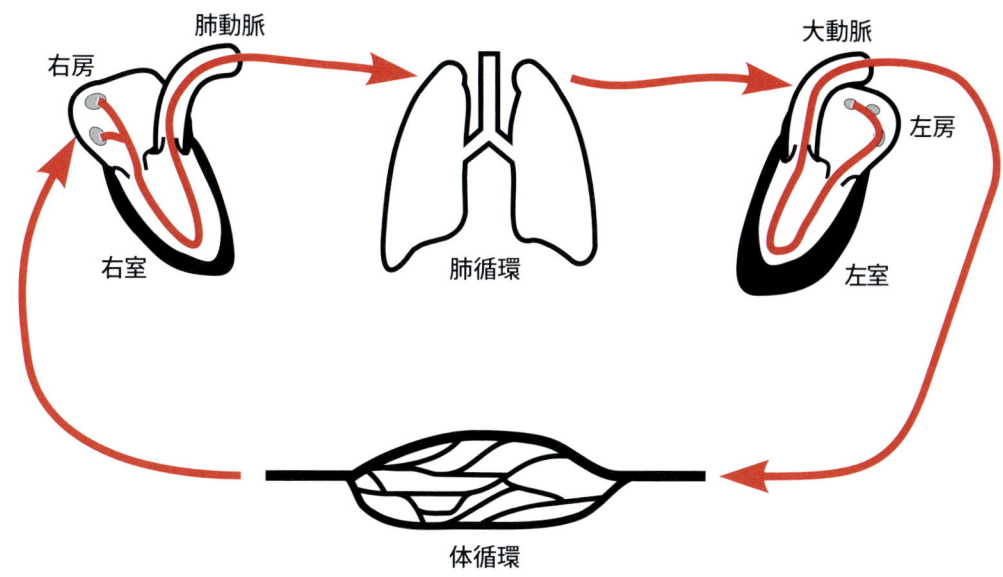

図1.1　心血管系の概略
心臓の右心系，肺循環，左心系，体循環が直列に配置されている

肺循環に送り込み，そこで，酸素と二酸化炭素が血液と肺胞の間で交換される．心臓の左側は，左房と左室から構成される．肺を出た血液は肺静脈を経て**左房**に入る．**左室**は血液を**大動脈**に送り出し，そこから血液は動脈系を経てすべての臓器に届けられる．各臓器の中では血管の枝がさらに細かく枝分かれしていき，最終的には物質のやりとりが行われる主たる場所である毛細管となる．毛細管からの血流は静脈に入り，そこから大きな静脈系（上大静脈，下大静脈）を経て右房に入る．

血液が各臓器に流れると，電解質や少量の蛋白とともに血液の一部は循環を離れて組織間質に入っていく（この過程は液体濾過と呼ばれる）．**リンパ管**は，組織内の微小血管と密接に関連して，組織間質から過剰水分を集めて，右房の上の大きな静脈（鎖骨下静脈）に開口するリンパ管を通して静脈系に送っている．

心血管系の全体の配置を見ることが重要である．まず，左右の心臓は肺循環と体循環にわかれているが，それぞれはお互いに対して**直列**になっていることである（図1.1参照）．そのため，右室から駆出されるすべての血液が肺循環に入り，そして左側の心臓に入る．その後に体循環に駆出されて，また心臓に戻ってくる．左右の心臓と肺循環，体循環のこの直列の関係があるために，左右の心臓の拍出量（時間あたりに駆出される血液量）はほぼ一致していなくてはならず，これにより，肺循環，体循環の間で血液量の偏りがないようになっている．

また，身体の主要臓器のほとんどは，血液を大動脈から受けて，その臓器を出た血液は静脈系（上下の大静脈）に入り，心臓に還ってくる．このため，ほとんどの主要臓器の循環は図1.2に示すように**並列**である．主な例外のひとつは肝臓である．肝臓は，血液供給の大部分を腸管の静脈循環から受けており，それが肝臓の門脈系に入って肝臓に血液を供給する．肝臓はまた大動脈から肝動脈経由で血液を受けてもいる．このため，肝臓の循環のほとんどは腸管循環と直列であるが，一部の肝臓の循環は腸管循環とは並列である（第7章参照）．

第5章でも述べるように，この並列の配置には血行動態的に重要な意味がある．すなわち，主な血管床が並列に配置されていると，ある臓器に流れる血流が変化したときにも，他の臓器に流れる血流にあまり影響を与えずにすむことである．対照的に，血管床が直列に並んでいると，ある血管床での血流の変化が，その他の血管床への血流にも相当な変化を及ぼすことになる．

心臓と血管の機能

心臓

心臓はときには身体のさまざまな臓器に血液を送り出す臓器と考えられている．これは正しいのだが，より正確に言えば，低圧の静脈系から血液を受けて，心房心室内の血液を外から締め上げて血液を動脈系へ駆出することで，その血液にエネルギーを与える（血液を高い圧に持ち上げる）という，ポンプ機能をもった臓器なのである．

臓器への血流は心臓の拍出量自体によって流れ出すのではなく，心臓が血液を血管に送る際，動脈内に作り出す圧によって血流が生まれていることを理解するのが重要である．そして，その際に血管が抵抗ネットワークとして役立っている．臓器血流は動脈圧から静脈圧を引いて，それをその臓器の血管抵抗で割った値となる（第5，7章参照）．心血管系の圧は，水銀柱をミリメートルで表した長さ（mmHg）で測り，大気圧よりどれだけ

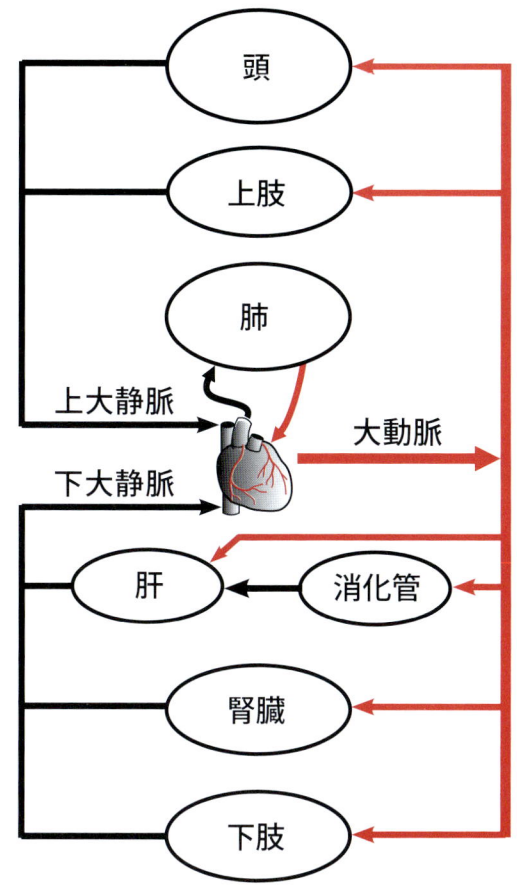

図1.2 身体の中における臓器の並列配置
主な例外のひとつは肝臓循環で，腸管循環の肝臓門脈系（直列）からの血液と肝動脈経由で大動脈からの血液（並列）とを受けている

高いかで表される．1mmHgは，垂直に立てた1mmの水銀柱がもたらす圧力を表している（1mmHgは1.36cmH$_2$O静水圧に等しい）．血管抵抗は血管径，網の目状の血管の解剖学的形状，血管内を流れる血液の粘稠度によって決まる．

　右房は体循環の静脈血（静脈還流）を非常に低い圧（ほとんど0mmHg）で受け取る（図1.3）．この静脈還流はそこから右房を通り，右室を満たす．この際，心房収縮は心室の充満にも貢献している．右室の収縮により血液は右室から肺動脈へ駆出される．これにより，肺動脈内に20～30mmHgくらいの最大圧（収縮期圧）が生まれる．肺循環を血液が通過すると，血圧は10mmHgほどに低下する．肺静脈血は左房で受け取られ，左室へと受動的に流れ込んでいく．左房の収縮により左室充満が少量追加される．左室が収縮して血液を体循環の動脈系へ駆出する際には，比較的高い圧（最大で，あるいは収縮期に100～140mmHgほど）が生まれている．そのため，<u>低圧のポンプである右室に比較すると左室は高圧のポンプである</u>．心臓のポンプ機能の詳細は第4章に記す．

　心臓のポンプ活動量は通常心拍出量という用語で表現する．これは，心室の収縮ごとに駆出される血液量（一回拍出量）に心拍数をかけたものである．心拍数や一回拍出量を変えるような要因があれば，心拍出量は変化する．心拍数は，電気的なペースメーカーとして働く心臓内の特殊な細胞によって決まり，その活動は自律神経やホルモンにより増減する（第2章参照）．このペースメーカー細胞によってつくられた活動電位は，心臓をくま

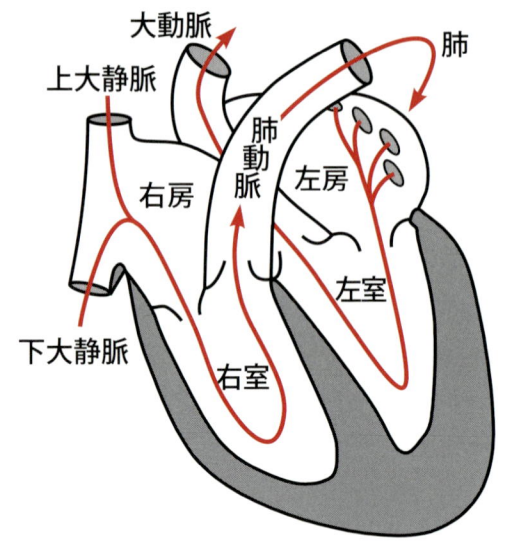

図1.3 心臓内の血流
静脈血は上大静脈と下大静脈を経て，右房に還る．血液は右房から右室を通り，肺動脈へと駆出される．肺を通過したあと，血液は左房に入り，それから左室を満たし，左室は血液を大動脈に駆出して，身体のさまざまな臓器に血液を届ける

なく伝わり，心筋細胞の収縮を起こすきっかけとなる（第3章参照）．この結果，心室全体が収縮し血液が駆出される．心室の収縮力，それに由来する一回拍出量は，心臓内にあるメカニズム，すなわち自律神経とホルモンによって制御されている（第3，4，6章参照）．

心臓には血液を駆出する以外にも重要な機能があり，いくつかのホルモンを合成している．そのひとつである心房性ナトリウム利尿ペプチドは血液量と血圧を制御するのに重要な役割を果たしている（第6章参照）．心臓に連なる感覚神経の受容体は，下垂体後葉由来の抗利尿ホルモンの調整をしており，これが腎臓による水分排泄を制御している．

血管系

血管は収縮，拡張することで，動脈圧を調整し，組織の血流量を変化させ，毛細管圧を調整し，身体内で血液を配分している．血管径の変化は血管壁の平滑筋の活動により生じるが，それは，血管外の自律神経，代謝，生化学的な信号によることも，また，血管の内側にある内皮細胞から分泌される血管作動物質によって生じることもある（第3，5，6章参照）．

血管には血流の配分と交換機能以外の働きもある．内皮細胞のある血管では，止血能（血を固める力）や炎症反応を修飾する物質を生産している（第3章参照）．

心血管系と臓器機能の相互依存

心臓ならびに血管の機能は他の臓器の機能に密接に結びついている．例えば，脳はその代謝に必要な血流を受けるだけでなく，心血管機能を調整する中枢としても機能している．別の例としては，腎臓である．腎臓は，ナトリウム，水分などのさまざまな分子の排出量を調整して，水分ならびに電解質バランスを維持している．血液が腎臓を通過して濾過されると，続いて腎臓が濾液の組成を替えて尿をつくる．腎臓への血流が減ると，腎臓の機能に悪影響を及ぼし，このため，水分，電解質バランスにも悪影響がでる．さらに，腎機能に障害がでると，血液量がかなり増えることになり，

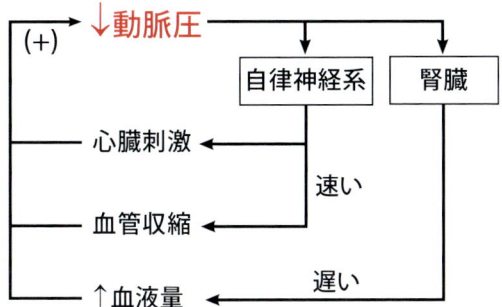

図1.4　自律神経ならびに腎臓による動脈圧のフィードバック制御
動脈圧が急に低下すると，圧受容体反射が即座に誘起され，自律神経を活性化して，心臓を刺激し（心拍出量を増加），また血管を収縮させて血圧を回復させる．腎臓は血圧の低下に反応して，ナトリウムイオンと水分を貯留し，血液量を増加させることで，血圧の回復を助ける．（＋）記号は最初の血圧低下のあとで血圧の回復したこと（負のフィードバック）を示す

それにより心血管系の変化を生じ，高血圧や心不全の悪化につながることもある．つまり，臓器機能は血液循環に依存しており，また，心血管機能はそうした各臓器機能の影響を受けているのである．

心臓および血管機能の調整

心血管系は身体の変化する条件や需要に適合しなくてはならない．例えば，運動を行うと，骨格筋の収縮により代謝活動が増加するので，栄養供給（特に酸素）を大量に増やして，代謝副産物（二酸化炭素，乳酸など）の除去も活性化する必要がでてくる．この需要を満たすために，運動中の筋肉内にある血管は拡張し，血流を増やす．しかしながら，血流は血圧が維持できていなければ増加しない．動脈圧を運動中に維持するには，心拍出量を増やし，身体の他の臓器の血管を収縮しなくてはならない（第9章）．もし，こうした変化が起こらなければ，運動中には急激に血圧が低下し，臓器灌流ならびに運動能力は制限されてしまう．このために，運動中に筋肉への血流を増やすには，心血管の反応がうまく協調されていなくてはならない．

適合調整の別の例としては，起立時のことがあげられる．人が直立すると，重力によって血液は下肢へ滞留するようになる（第5章参照）．調整するメカニズムが働かなければ，この滞留により心拍出量や動脈圧は低下し，その結果，脳への血流が低下して気絶してしまう．このようなことが起こらないように，起立時には協調した反射が起こり，心拍数を増加させ，血管を収縮させることで，正常の動脈圧が維持できるようにしている．

動脈圧を調節することが重要なのは，動脈圧が臓器灌流の原動力となるからである．第6章に記したように，心血管機能を調整している神経性ならびにホルモン性のメカニズムは，動脈や静脈にある圧センサー（圧受容体）によってコントロールされている．これらの**圧受容体**は求心性の神経によって脳へつながり，中枢神経に身体の血圧の状況に関する情報を提供している．動脈圧が正常な値から低下すると，迅速な圧受容体反射によって心臓を刺激して心拍出量を増やし，また血管も収縮して血圧を元に戻す（図1.4）．こうした心血管調整は心臓や血管への**自律神経**（特に交感神経）活動の迅速な変化を通じて行われる．この例でわかるように，**負のフィードバック**制御のメカニズムは，ある状態（例えば正常動脈圧）から偏位が生じると，その偏位を減らすような反応（例えば心臓への刺激，血管収縮）が起こるような過程ということができる．

動脈圧が低下すると，自律神経活動が変化する

だけでなく，心臓や血管に作用して血圧を回復させるのに役立つ**ホルモン**の分泌が刺激される．また，これらのホルモンは，腎臓に作用して血液量を増加させることで血圧を上昇させる．即時に作用する自律神経系のメカニズムとは対照的に，腎臓に作用するホルモン性のメカニズムでは，血液量に十分な効果が表れるのに数時間から数日かかる．ホルモン性のメカニズムには，副腎によるカテコラミン類（主にエピネフリン）の分泌，アンギオテンシンⅡやアルドステロンの生成を促すレニンの腎臓からの分泌，下垂体後葉からの抗利尿ホルモン（バソプレシン）の分泌がある．アンギオテンシンⅡ，アルドステロン，バソプレシンなどのホルモンは特に重要であり，これらは，腎臓に作用して血液量を増加させ，心拍出量，動脈圧を上昇させる．

まとめると，動脈圧は生体によって監視され，心機能，体血管抵抗，血液量を調節する負のフィードバック機構により通常は狭い範囲に維持されている．この調節は，自律神経活動の変化で心臓や血管に影響を及ぼすこと，ならびに血液中のホルモンの変化で心臓，血管，腎機能に影響を与えることにより行われる．

次章からの内容

本書では，心臓血管機能を説明するのに長年使われてきた古典的な生物物理学的概念と同時に細胞生理学の最新知見に力点をおいた．第2章では，細胞と臓器全体の両方のレベルで心臓の電気的活動について述べた．第3章では，心臓ならびに血管平滑筋を調節している細胞内メカニズムを重視して細胞生理学の基礎を説いた．これらの細胞の概念は後続の章でも繰り返し補足した．第4章では心臓の機械的機能について述べた．第5章では，動脈圧と静脈圧の調節を中心に血管機能と血流の生物物理についてまとめた．第6章には，心臓と血管機能を調整する神経体液性のメカニズムについて記載した．第7章では異なる臓器への血流を，その臓器ごとの調節機構を中心に述べた．第8章では，心血管系の究極的な目的，すなわち，栄養物，ガス，液体の血液と組織間での交換について説明した．最後に第9章では，それまでの章で述べたことをまとめて，心血管系が需要の変化や病的な状態にどのように対応するかを検討した．

本章のまとめ

- 大型生物は代謝基質や細胞代謝の副産物が効率よく細胞と外環境の間で交換されるよう，また身体の中でも離れた場所にも運搬されるように循環システムが必要である．

- 静脈血は右心系に戻り，そこから血液は肺循環に駆出されて，酸素と二酸化炭素は肺胞内にあるおのおののガスと交換される．酸素化された血液は肺を出ると左心系に入り，そこで圧を上げられて大動脈に送り出され，大きな枝分かれした動脈を通じてさまざまな臓器に分配される．臓器内の毛細管は，栄養物の交換が行われる主な場所として役割を果たしている．

- 臓器内の血流は，主にそこを流れる動脈圧と，血管壁内の平滑筋の収縮拡張によって生じる臓器内の血管径の変化によって決まる．

- 主要臓器系は互いに並列に配置されており，ひとつの臓器の血流が他臓器の血流には影響を与えることが比較的少ないようになっている．

- 自律神経や循環ホルモンを通じて作用する圧受容体反射のような負のフィードバック機構は，正常血圧を維持するのに役立っている．

復習問題 Q&A

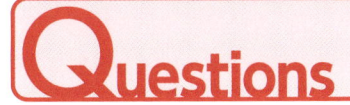

Questions
各問題に対する最も適切な解答をひとつ選択せよ

1. 心血管系は，
   a. 身体の深部にある臓器の熱エネルギーを外環境に移動させるのに役立つ．
   b. 互いに並列になっている肺循環と体循環から構成されている．
   c. 肺から臓器内の組織に，二酸化炭素を届ける．
   d. 個々の細胞から肺に酸素を届ける．

2. 心臓に関する以下の記述の中で正しいのはどれか？
   a. 心拍出量は心室の一回拍出量と心拍数をかけたものである．
   b. 右室と左室は並列である．
   c. 右室は左室よりも収縮に高い圧を生み出す．
   d. 右室は，肺静脈から血液を受け取る．

3. 起立すると頭がくらくらするという患者がいる．血圧を測定すると，起立時に動脈圧がかなり低下することがわかった．次のうち，どの記載がこの患者の状態をよく説明しているか？
   a. 圧受容体の負のフィードバックが過剰に働いている．
   b. 腎臓による過剰な液体貯留．
   c. 心拍数の増加．
   d. 心拍出量の減少．

Answers

1. 正解は **a**．理由は血流によって身体の深部にある臓器から皮膚へ熱を運び，皮膚からは外環境に熱エネルギーを発散できるからである．肺循環と体循環は直列なので **b** は誤り．二酸化炭素は組織から肺に運ばれるので **c** は誤り．血液は酸素を肺から組織に届けるので **d** は誤り．

2. 正解は **a**．理由は一心拍あたりの駆出量（一回拍出量）に1分あたり拍動数（心拍数）をかけると，その単位は1分あたりの容積となり，これが心臓から出ていく流量（心拍出量）であるからである．左右の心室は直列なので **b** は誤り．左室の方が右室より収縮時に高い圧を生み出すので **c** は誤り．肺静脈は左房へとつながるので **d** は誤り．

3. 正解は **d**．理由は起立時には，血液は下肢に貯留するため，心臓の充満量が減り，心拍出量の減少，そして動脈圧の減少につながり，それが脳への血流の減少となるからである．圧受容体の負のフィードバックの活性は，通常起立時の動脈圧を維持するので **a** は誤り．腎臓により体液貯留が生じると，心拍出量ならびに血圧が上昇するので **b** は誤り．圧受容体反射により生じる起立時の心拍数上昇は，心拍出量と動脈圧の維持に役立つので **c** は誤り．

第1章 心血管系を学ぶにあたって

第2章 心臓の電気活動

Electrical Activity of the Heart

本章のねらい

1. Na^+，K^+，Ca^{2+} の細胞内外におけるイオン濃度変化が，心筋細胞の静止膜電位にどのような影響を与えるかを説明できる．
2. なぜ静止膜電位がKの平衡電位に近く，活動電位のピークがNa^+の平衡電位に近づくかを説明できる．
3. 心筋細胞膜のイオン濃度勾配の維持のメカニズムについて説明できる．
4. 心臓のペースメーカー細胞および非ペースメーカー細胞の活動電位発生における電位依存性Na^+，K^+，Ca^{2+}チャネルの役割を説明できる．
5. 自律神経，循環カテコラミン，細胞外K濃度，甲状腺ホルモン，低酸素がペースメーカー活動にどのような影響を与えるか説明できる．
6. 頻脈発生における後脱分極とリエントリーの役割を説明できる．
7. 心臓内における活動電位の正常な伝導と自律神経，循環カテコラミン，細胞外カリウム濃度，細胞低酸素がどのように伝導速度に影響するかを説明できる．
8. 正常心電図の基本波形と正常値を説明できる．
9. 以下の心電図リズムを理解する．
    a. 正常洞調律
    b. 洞性徐脈および頻脈
    c. 心房粗動・細動
    d　Ⅰ-Ⅲ度房室ブロック
    e. 心室性期外収縮
    f. 心室頻拍および細動
10. 12誘導心電図における肢誘導，胸部誘導の電極の位置を説明できる．
11. 座標軸への6つの肢誘導おのおのの極性を示すことができる．
12. QRS波形がどのように形成され，誘導によりどのような波形になるかを，ベクトルを用いて説明できる．
13. 肢誘導を用いて，心室脱分極の平均電気軸を求めることができる．

はじめに

心筋細胞の主な機能は収縮である．心筋細胞内での電気的変化により心筋の収縮が開始する．本章では①個々の心筋細胞の静止膜電位と活動電位を含む電気的活動，②活動電位が心臓全体に伝わり協調した収縮が開始される過程，③心電図を用いた心臓の電気的活動の測定法の3つを述べる．

細胞膜電位

静止膜電位

心筋細胞には，他の体細胞と同様に細胞膜に電位が存在する．この電位を測定するには微小電極を細胞内に挿入し，細胞外に対する細胞内の電位をミリボルト（mV）で測定する．慣習的に細胞外の電位を0mVとしている．静止時の心室筋細胞の膜電位を測定すると約−90mVになる．この**静止膜電位**（resting membrane potential：Em）は，細胞膜内外の陽イオン，陰イオン濃度，それらイオンの相対的な細胞膜透過性，細胞膜を介してイオンを運ぶイオンポンプにより決定される．

■ 平衡電位

細胞内外には多くのイオンが存在し，その中でもNa^+，K^+，Ca^{2+}濃度が細胞膜を介した膜電位の決定に重要である．Cl^-は細胞膜内外に存在しているが，静止膜電位にはほとんど影響しない．図2.1に，細胞膜内外のおよそのNa^+，K^+，Ca^{2+}濃度を示す．この3つのイオンのうち，K^+が静止膜電位の決定に最も重要である．心筋細胞では，K^+は細胞内では高濃度に，細胞外では低濃度に保たれている．そのために，K^+が細胞外へ拡散するような**化学勾配**（濃度差）が存在している．Na^+やCa^{2+}ではその反対で，化学勾配はイオンが細胞内に拡散しやすいようになっている．これらや他のイオンにおける細胞膜を介した濃度差は，エネルギー依存性イオンポンプの活動性，および負に帯電し，陽イオンや陰イオンの受動的拡散に影響する細胞内不透過性蛋白により決定される．

細胞膜を介したイオン濃度勾配がどのように膜電位に影響するかを理解するには，細胞内の負に帯電した大きな不透過性蛋白以外で，K^+が唯一の細胞膜を介するイオンであるような細胞を考えるとよい．この細胞ではK^+は細胞内での濃度が細胞外と比べ高いため，化学勾配により細胞外に拡散する（図2.1参照）．K^+が細胞外に拡散するにつれて，負に帯電した蛋白を細胞内に残すことになり，これによって荷電の分離が生じて，細胞膜に電位差が生じる（細胞外に対して細胞内は負である）．K^+が濃度勾配に従い細胞外に拡散するのを妨げるのに必要な膜電位を**K^+に対する平衡膜電位**（E_K：Nernst電位）と呼ぶ．K^+のNernst電位は37℃で以下のように計算される．

式2-1 $E_K = -61 \log \dfrac{[K^+]_i}{[K^+]_o} = -96$ mV

この条件において細胞内のK濃度$[K^+]_i$は150mM，細胞外K濃度$[K^+]_o$は4mMである．−61はRT/zFから計算される．Rはガス定数，zはイオンの荷電数（K^+でz＝1，Ca^{2+}などの二価イオンではz＝2），FはFaraday定数，Tは絶対温度（華氏°K）である．平衡膜電位は，濃度勾配を維持するのに必要な細胞内外の膜電位の差である．言い換えれば，K^+に対する平衡膜電位は，その化学濃度勾配に従い細胞外へ拡散するのを妨げるために必要な電位を表す．もし，細胞外のK^+濃度が4mM

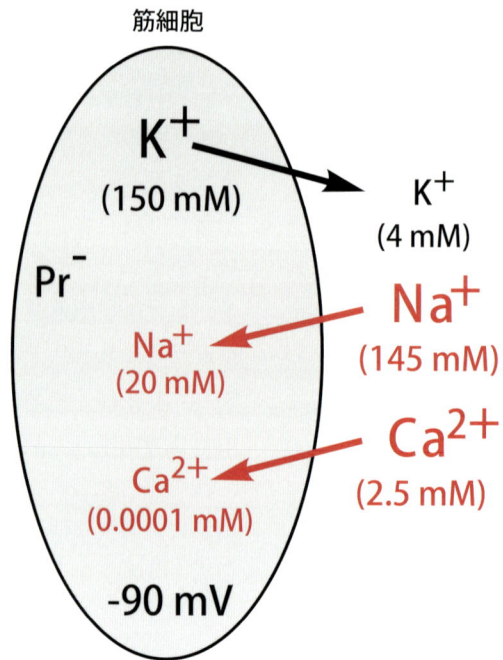

図2.1 －90mVの静止膜電位での，心筋細胞内外のNa⁺, K⁺, Ca²⁺濃度
Pr⁻：負に帯電した蛋白

から10mMに上昇すれば，細胞外に拡散する化学勾配は減少する．そのために電気化学的平衡を維持するために必要な膜電位は，Nernstの式に従いより小さい負の値となる．

心室筋細胞の静止膜電位は約－90mVであり，K⁺の平衡膜電位に近い．K⁺の平衡電位は－96mVであり，静止膜電位を測定すると－90mVなので，差し引き駆動力（**差し引き電気化学的駆動力**）がK⁺が細胞外へ拡散するように作用する．K⁺の場合，この差し引き電気化学的駆動力は静止膜電位－90mVから平衡膜電位－96mVを引いた＋6mVとなる．静止細胞はK⁺に対しては透過性はわずかであり，差し引きK⁺に作用する細胞外へ向かう駆動力は小さいので，K⁺は細胞外へゆっくりと拡散する．

Na⁺も同様に膜電位の決定に大きな役割をもつ．Na⁺は細胞外濃度が高いため，このイオン濃度勾配に従い細胞内に拡散する．このNa⁺の内向きの流れを防止して，化学的拡散力を相殺するのに，細胞内に（細胞外に対して）大きな正電荷を必要とする．この電位は**Na⁺に対する平衡電位（E_{Na}）**と呼ばれ，Nernstの式で以下のように計算される．

式2-2 $\quad E_{Na} = -61 \log \dfrac{[Na^+]_i}{[Na^+]_o} = +52 \text{ mV}$

ここで，細胞内Na⁺濃度$[Na^+]_i$は20mMで，細胞外Na⁺濃度$[Na^+]_o$は145mMである．Na⁺平衡電位を計算すると，Na⁺の細胞内外濃度差から発生するNa⁺の内向き拡散力を相殺するには，細胞内部が＋52mVになる必要があることがわかる．

Na⁺（他のイオンも含めて）に働く差し引きの駆動力，すなわち電気化学的駆動力は，2つの構成要素からなる．1つめとしては，Na⁺濃度勾配がNa⁺を細胞内へ移動させる力となっている．Nernstの計算式に従うと，この化学的勾配に拮抗する電気

エネルギーは＋52mVである．2つめとして，静止細胞の細胞内は大きく負に荷電（−90mV）しているため，大きな電気的駆動力がNa$^+$を細胞内に「引きこむ」よう働いている．これらの2つの構成力から正味のNa$^+$に作用する電気化学的駆動力は，静止膜電位からE$_{Na}$を引いたもの，すなわち，−90mVから＋52mVを引いた−142mVとなる．この大きな電気化学的駆動力は細胞内へNa$^+$を引き込む力となる．しかし，静止時のNa$^+$膜透過性は低いため細胞内へのNa$^+$流入はごく少量にとどまる．

Na$^+$と同様の機序がCa^{2+}にも適用できる．計算上のE$_{Ca}$は＋134mVで，差し引きの電気化学的駆動力は−224mVとなる．したがって，Na$^+$と同様な非常に大きな電気化学的駆動力がCa^{2+}を静止細胞内に流入させるように作用しているが，静止時のCa^{2+}膜透過性は低いため，静止細胞では細胞内へのCa^{2+}流入はほとんどない．

■ イオンコンダクタンスと膜電位

前述の通り，静止状態の非ペースメーカー細胞の静止膜電位はE$_K$に非常に近く，E$_{Na}$やE$_{Ca}$の膜電位からはかけ離れている．これは静止状態ではNa$^+$やCa^{2+}と比べK$^+$の膜透過性がはるかに高いために起きる．したがって，静止膜電位は各イオンの濃度勾配（すなわちそれぞれの平衡電位）だけではなく，それぞれのイオンに対する相対的な膜透過性も反映するため，Na$^+$とCa^{2+}は静止膜電位にあまり寄与しない．仮に，細胞膜がある1つのイオンに対し他のイオンと比べ透過性が高かった場合，そのイオンは膜電位決定に大きな影響を及ぼすことになる．

イオンの膜透過性は，差し引きした電気化学的駆動力により起こるイオンの移動を決定する．このイオンの移動は電流を表すことから，一般的にイオンコンダクタンス（g）と呼ばれ，イオン電流をイオンに作用する正味の電位差（電気化学的駆動力）で割ったものと定義される．膜透過性とイオンコンダクタンスは，イオンの膜透過性が亢進すると電気的コンダクタンスは増加する関係にある．これらの概念をまとめて，すべてのイオンコンダクタンスと平衡電位から膜電位を以下のように求めることができる．

式2-3
$$E_m = g'K^+(E_K) + g'Na^+(E_{Na}) + g'Ca^{2+}(E_{Ca})$$

式2-3では，膜電位は，K$^+$，Na$^+$，Ca^{2+}のおのおのの平衡電位に，すべてのイオンコンダクタンスの合計に対するそれぞれの膜コンダクタンスの割合を掛けた値の合計となる．例えば，K$^+$の相対膜コンダクタンス（g'K$^+$）はgK$^+$／（gK$^+$＋gNa$^+$＋gCa^{2+}）である．K$^+$，Na$^+$，Ca^{2+}の平衡電位が図2.1のようなイオン濃度で計算された場合，式2-3にあてはめると以下の通りとなる

式2-4
$$E_m = g'K^+(-96\ mV) + g'Na^+(+52\ mV) + g'Ca^{2+}(+134\ mV)$$

心筋細胞において，個々のイオン濃度勾配の変化は，脱分極時のNa$^+$が流入しK$^+$が流出しているときでさえ非常に小さい．したがって，主としてイオンコンダクタンスの変化が膜電位の変化となる．静止膜電位（−90mV）がK$^+$の平衡電位（−96mV）に近いのは，静止細胞でのg'K$^+$が非常に高い一方で，g'Na$^+$，g'Ca^{2+}が小さいためである．したがって，Na$^+$，Ca^{2+}の相対コンダクタンスにおのおのの平衡電位を掛け合わせたものからもわかるように，これらのイオンの静止膜電位への寄与はわずかである．g'Na$^+$が増加し，g'K$^+$が低下した場合（活動電位中に起きるように），Naの平衡電位がより全体の膜電位に影響するため，膜電位はより正（脱分極）になる．同様に，g'Ca^{2+}がより増強し，特にg'K$^+$が低い場合にも，脱分極する．

式2-3では，イオン濃度（平衡電位を決定する）とイオンコンダクタンスは別々の変数である．しか

し実際には、いくつかのイオンチャネルのコンダクタンスは、そのイオン濃度に影響（例えば、K^+感受性K^+チャネル）されたり、膜電位の変化（例えば電位依存性K^+, Na^+, Ca^{2+}チャネル）に影響される．例えば，細胞外のK^+濃度が低下すると（4mMから3mMなどに），いくつかの心筋細胞内でのg'K^+を低下し，その結果Nernstの法則や式2-3で予測される過分極（深い負電位）ではなく小さな脱分極（より小さい負電位）となることがある．いくつかの細胞では，細胞外のわずかなK^+濃度上昇（例えば正常の4mMから6mMへなど）が，K^+チャネルの活性化とgK^+の増加により，小さな過分極を引き起こす．

練習問題2-1　Question
心臓手術中の心停止に使用される心筋保護液には高濃度のカリウムが加えられている．Nernstの式を用いて，細胞外のカリウム濃度が正常である4mMから40mMに上昇した場合の新たな静止膜電位（Em）を求めよ．ただし細胞内のK^+濃度は150mMのままで，K^+を含めた他のイオンコンダクタンスは変化しないと仮定してよい．

→解答は章末

イオン勾配の維持

膜電位は，細胞膜を介するイオン濃度勾配の維持に依存する．これらの濃度勾配維持には，イオンポンプに連結したエネルギーの消費［アデノシン三リン酸（ATP）の加水分解］が必要である．Na^+とK^+の濃度勾配を考えてみる．継続的にNa^+は細胞内に流入し，K^+は細胞外に流出している．加えて活動電位が発生するときにはいつでも，さらにNa^+は細胞内に，K^+は細胞外に移動する．単一の活動電位で筋線維鞘内外を移動するイオンの

数はすべてのイオンの数に比べ少ないが，活動電位の発生数が多くなるとこれらのイオンの細胞内外の濃度は有意に変化する．この変化を防ぐために（すなわち，K^+, Na^+の濃度勾配を維持するために），筋線維鞘に存在するエネルギー（ATP）依存性ポンプ［**Na^+/ K^+ATPase**］が細胞外にNa^+を汲み出し，細胞内にK^+を取り込む（図2.2）．このポンプが正常に働いていることがNa^+とK^+の細胞内外の濃度を維持するのに欠かすことができない．仮にこのポンプ機能が停止した場合（ATPが低酸素状態で失われた場合など）やジゴキシンなどの強心配糖体でポンプが阻害された場合は，細胞内にNa^+が蓄積し，K^+は失われる．その結果，K^+の平衡電位は負の程度が軽くなるために（式2-1を参照）静止膜電位は負の程度が軽く（より脱分極に）なる．K^+, Na^+の濃度勾配を維持するだけでなく，Na^+/ K^+依存性ATPaseは，3つのNa^+を排出するのに対して2つのK^+を細胞内に取り込むために，**起電性**があることも重要である．正電荷を細胞内に取り入れるよりも，多く排出することで，ポンプは細胞内に負電位を生じさせる．この起電性電位はポンプの活動に依存するものの，−10mVにも及ぶことがある．このポンプを阻害すると，K^+, Na^+濃度勾配の変化と膜電位の起電性電位の分がなくなるために，脱分極する．さらに，細胞内Na^+増加または細胞外K^+増加は，起電性のNa^+/ K^+ATPaseポンプ活動を刺激し，過分極電流を生じる．

特に活動電位中にCa^{2+}が細胞内へ流入するので，その濃度勾配を維持するしくみがなくてはならない．Ca^{2+}を細胞外に排出するには2つの主なメカニズムが存在する（図2.2）．1つめとしては，能動的に細胞外にCa^{2+}を排出し，小さな負の起電性電位を作りだす**ATP依存性Ca^{2+}ポンプ**がある．2つめのメカニズムとしては，Na^+とCa^{2+}を反対方向に移送する**Na-Ca交換系**がある．この交換系は静止膜電位次第で筋線維鞘を介してどちらの方向に

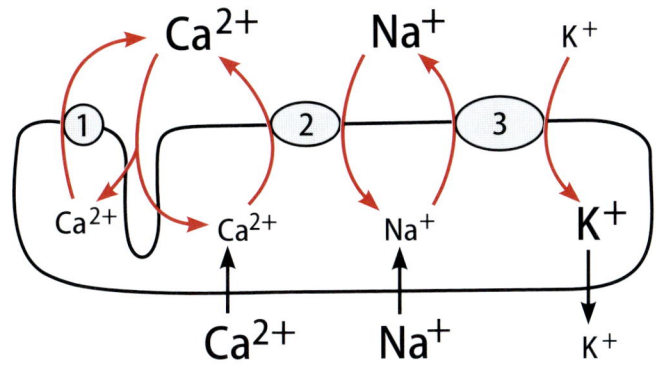

1 = ATP依存性Ca²⁺ポンプ
2 = Na⁺/Ca²⁺交換系（3:1）
3 = Na⁺/K⁺ATPaseポンプ（3:2）

図2.2　筋線維鞘のイオンポンプと交換系
これらのポンプはNa⁺，K⁺，Ca²⁺の細胞膜を介するイオン濃度勾配を維持する．特に活動電位中に，Na⁺，Ca²⁺がその電気化学的勾配に準じ細胞内に流入し，K⁺は細胞外に流出する．Ca²⁺はATP依存性，起電性Ca²⁺ポンプによるもの（1）と3つのNa⁺に対して2つのCa²⁺を交換する起電性Na⁺/Ca²⁺交換系（2）で細胞外に排出される．Na⁺は，2つのK⁺に対して3つのNa⁺を交換する起電性Na⁺/K⁺ATPaseポンプにより能動的に細胞外に排出される

も働く．静止細胞においては，静止膜電位は負であるためにNa⁺は細胞内に流入し，Ca²⁺は細胞外に流出する．3つのNa⁺に対して1つのCa²⁺が交換されるので，この交換系はNa⁺の移動する方向に小さな起電力（数mV）を生じる．脱分極した細胞では反対のことが起きる．この交換系も，細胞内Na⁺濃度の影響を強く受ける．例えば，Na⁺/K⁺ATPaseポンプの活性がジゴキシンなどの薬剤で減少した場合，細胞内のNa⁺濃度が上昇することで，Na⁺/Ca²⁺交換系を介して細胞内へNa⁺が流入する濃度勾配が減少し，その結果，Ca流出が減って細胞内Ca²⁺濃度は上昇する．第3章で述べるように，これは筋細胞の収縮力増加につながる．

イオンチャネル

イオンは，細胞膜のリン脂質二重層にある特化したイオンチャネルを介し筋線維鞘を移動する．これらのチャネルは，細胞膜に広がる大きなポリペプチド鎖よりなり，細胞膜に開口部を作っている．イオンチャネル蛋白の構造変化により，チャネルの形が変化し，それによりイオンが細胞膜を通過できるか，遮断されるか決定する．

イオンチャネルは，異なる陽イオン，陰イオンに対して選択性がある．例えば，Na⁺，K⁺，Ca²⁺に選択性のあるイオンチャネルが存在する（表2-1）．さらに，イオンの細胞膜移動に対応して，1種類のイオンに数種類の異なるイオンチャネルが存在する．例えば，K⁺が細胞膜を通過するために数種類のKチャネルが存在する．

イオンチャネルには一般的に電位依存性（電位作動性）と受容体依存型（受容体作動性）チャネルの2種類がある．**電位依存性チャネル**は膜電位の変化に応じて開閉する．電位依存性チャネルの例としては，心臓活動電位に関わる数種類のNa，K，Caチャネルがある．**受容体依存性チャネル**は膜受容体を介して作用する化学伝達物質で開閉する．例えば，アセチルコリンは心臓を支配する迷

表2-1 心臓イオンチャネルと電流

チャネル	ゲート	特徴
Na		
急速Na$^+$ (I_{Na})	電位依存性	心筋細胞の第0相
緩徐Na$^+$ (I_f)	電位および受容体依存性	洞房結節および房室結節細胞の第4相ペースメーカー電流に寄与
Ca		
L型 (I_{Ca})	電位依存性	緩徐内向き・長期持続型電流,心筋細胞の第2相,洞房結節および房室結節の第4,ならびに第0相
T型 (I_{Ca})	電位依存性	一過性電流,洞房結節および房室結節細胞の第4相ペースメーカー電流に寄与
K		
内向き整流 (I_{K1})	電位依存性	第4相での陰性電位の維持,脱分極とともに閉口
一過性外向き (I_{to})	電位依存性	心筋細胞の第1相に寄与
遅延整流 (I_{Kr})	電位依存性	第3相再分極
ATP感受性 ($I_{K,ATP}$)	受容体依存性	ATPにより阻害,細胞内低酸素中にATPが減少することにより開口
アセチルコリン活性化 ($I_{K,Ach}$)	受容体依存性	アセチルコリンとアデノシンにより活性化,Gi蛋白共役性,緩徐洞房結節発火
Ca活性化 ($I_{K,Ca}$)	受容体依存性	細胞質高Ca濃度により活性化し,再分極を促進

I_x:特定の電流名

走神経により放出される神経伝達物質であるが,筋線維鞘の受容体に結合し,それによって特異な種類のKチャネル ($I_{K,Ach}$) が開口する.

イオンチャネルは,開口,閉口状態の2つがある.イオンは,開口状態にある場合のみ通過する.電位依存性イオンチャネルの開閉の状態は,膜電位により調整される.急速Naチャネルは,もっとも広く研究されており,概念モデルはHodgkinとHuxleyによりヤリイカ巨大軸索を用いて行われた1950年代の研究がもとになっている.このモデルによると,Naがチャネルを通って移動することを,2つのゲートが調節するとされる(図2.3).通常の静止膜電位時(心筋細胞では約−90mV),Naチャネルは休止,閉鎖している.この状態では,mゲート(活性化ゲート)は閉じており,hゲート(不活性化ゲート)が開口している.これらのゲートは,膜貫通性蛋白チャネルの一部のポリペプチドであり,電位の変化に反応し立体構造が変わる.mゲートは,細胞膜が急速に脱分極すると直ちに活性化され,開口する.これにより,Na$^+$の電気化学的勾配力から,細胞内にNaが流入する.mゲートが開口するにつれ,hゲートは閉じ始める.しかし,mゲートはhゲートが閉じるのよりも速く開口する.この2つのゲートの開閉の速さの違いにより,Naが短時間細胞内に流入する.しかし,数msec後,hゲートが閉じると,Naが細胞内に流入するのが止まる.hゲートが閉口することが,Naが細胞内に流入する時間を制限している.この不活性で閉口した状態は,膜電位が静止状態に戻るまでの再分極相の間持続する.再分極相終了近くに,膜電位が陰性になるとmゲートが閉じ,hゲートが開口する.これらの変化により,チャネルは始めの静止,閉口状態へと戻る.静止膜電位へ回復後,hゲートの完全な回復には,100msecかそれ以上かかる.

上述した活性化・不活性化ゲートの反応は,静止膜電位が正常(約−90mV)の時に起こる.細胞膜の急速な脱分極が生じると,1つの心臓細胞から

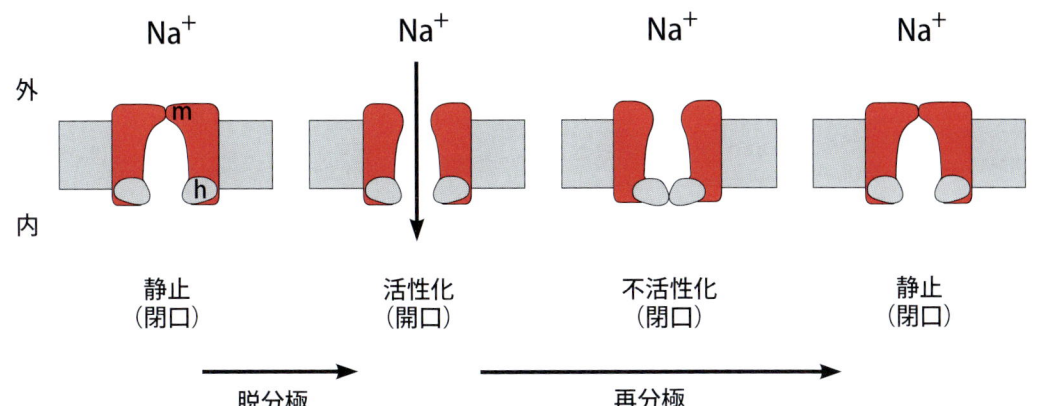

図2.3 心筋細胞急速Naチャネルの開閉状態
静止状態（閉口状態）では，mゲート（活性化ゲート）は閉じており，hゲート（不活性化ゲート）は開口している．急速な閾値までの脱分極はmゲート（電位活性型）を開口させ，その結果チャネルが開きNaが細胞へ流入する．その直後に，細胞が再分極をはじめ，hゲートは閉じチャネルは不活性化される．再分極の終了に向かい，mゲートは再び閉じ，hゲートは開口する．これがチャネルを静止状態に戻す

他へ通常の脱分極電流が伝播し，この間に，心臓は電気的に活性化される．しかし，この急速Naチャネルの応答は，静止膜電位がある程度脱分極している際や細胞が緩徐に脱分極している際には異なる．例えば，筋細胞が低酸素にさらされた時は，細胞はより陰性の小さい静止膜電位までしか脱分極しない．この部分的な脱分極状態によりhゲートは閉じて，Naチャネルを不活性化する．細胞がさらに脱分極すると，より多くのNaチャネルが不活性化される．膜電位が約 −55mV の際には，実際にはすべての急速Naチャネルが不活性化している．筋細胞が正常の静止電位であるが，緩徐に脱分極した場合，mゲートが開口しつつある一方で，hゲートが閉じるのにより時間の余裕ができる．このためNaチャネルは静止（閉口）状態から不活性化（閉口）状態へ直接移行することになる．その結果，Naが通過できる活性化した開口状態のNaチャネルは存在しなくなり，これらのチャネルを介した急速Na電流を効果的になくすことになる．部分的な脱分極が持続する間は，チャネルは静止，閉口状態に戻ることができない．本章の後半で述べるが，これらの変化は，活動電位中に急速Na電流が消失することで著明に筋細胞の活動電位を変化させる．

心臓細胞1つあたりに多くのNaチャネルが存在しており，おのおののチャネルは電位の活性化閾値や開口（活性化）状態の持続時間がわずかに異なる．心臓細胞が脱分極する際のNaチャネルを通過するNaの総数（Na電流）は，Naチャネル数，チャネルが開口状態にある持続時間および細胞内にNaを流入させる電気化学的勾配に依存する．Naチャネルで述べたチャネルの開閉状態は，他のイオンチャネルでも同様である．例えば，緩徐Caチャネルにも活性化・不活性化ゲートが存在する（急速Naチャネルの場合と異なる名称が使われている）．この概念モデルは，イオンがどのように細胞膜を通過するのかを理解するのには役立つが，実際に分子レベルでどのように起きているかの詳細はいまだわかっていない．しかしながら，最近の研究から，イオンチャネル蛋白の電位センサーと

して機能する領域や，概念モデルで述べたゲートに相当する立体配座変化を起こす領域がわかってきた．

活動電位

活動電位は膜電位が突然脱分極し，その後再分極し静止状態に戻る際に生じる．一般的に心臓活動電位にはペースメーカー・非ペースメーカー活動電位の2つが存在する．非ペースメーカー活動電位は，近接する細胞からの脱分極電流により生じ，一方でペースメーカー細胞は自発的に活動電位を発生させることが可能である．心臓におけるこの2つの活動電位のタイプは，神経細胞や骨格筋細胞とかなり異なる（図2.4）．そのひとつの大きな違いは活動電位の持続時間である．典型的な神経細胞の活動電位持続時間は約1〜2msecであるが，骨格筋細胞での活動電位持続時間はおよそ2〜5msecである．一方で，心室筋の活動電位持続時間は200〜400msecである．神経細胞，骨格筋細胞，心筋細胞における活動電位持続時間の違いが，膜電位変化の原因となるイオンコンダクタンスの違いに関連している．

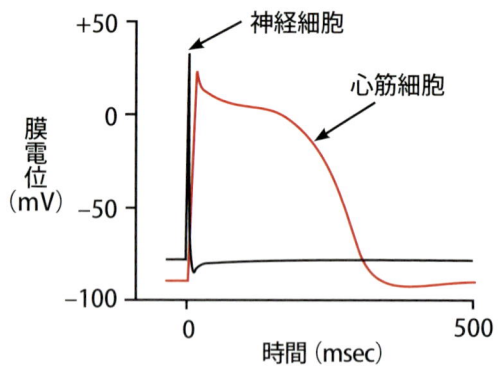

図2.4　神経細胞と非ペースメーカ心筋細胞の活動電位の比較
心臓の活動電位持続時間は神経細胞より長い

■非ペースメーカー活動電位

図2.5では心房筋，心室筋およびPurkinje線維における「急速応答」非ペースメーカー活動電位の発生のイオンメカニズムを示す．慣例的に，活動電位を5つの相にわける．非ペースメーカー細胞は，K^+平衡電位に近い真の静止膜電位（第4相）をもつ．これは静止細胞では，Na^+コンダクタンスやCa^{2+}コンダクタンス（式2-4参照）よりもK^+コンダクタンス（内向き整流Kチャネルを介した）が高いからである（表2-1参照）．これらの細胞が急速に−90mVから閾値電位である−70mVに脱分極すると（例えば近接する細胞から活動電位が伝わった場合など），電位依存性急速Na^+チャネルのコンダクタンスが増加し，急速な**脱分極**が起こる（**第0相**）．同時にK^+コンダクタンスは降下する．この2つのコンダクタンスの変化により，膜電位は急激にK^+平衡電位からNa^+平衡電位に近づく（式2-4参照）．**第1相**は，特別なタイプのK^+チャネル（一過性外向き）が開口し，Na^+チャネルが不活性化することにより生じる**再分極の初期**である．しかし，緩徐内向きCa^{2+}のコンダクタンスが相当に増加することにより，再分極は遅れ，活動電位は**プラトー相（第2相）**に達する．この内向きのCa電流は，膜電位が約−40mVに脱分極することで開口する長期持続型（L型）Ca^{2+}チャネルを介して流入する．L型Caチャネルは，心臓と血管平滑筋における主要なCaチャネルである．これらは膜の脱分極（電位依存性に）により開き，比較的長時間開口している．これらのチャネルは，古典的なL型Caチャネル阻害薬（例えば，ベラパミルやジルチアゼム）により阻害される．**再分極（第3相）**は，遅延整流Kチャネルを介したK^+コンダクタンスが上昇し，Ca^{2+}コンダクタンスが低下することにより生じる．したがって，Na^+，K^+およびCa^{2+}コンダクタンスの変化が，非ペースメーカー細胞における活動電位を決定する．

第0-2相および第3相の一部の間では，細胞は新しい活動電位を開始できない（興奮できない）．これが**有効（または絶対）不応期**（ERPまたはARP）である（図2.5参照）．有効不応期の間は，その細胞を刺激してもhゲートがまだ閉じている状態のため，新しく興奮伝播する活動電位を生じない．有効不応期は，心臓の活動電位（そして収縮）の発生頻度を制限することで，心臓を保護するメカニズムとして機能する．これにより，心臓は血液を充満させ，駆出するのに十分な時間をとることが可能になる．長い有効不応期はまた，骨格筋で生じるような，持続的なテタニー収縮が心臓で起こらないようにしている．有効不応期が終了すると，細胞は**相対不応期**の状態になる．相対不応期の早い時期には，活動電位を生じさせるには閾上刺激が必要である．この時期にはすべてのNaチャネルが，静止状態に復してはいないため，相対不応期で発生した活動電位では第0相の勾配と波高が減弱している．Naチャネルがすべて静止状態に復した場合，細胞は完全に興奮できる状態となり，正常の脱分極刺激は新しい急速な活動電位を生じさせることができる．

■ ペースメーカー活動電位

　ペースメーカー細胞は，真の静止電位をもたず，かわりに規則的，自発的な活動電位を生じさせる．活動電位を生じる他の多くの細胞（例えば神経細胞や筋細胞など）とは違って，活動電位の脱分極電流は急速Na^+電流ではなく，主に相対的緩徐内向きCa^{2+}電流（L型Caチャネル）により伝えられる．ペースメーカー細胞の脱分極の速度は，非ペースメーカー細胞の「急速応答」と比較し緩徐であり，そのためにこれらは「緩徐応答」活動電位と呼ばれることもある．

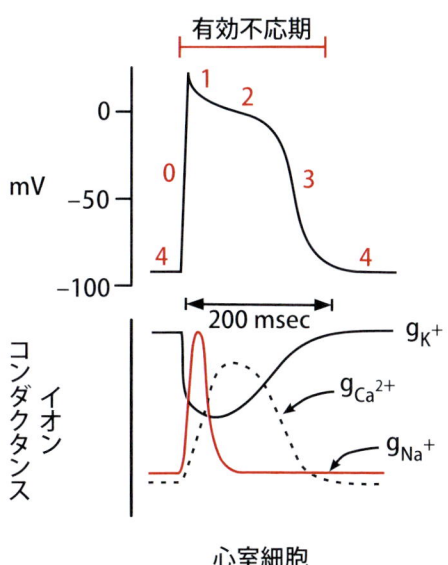

図2.5　心室筋細胞活動電位のイオンコンダクタンス変化
第0相（脱分極）は主にNaコンダクタンス（g Na^+）の急速な増加とKコンダクタンス（gK^+）低下により生じる．第1相の再分極初期は，特異なKチャネル（I_{to}）が開口することによる．第2相（プラトー相）は，L型Ca^{2+}チャネルを介した緩徐内向きCaコンダクタンス（gCa^{2+}）増加による．第3相（再分極）は，gK^+増加とgCa^{2+}低下により生じる．第4相は，主に高いgK^+を反映する真の静止電位である

右房（RA）後壁に位置する**洞房（SA）結節**内の細胞が、主たる心臓内のペースメーカーである．他のペースメーカー細胞は房室結節や心室伝導システム内に存在するが、それら2次性ペースメーカーの内因性興奮は**オーバードライブサプレッション**と呼ばれる機序により抑制されるため、それらの発火頻度は、より高頻度で発火する洞房結節のそれに等しくなる．この機序により、内因性速度を超えて興奮させられたときには、2次性ペースメーカーは過分極する．過分極するのは、頻回に活動電位が生じることで、単位時間あたりにこれらの細胞内にNaが流入するのが促進された結果として、起電性Na^+/K^+ ATPaseポンプの活動が刺激されるためである．洞房結節が抑制されるか、その活動電位が2次性ペースメーカー抑制に至らない場合、オーバードライブサプレッションが外れてどこかの2次性ペースメーカー部位が心臓ペースメーカーとして働くようになる．このような場合、洞房結節外の新たなペースメーカーを**異所性起源**と呼ぶ．

　洞房結節活動電位は3相に分類される．第0相は活動電位の立ち上がりである．第3相は再分極相であり、第4相は次に続く新たな活動電位を生じる自発的脱分極相である（**図2.6**）．

　脱分極である**第0相**は、主としてL型Caチャネルを介したCa^{2+}コンダクタンスの増加による．これらの電位依存性チャネルは、膜電位が閾値電位である約−40mVに脱分極すると開口する．Caチャネルを介したCa^{2+}の移動は、急速Naチャネルと比較し緩徐であり（そのため「緩徐Caチャネル」と呼ばれる）、脱分極の速度（第0相の勾配）は、他の心臓細胞（例えばPurkinje細胞）と比較しより緩やかである．Caチャネルが開口し、膜電位がCa平衡電位へ近づくにつれて、一過性のK^+コンダクタンス低下が起こり、次の式で示すように脱分極に寄与する．

式2-5　$Em = g'K(-96\ mV) + g'Ca(+134\ mV)$

　脱分極は電位依存性遅延整流Kチャネルを開口

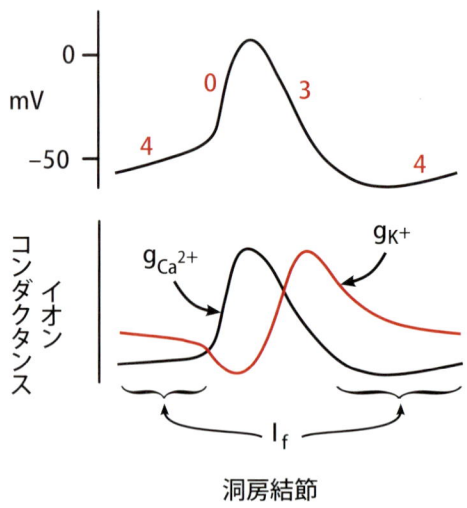

図2.6　洞房（SA）結節ペースメーカ活動電位に伴うイオンコンダクタンスの変化
第0相（脱分極）は主としてKコンダクタンス（gK^+）の低下とともにL型Ca^{2+}チャネルを介したCaコンダクタンス（gCa^{2+}）の増加による．第3相（再分極）は、gK^+増加と、gCa^{2+}低下の結果起こる．第4相では、Na^+により生じるペースメーカ電流（I_f）による自発的脱分極が生じる．それ以外にgK^+の低下とgCa^{2+}の増加も自発的脱分極に寄与する

させ，K⁺コンダクタンス増加が細胞をK⁺の平衡電位へと再分極させる（**第3相**）．同時に，第0相の間開口していた緩徐内向きCa²⁺チャネルが不活性化され，その結果Ca²⁺コンダクタンスが低下し再分極に寄与する．膜電位が約−65mvに達すると第3相は終了する．再分極相は，細胞が再分極するにつれて，Kチャネルが再度閉口し始めるため，自ずと制限を受ける．

ペースメーカー電位の自発的脱分極（**第4相**）のイオンメカニズムは完全には解明されていないが，おそらく複数のイオン電流が関与している．第一に，第4相初期ではK⁺コンダクタンスはまだ低下しつつある．このK⁺コンダクタンス低下は脱分極に寄与している．第二に，再分極状態では**ペースメーカー電流（I_f）**（「奇異性（funny）」電流）が確認されている（図2.6参照）．この脱分極電流は一部は，緩徐内向きのNa⁺の移動が関与している．第三に，第4相後半で，T型Caチャネルを介したCa²⁺コンダクタンスがわずかに上昇する．T型（一過性）CaチャネルはL型Caチャネルと異なり，強い負電位（−50mV）の時にのみ短時間開口し，L型Caチャネル阻害薬にて阻害されない．第四に，脱分極が閾値に近づくにつれ，L型Caチャネルが開口しはじめ，閾値に達し，第0相が開始するまでCa²⁺コンダクタンスがさらに増加する．

要約すると，洞房結節でみとめられる「緩徐応答」活動電位は，主に「奇異性（funny）」電流とともにCa²⁺およびK⁺コンダクタンスの変化に依存し，Ca²⁺/K⁺コンダクタンスの変化により自発的脱分極が生じる過程である．

■ 洞房結節ペースメーカー活動の調節

洞房結節の内因性自動能により1分間に約100〜110回の脱分極が生じる．しかし，心拍数は安静時の50〜60回/分から200回/分以上まで変動する．これらの心拍数の変化は，主に洞房結節に働く自律神経により調整されている．安静時の低い心拍数は，交感神経よりも迷走神経が優位な状態である．これを**迷走神経緊張**と呼ぶ．自律神経は，迷走神経緊張の減弱，交感神経活動の亢進の両方で洞房結節の発火を増加させる．心拍数の増加が**陽性変時作用**であり，心拍数の減少が**陰性変時作用**である．

自律神経は，以下のメカニズムを介してペースメーカー発火速度を変化させる．すなわち①第4相の勾配の変化，②第0相のトリガーの閾値電位の変化，③第3相終了時の過分極の程度の変化の3つのメカニズムである．これら3つのメカニズムいずれも，閾値到達までの時間を増加させるか減少させる．洞房結節の交感神経活動は第4相の勾配を上昇（図2.7）させ，閾値を低下させることにより，ペースメーカー頻度を増加させる（陽性変時作用）．このメカニズムでは，アドレナリン作動性交感神経より放出されたノルエピネフリンが，促進性G蛋白（Gs蛋白）に共役したβ₁アドレナリン受容体に結合し，アデニル・シクラーゼを活性化させ，環状アデノシン一リン酸（cAMP：第3章参照）を増加させる．これにより，I_fが増加し，L型Caチャネルが早期に開口するが，これらはともに脱分極の速度を増加させる．再分極も同様に促進され，結果的に全周期が短縮し，最大過分極が増大しうる．

迷走神経刺激は，洞房結節にアセチルコリンを放出させ，第4相の勾配（「奇異性」電流阻害による）を減弱させることにより細胞を過分極させ，第0相のトリガーの電位閾値を増加させる．これらすべての作用は，ペースメーカー電位が閾値に達するのを延長させ，その結果興奮頻度を減少させる（陰性変時作用）．再分極の速度が低下することにより，全周期が延長する．アセチルコリンはムスカリン受容体（M₂）に結合することにより作用する．この結果，抑制性G（Gi）蛋白を介して

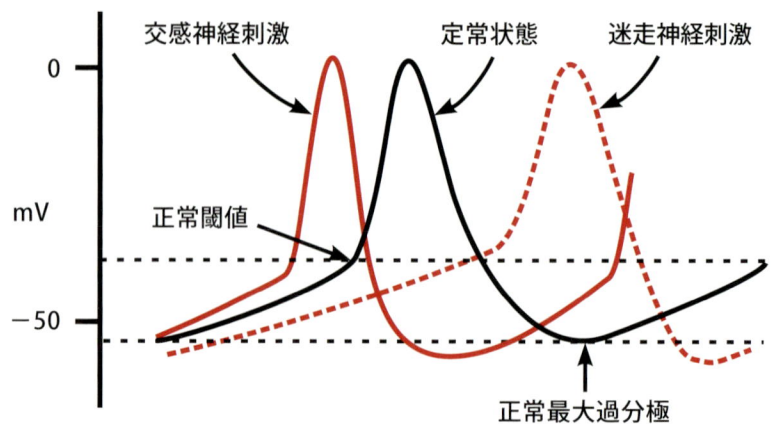

図2.7　洞房結節のペースメーカ活動における交感神経，副交感神経（迷走神経）刺激の影響
交感神経刺激は第4相の勾配を上昇させ，活動電位の閾値を低下させることにより発火速度を上昇させる．迷走神経刺激は反対の作用があり，かつ細胞を過分極させる．水平の破線は，正常細胞における閾値と最大過分極値を示す

表2-2　洞房結節発火速度の増加・減少に関与する因子

増加	減少
交感神経刺激	副交感神経刺激
ムスカリン受容体拮抗薬	ムスカリン受容体作動薬
βアドレナリン受容体作動薬	β遮断薬
循環カテコラミン	虚血／低酸素
低K血症	高K血症
甲状腺機能亢進症	Na，Caチャネル遮断薬
高体温	低体温

cAMPが減少し，交感神経とは反対の作用が起こる（第3章参照）．また，アセチルコリンは，Kコンダクタンス増加により細胞を過分極させるある種のKチャネル（K_{ACh}チャネル）を活性化させる．

同様に，非神経メカニズムもペースメーカー活動を変化させる（表2-2）．例えば，循環カテコラミン（エピネフリンやノルエピネフリン）は，交感神経によりノルエピネフリンが放出されるのと同様なメカニズムで頻拍（tachycardia：異常に早い心拍数）を引き起こす．甲状腺機能亢進は頻拍を誘発し，低下は徐脈（bradycardia：異常に遅い心拍数）を誘発する．イオンの血漿濃度の変化，特にKは，洞房結節の発火速度を変化させることができる．高K血症は徐脈を生じ，洞房結節発火停止を誘発することさえありうる一方で，低K血症はおそらくは第4相の間にKコンダクタンスを低下させる．結果として第4相の脱分極速度が上昇し，頻拍を誘発する．細胞低酸素では膜電位は脱分極して徐脈が生じ，ペースメーカー活動が停止する．体温の上昇（例えば発熱など）は洞房結節の発火頻度を上昇させる．

心拍リズム異常の治療に使用される種々の薬（すなわち抗不整脈薬）は同様に，洞房結節リズムに影響を及ぼす．例えばCaチャネル阻害薬は，L型Caチャネルを阻害することにより第4相と0相の緩徐内向きCa^{2+}電流を減少させ，徐脈を生じる．自律神経の調整に影響する薬剤や自律神経受容体に作用する薬剤（例えば，β遮断薬，M$_2$受容体拮抗薬，βアドレナリン受容体作動薬）は，ペースメーカー活動を変化させる．ジゴキシンは，副交感神経を活性化し，脱分極を促す筋線維鞘のNa$^+$/K$^+$ATPaseを阻害することにより，徐脈を生じる．

異常活動電位発生によって生じる不整脈

■ 異常自動能

「急速応答型」非ペースメーカー細胞の活動電位には，自発的には脱分極しない真の静止膜電位があるために，通常自動能はみられない．第0相での急速な脱分極の原因となる急速Naチャネルが，薬剤で阻害されるか，細胞低酸素で起こる脱分極で不活性化された場合，第0相の勾配と波高は著明に低下し，活動電位は「緩徐応答型」活動電位に酷似するようになる．これらの条件下で活動電位の脱分極相は，L型Caチャネルを介した緩徐内向きCa電流によりもたらされる．さらに，洞房結節ペースメーカーのように，これらの細胞は第4相の間に自発的に脱分極を起こす．これらの本来の性質からは変化した「急速応答」細胞における**異常自動能**は，結果として自発的に活動電位を発生することになり，不整脈を引き起こす．

■ 撃発活動 (Triggered Activity)

活動電位の異常発生を引き起こす2つめのメカニズムは**撃発活動（triggered activity）**と呼ばれるものである．非ペースメーカー細胞は第3相，または

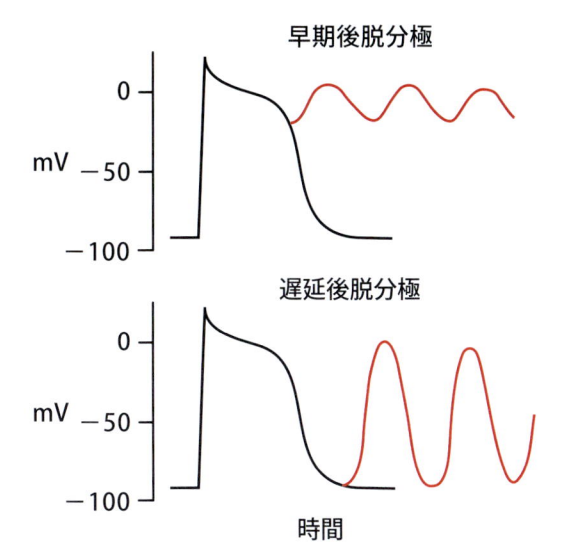

図2.8 早期後脱分極（上図），遅延後脱分極（下図）
自発的に起こる脱分極の大きさが十分であった場合，自己持続的な活動電位の引き金となる

第4相の早期に自然に脱分極し，異常活動電位の引き金となることがある．これらの自然な脱分極（afterdepolarization：**後脱分極**と呼ぶ）に十分な大きさがあった場合，自動で持続する活動電位を誘発し頻拍を引き起こす（図2.8）．**早期後脱分極（early afterdepolarizations）**は，第3相に生じ，特に活動電位が延長した時に起きやすい．これらの後脱分極は急速Na$^+$チャネルがまだ不活性化状態のときに起きるため，緩徐内向きCa^{2+}が脱分極電流を作る．別のタイプの後脱分極である**遅延後脱分極（delayed afterdepolarization）**は第3相の終わりか第4相の早期で起こる．これもまた，自己持続性の活動電位を生じることから頻拍の原因になる．この種の撃発活動は，虚血，ジゴキシン中毒，カテコラミン過剰刺激時などで生じ，細胞内Ca濃度の上昇に関連する．

心臓内の活動電位の伝導

心臓内の電気伝導

洞房結節で発生した活動電位は，主に細胞間伝導で心房全体に広がる（図2.9）．1つの筋細胞が脱分極すると，正電荷が筋線維鞘の内側に蓄積する．個々の筋細胞は，**介在板**(intercalated disks)（第3章参照）に存在する低抵抗の**ギャップ結合**（gap junction）で接しているために，イオン電流は隣接する細胞間を流れることができる．これらのイオン電流が隣接細胞をその閾値電位まで急速に脱分極するのに十分である時は，活動電位は次の細胞に伝播される．このような伝播がすべての細胞で繰り返され，その結果活動電位は心房全体に伝播する．心房筋の活動電位の伝導速度は約0.5m/秒である（図2.10）．心房筋での活動電位の伝導は，主として筋細胞間伝導であるが，（議論が多いところであるが）**結節間伝導路**（例えばバックマン束）と呼ばれる心房筋内の伝導路として機能する特化した筋細胞が存在する機能的証拠がある．洞房結節からの活動電位が心房筋に広がり脱分極されるにつれ，興奮収縮連関が始まる（第3章参照）．

心房と心室は非伝導性結合組織により分離されている．通常，活動電位が心室に入る伝導路は1つしかなく，この特別な細胞領域を**房室結節**（AV node）と呼ぶ．房室結節は左房と右房を分離する心房間中隔の下後方に存在し，刺激伝導速度を約0.05m/秒まで遅くする高度に分化した伝導組織（もとは心筋細胞由来で神経細胞由来ではない）である．その伝導速度は心房・心室筋細胞でみられる速度の1/10である（図2.10参照）．

房室結節における心房心室間の伝導速度の遅れは，生理学的には重要である．第一に，心室が脱分極・収縮する前に，心房筋が完全に脱分極・収縮し，心房の血液を心室に送り出すのに十分な時間を与えることである（第4章参照）．第二に，遅い伝導速度は，興奮刺激が房室結節を介し，心室筋を興奮させる頻度を制限することである．さもなければ，心房粗動・細動で高頻度の心房拍動数が心室へ伝播した場合，心室拍動数が非常に速くなってしまう．このような場合，心室充満の時間が不十分なために心拍出は低下する．

房室結節を通過した活動電位は心室基部のHis束に伝導し，心室を2つに分離している心室中隔に沿い，**左脚**と**右脚**に伝導する．活動電位は，これらの特化した脚線維を非常に早い伝導速度（約2m/秒）で伝播する．脚枝は，非常に早い伝導速度（約4m/秒）で心室全体に興奮を伝播させ，広範囲に広がるシステムである**Purkinje線維**につながる．Purkinje線維細胞は心室筋と結合し，これが心室内の細胞間伝導への最終経路となる．

心臓の伝導システムは重要であり，これにより迅速かつ系統化され，同期した心室筋の脱分極と収縮が可能になり，これがないと心室収縮の間に効率的に圧力を発生させることはできない．伝導システムが虚血や心筋梗塞などで損害を受けたり機能しなくなった場合は，他の伝導経路に変更さ

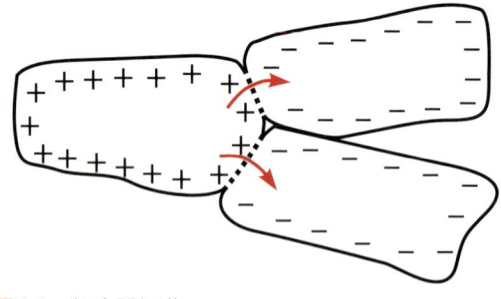

図2.9　細胞間伝導
心筋細胞は，低抵抗のギャップ結合により細胞間結合されており，機能的シンシチウム（＝合胞体）を形成する．1つの細胞が脱分極した時，脱分極電流がギャップ結合（赤矢印）を通過し，近接の細胞を脱分極させ，細胞間で活動電位が伝播する

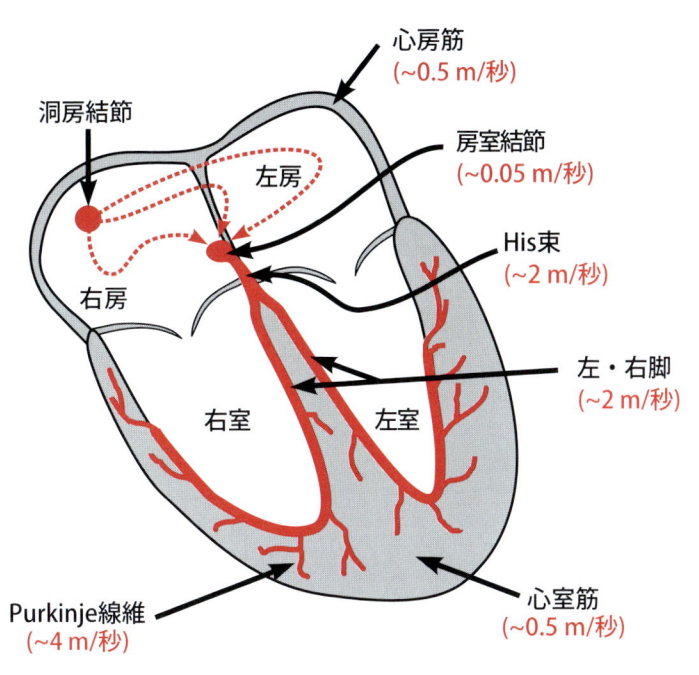

図2.10 心臓内の伝導システム
それぞれの伝導速度は括弧内に示す．Purkinje線維が最も伝導が速く，房室結節が最も遅いことに留意

れ，心臓内の伝導速度は低下する．この結果，心室の圧発生力を低下させることになる．さらに，伝導システムの障害は，後述する不整脈を引き起こすこともある．

伝導速度の調節

　細胞間伝導速度は，いくつかの内因性・外因性要素により決定される．内因性要素としては細胞間の電気的抵抗や脱分極の性質，特に初期（第0相）における脱分極速度があげられる．本章のはじめで述べたように，急速Naチャネルが非ペースメーカー活動電位の急速な立ち上がり速度を規定している．活性化された急速Naチャネルの数が増加すれば，脱分極速度も上昇する．より急速に1つの細胞が脱分極すれば，より速く隣接細胞も脱分極する．そのために，（例えば細胞低酸素による脱分極などで）急速Naチャネルが活性化できなくなると，第0相の速度・振幅が低下し，その結果心臓内の伝導速度は低下する．房室結節組織では活動電位第0相は主として緩徐内向きCaチャネルにより規定されているので，Caコンダクタンスの変化により脱分極速度が変化し，その結果房室結節細胞間の伝導速度が変化する．

　伝導速度に影響を及ぼす外因性要因には自律神経，循環ホルモン（特にカテコラミン類），種々の薬がある（表2-3）．自律神経活動は，有意に心臓全体，特に特化した伝導系での電気的興奮伝播速度に影響を及ぼす．交感神経発火（または循環カテコラミン）が増加すると，ノルエピネフリンがβ_1アドレナリン受容体に結合することにより，伝導速度が増加する．副交感（迷走）神経活動が活性化すると，M_2受容体でのアセチルコリンの作用により伝導速度が低下する．これは，高度な迷

表2-3 心臓内の伝導速度を増加・低下させる外因性因子

増加	低下
交感神経刺激	副交感神経刺激
ムスカリン受容体拮抗薬	ムスカリン受容体作動薬
βアドレナリン受容体作動薬	β遮断薬
循環カテコラミン	虚血/低酸素
甲状腺機能亢進	NaおよびCaチャネル遮断薬

走神経支配を受ける房室結節で最も顕著である．β_1アドレナリン受容体とM_2受容体（Gsならびに Gi蛋白）に共役するシグナル伝達メカニズムに関しては，第3章で述べる心収縮の調節についてのものと同一である（図3.6参照）．多くの薬剤が自律神経の影響を変化させるか，直接細胞間伝導を変化させることにより伝導速度に影響を与える．例えば，抗不整脈薬であるNaチャネル阻害薬は，非結節組織で伝導速度を低下させる．ジゴキシンは，迷走神経を活性化し伝導系，特に房室結節に影響を及ぼす．βアドレナリン作動薬または拮抗薬はそれぞれ，伝導速度を上げたり下げたりする．

練習問題2-2

急速Naチャネルを部分的に阻害する薬剤がある．この薬剤は心室筋細胞の活動電位をどのように変化させるだろうか？また，心室の伝導速度をどのように変化させるだろうか？

→解答は章末

異常伝導

前述のように心臓の電気的興奮が，正常伝導路を伝播しない場合，心室収縮の効率が低下したり，不整脈が生じることがある．例えば，房室結節が虚血や過剰な迷走神経刺激で完全に阻害された場合，興奮は心房から心室に伝播できなくなる．幸い，通常心室内の潜在性ペースメーカーが取って代わって心室を興奮させるが，これらのペースメーカーは発火頻度が少ないため徐脈となり心拍出量が低下する．別の例として脚枝の1つが遮断されると，心室の脱分極は起こるが脱分極経路が変化して心室興奮が遅れ，収縮効率が低下する．心室内から生じる異所性興奮も同様に伝導路を変化させる．異所性興奮が正常の高速伝導路外で起きた場合，脱分極伝導路が変化し，心室の脱分極は比較的遅い心筋細胞間伝導に依存しなければならなくなる．

リエントリーによる頻拍

リエントリーは頻拍発生の重要な機序である．リエントリーは，先行して伝導した活動電位が早期に伝導路を刺激することにより，図2.11のような急速に循環する再伝導を起こす．この図でわかるように，仮に1つのPurkinje線維が2つに分岐していると（1と2），活動電位はおのおのの枝に伝導する（左図）．これらの分枝が合流して共通幹に伝導すると（3）活動電位はお互いに打ち消し合うため，リエントリーは生じない．分枝3から記録された電極（*）では，この分枝に伝導した単一の正常な活動電位が記録される．

リエントリーをモデル化するために，分枝2（右図）に部分的脱分極により生じた一方向性ブロッ

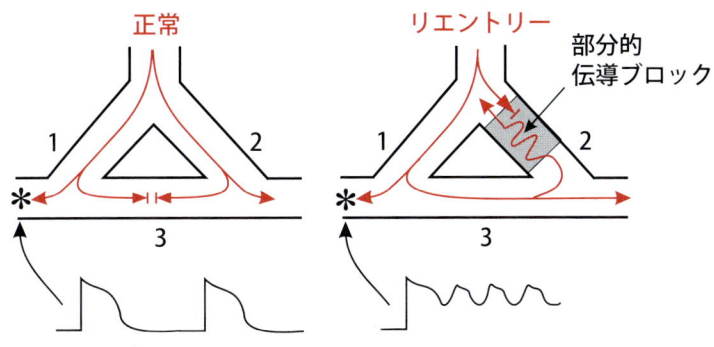

図2.11 リエントリーのメカニズム
正常の活動電位の伝導では，興奮は分枝1,2を伝播し，分枝3で衝突する．リエントリーは，分枝2の伝導が障害され，順行性には通過できず，逆行性に緩徐に通過できる場合に起きる．分枝2から発生した逆行性の伝導は興奮可能（有効不応期後であるが次の正常興奮の前）な組織に到達すると，期外の活動電位が分枝1を伝播することになる．これが連続した活動電位を生じると頻拍が起こる

ク（興奮は逆行性には伝導できるが順行性には伝導できない）が存在するものとする．分枝1に伝導した活動電位は，共通幹遠位（分枝3）に伝播した後，一方向性ブロックの存在する分枝2を逆行性に通過する．ブロック内では，組織は脱分極しているために伝導速度は低下している．活動電位がブロック部位を通過した後に，興奮可能な（つまり有効不応期を過ぎている）組織が見つかると，活動電位は再度分枝1を伝導する（つまり分枝1への再伝導）．仮に，活動電位がブロック部位をより速く通過して，まわりの組織が興奮できない状態（つまり有効不応期内）であると，その活動電位はそれ以上伝導しなくなる．したがって，興奮伝導が継続するにはブロック内を通過した活動電位が，興奮可能な組織にたどりつき，それによってリエントリー回路が形成されなくてはならない．したがって伝導のタイミングは重要である．

伝導速度，組織の不応期の状態の両者ともに，リエントリーが生じる重要な要素である．伝導速度ならびに不応期の状態が変化することで，リエントリー回路が形成されたり，消失したりする．リエントリー性不整脈は，その回路形成・維持に必要な条件が，伝導速度と不応期の自律神経や他の因子によって正常範囲から逸脱するためであることから，本質的には発作性（突然の発生と停止）である．したがって，自律神経の変化はリエントリーが起きやすい患者にリエントリーを発生させるか，リエントリー回路を停止させるか，どちらにせよ有意にリエントリーメカニズムに影響する．有効不応期または伝導速度を変化させる抗不整脈薬は，リエントリーの予防や消滅のために使用される．

リエントリーは，図2.12で示すように広範囲（例えば心房・心室間）にも局所（例えば心房や心室内の狭いの領域）にも生じる．心房・心室間で起こる広範囲リエントリーには，しばしばKent束のような副伝導路が関与している．副伝導路があると正常の房室結節伝導路の他に，1つかそれ以上の伝導路で興奮が伝播する．例えば図2.12で示すように，興奮が副伝導路を通り心室が脱分極し，引き続いて興奮が房室結節を逆行性に伝播し，心房組織が再興奮すると，反時計方向の広範囲リエントリー回路ができあがる（リエントリー回路は時計方向に起こることもある）．心房・心室間の広範囲リエントリーは，結果として上室性頻拍症を生じる（例えばWolff-Parkinson-White症候群）．心室や心房の小さな領域における局所リエン

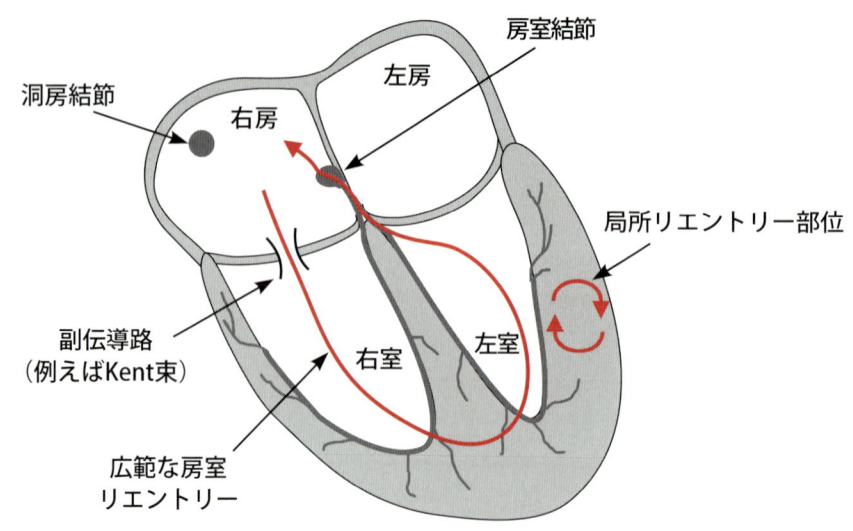

図2.12 広範なリエントリーと，局所リエントリー
広範なリエントリーは心房・心室間で生じるもので，房室結節に加え，副伝導路を利用して生じる．副伝導路の1つに右房・右室間のKent束があり，それは（図に示すように）活動電位を逆行性に房室結節を介して伝導させ，心房筋の期外興奮を起こし，上室性頻拍が生じる．局所リエントリーは心室または心房内で起き，頻拍を生じる

トリーは，それぞれ心室頻拍，心房頻拍の原因となる．

症例問題2-1

房室結節内のリエントリーで生じた上室性頻拍と診断された患者がいる．房室結節の有効不応期を増加させる薬剤を使うとどのような機序でこの頻拍を停止することができるのか，説明せよ．

→解答は章末

心電図

心電図は日常診療できわめて重要な診断手段である．リズム障害，伝導障害，心筋虚血や梗塞の診断に特に有用である．本章の残りの節では，心電図がどのように形成され，心臓の電気活動の変化を診断する際に心電図をどのように用いるかについて述べる．

心電図トレース

心臓細胞が脱分極，再分極すると，心臓から生じた電流が心臓周囲の組織にも伝導するために，体全体に電流は広がる．これらの電流が体の特定の場所に配置した電極により測定されたとき，その記録されたトレース図を心電図と呼ぶ（図2.13）．反復した心電図波形は心房・心室の一連の脱分極，再分極を表す．心電図は電位の絶対値を測定するのではなく，基線（等電位）からの電位変化を測定する．一般的に心電図は，紙送り速度が25mm/秒，縦目盛は1mV/cmで記録される．

慣例により，心電図波形の始まりがP波と呼ばれる（図2.13）．P波は，洞房結節から心房全体に広がる脱分極を示し，P波幅は通常0.08〜0.1秒である（表2-4）．心房の再分極は，心室の脱分極によりマスクされるのとその比較的小さな波高により，明瞭には認められない．P波に続く短い等電位（0電位）は，心房細胞が脱分極し，興奮が房室結節内を伝播している時間であり，ここは伝導速度が

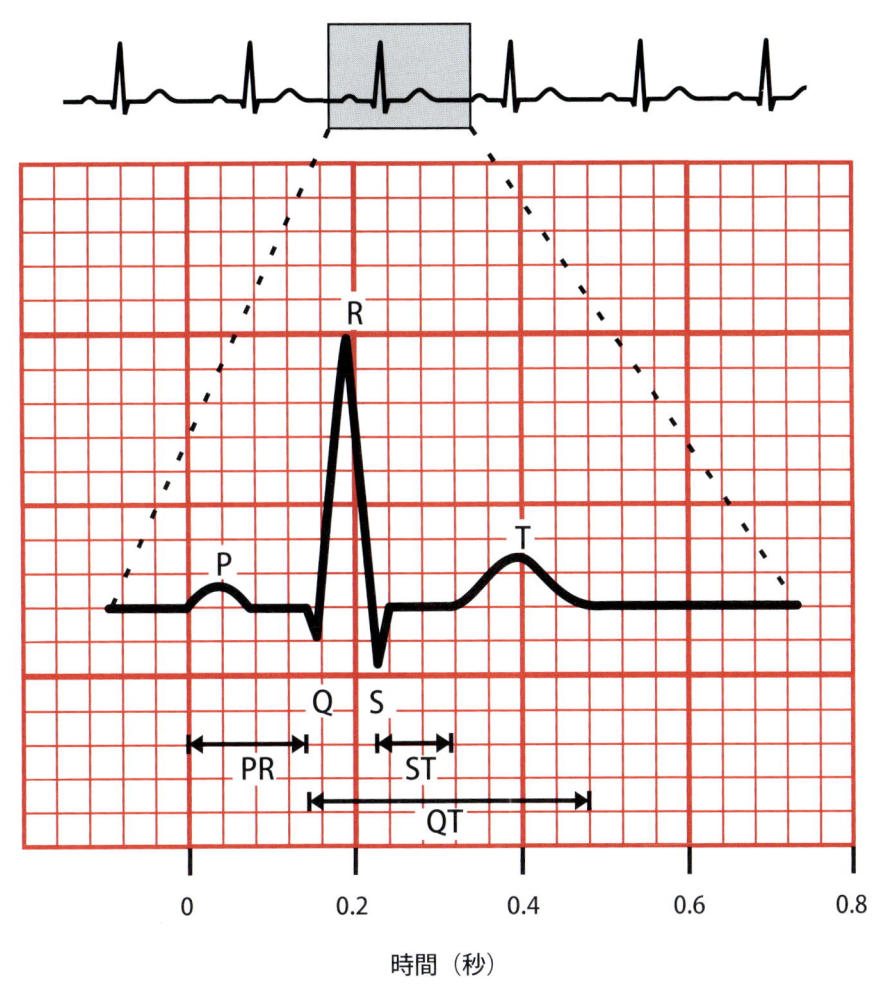

図2.13 心電図トレースの構成要素
心電図記録の反復波形の1つを拡大したものであり，おのおの，P波は心房脱分極，QRS群は心室脱分極，T波は心室再分極を表す．PR間隔は脱分極波が心房から房室結節まで伝導する時間を表し，QT時間は心室の脱分極と再分極の時間を表し，ST部分は心室全体が脱分極した時の等電位期を表す．おのおのの小さな升目は1mmである

表2-4 心電図波形，間隔，部位の要約

心電図構成要素	意味するもの	正常時間（秒）
P波	心房脱分極	0.08〜0.10
QRS群	心室脱分極	0.06〜0.10
T波	心室再分極	（注1）
PR間隔	心房脱分極＋房室結節遅延	0.12〜0.20
ST部分	脱分極した心室の等電位時間	（注1）
QT間隔	脱分極時間＋再分極時間—活動電位持続時間に相当する	0.20〜0.40(注2)

注1）幅は通常測定されない
注2）高心拍は活動電位持続時間を減少させ，QT時間を短縮させる

大きく減少する部位である．P波の始まりからQRS群の開始点までを**PR間隔**と呼び，通常0.12〜0.2秒である．この間隔は，心房の脱分極の開始から心室脱分極開始までの時間を示す．PR時間が0.2秒以上と延長していた場合，伝導障害（通常は房室結節内）がある（例えば1度房室ブロック）．

QRS群は心室脱分極を表す．QRS幅は通常0.06〜0.1秒であり，これは心室脱分極が急速に起きることを示す．QRS群が延長（0.1秒以上）していれば，心室内での伝導が障害されている．伝導障害は伝導欠損（例えば脚ブロック）や変行伝導の他，異所性心室ペースメーカーが心室脱分極を起こした場合に生じる．このような異所性興奮は，ほとんどの場合心臓内のより緩徐な伝導路を伝搬するので，脱分極時間を延長させQRS幅を延長させる．

QRS群に続く等電位期間（**ST部分**）は，心室全体が脱分極し，心室活動電位がおおよそプラトー相に達する時間に相当する．ST部分は，心室虚血の診断をするのに重要である．虚血においては，ST部位は上昇か低下を示すために，これは心室細胞の膜電位が不均一であることを表している．**T波**は心室再分極（活動電位の第3相）を示し，脱分極よりも長く続く．

QT間隔は，心室が脱分極し再分極が終了するまでの時間を示す．この間隔は，おおよそ心室活動電位持続時間を表す．QT間隔は心拍数に依存し，0.2〜0.4秒である．高心拍数であった場合，心室活動電位の持続は短くなり，QT間隔も短縮する．QT時間が延長すると特定の不整脈が生じやすくなることで診断価値があるために，QT時間が過剰に延長しているかどうか判断することは重要である．実際には，QT間隔は，QT間隔をRR間隔（心室脱分極間隔）の平方根で割った，補正QT間隔（QTc）で表現される．

この計算式により心拍数に依存しないQT間隔を評価することができる．正常のQTcは0.44秒未満である．

心電図による正常・異常調律の解析

心電図の重要な利用法の1つとして，心調律が異常に遅いか，早いかまたは乱れているかを評価できることがあげられる．心房，心室の脱分極速度は，**リズム記録**のP波・QRS群の頻度により評価できる．リズム記録は，通常ひとつの心電図誘導（通常はII誘導）から作成される．正常心電図（**図2.14**）では，一貫してP波とQRS群は1対1で対応する．すなわち，ひとつひとつのP波にQRS群が続く．この関係は，心室脱分極は心房脱分極により生じることを意味する．このような正常の状態を，洞房結節が心調律を支配しているので**洞調律**と呼ぶ．正常洞調律の心拍数は60〜100回/分である．「心拍」という言葉をここでは使うが，厳密にいうと，心電図は電気的脱分極の頻度の情報しか与えてくれない．しかし，脱分極は通常収縮を引き起こすために「心拍」を使用する．

異常なリズム（不整脈）は，活動電位の異常形成により生じる．洞調律の頻度が60回/分未満を**洞性徐脈**と呼ぶ．安静時洞調律は，前述したように迷走神経緊張に強く依存する．人によっては，特によく鍛えられたアスリートでは，安静時心拍数が60回/分を大きく下回ることがある．それ以外では洞性徐脈は，洞房結節の機能が低下した結果である．洞調律の心拍数が100〜180回/分を**洞性頻脈**といい安静時には異常な状態であるが，運動や興奮した場合には正常の反応である．

正常の心電図では，QRS群はP波に続く．しかし，P波とQRS群の頻度が異なることがある（**図2.14**）．例えば，心房レートが早い**心房粗動**（250〜350回/分）では，すべての興奮は房室結節に伝

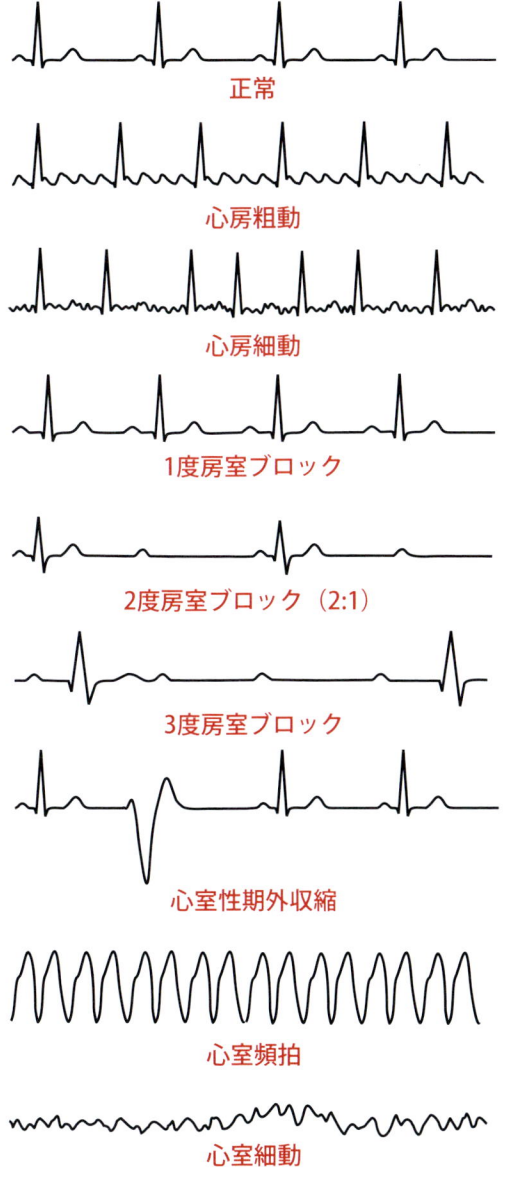

図2.14 異常調律の心電図例

このような状態では、心室レートは不規則となり、通常は早くなる。心房細動・粗動により、房室結節の重要な機能が説明される。つまり、伝達する興奮の頻度を制限することである。この特性は重要である。心室レートが非常に早くなった場合（例えば200回/分以上）、各収縮の間で、心室充満時間が十分でないため、心拍出量は低下するからである。

心房レートは、**房室ブロック**のいくつかの型では心室レートより速くなる（図2.14参照）。このことは、興奮伝導の異常（抑制）により引き起こされる不整脈の例となる。房室ブロックでは、心房レートは正常であるが、すべての心房脱分極に心室脱分極は追従しないことがある。**2度房室ブロック**では、房室結節がすべての興奮を伝導させるわけではないために、2つまたは3つのP波が1つのQRS群に先行することがある。それほど重篤な房室ブロックでなければ、房室結節を通過する伝導が遅延するのみで、そこを通過し心室に興奮が伝わる。このような状態を**1度房室ブロック**と呼び、PR間隔は0.2秒以上だが、P波とQRS群は1対1の対応が保たれている。房室ブロックの最も重篤な**3度房室ブロック**では、心房脱分極は房室結節を介し心室に伝わらず、完全にP波とQRS群が分離している。心室は二次性の潜在的ペースメーカー部位（例えば、房室結合内や心室内の異所性起源）の発現により脱分極はするものの、一般的に心室レートは遅くなる（40回/分未満）。心室性徐脈は、二次性の潜在的ペースメーカーの内因性発火速度が洞房結節よりも遅いために生じる。例えば、房室結節内やヒス束内のペースメーカー細胞の発火速度は50～60回/分であり、一方でPurkinjeシステム内は30～40回/分である。異所性起源が心室内にある場合は、活動電位は正常伝導路を伝播しないため、QRS群は異常な形状で幅も広くなる。

導せず、その結果心室レート（QRS群の数で決定される）は心房レートの半分以下になる。**心房細動**では、洞房結節が心房脱分極を生じさせるわけではない。そのかわりに、心房のさまざまな部位から脱分極電流が生じ、P波がはっきりと認められない非協調的な、低電位、高頻度脱分極を起こす。

症例問題 2-2 Question

高血圧に対し利尿剤に加えてβ遮断薬（心臓のβアドレナリン受容体を阻害する薬剤）を内服中の患者がいる．定期的な心電図検査でPR間隔が0.24秒（1度房室ブロック）であった．β遮断薬を中止するとどのような機序で房室伝導が回復するか説明せよ．

→解答は章末

心室レートが心房レートよりも早い状態が生じることがある．つまりQRS群がP波よりも多いことが起きる状態である（図2.14参照）．このような状態を**心室頻拍**（100〜200回/分）または**心室粗動**（200回/分以上）と呼ぶ．心室頻拍の最も多く起こる原因は，心室内の異常興奮伝導によるリエントリーや，心室内の速い異所性ペースメーカー発火（後脱分極による）である．心室頻拍では心室脱分極は心房脱分極に依存しないため，心房・心室レートは完全に分離する．心室頻拍・粗動ともに，心室充満を障害し，心拍出量を低下させ，**心室細動**に移行することがあるため，重篤な病態であると言える（図2.14参照）．心電図でみられる心室細動は，速く，低電位で，非協調的脱分極（QRS群が明瞭に見えない）であり，心拍出量はなくなる．このような致死的な状態は，胸に置いた電極に強力な電流を短時間流す（電気的除細動）ことで，洞調律に回復することがある．

心電図は他の不整脈である**早期（期外）脱分極**も発見することができる（図2.14参照）．これらの脱分極は，心房（心房性期外収縮），心室（心室性期外収縮）のいずれでも生じる．これらは通常心臓内の異所性ペースメーカー部位より生じ，期外の（そして早期の）P波またはQRS群としてあらわれる．これらの早期（期外）脱分極は，特に心室内では，異所性起源から発生した興奮は正常な伝導路を通過しないために，しばしば異常な形状を示す．

容積伝導体原理と心電図解釈の規則

前の項では心電図トレースの構成要素の定義と，心臓内での電気的イベントについて述べた．本項では，①体表の記録電極部位，②伝導路と伝度速度，③筋量の変化によってどのように心電図波形が変わるかを詳細に述べる．心電図波形の変化の意義を解釈するには，まず心電図がどのように生じ，記録されているのかの基本的な原理を理解することが必須である．

■ ベクトルと平均電気軸

心電図は，心臓の電気活動の時間変化を記録している．記録電極は，ある瞬間に心臓全体の脱分極と再分極の総和を「眺めている」と言える．図2.15では，この概念を洞房結節内から生じた脱分極波が心房筋に広がる様子を示して説明している．洞房結節が発火すると，多くの脱分極波が洞房結節から生じ，心房全体に広がる．これらの波は，**電気ベクトル**として矢印で表現されている．どの瞬間にも，多くの瞬間的な電気ベクトルが存在しており，それぞれの電気ベクトルは異なった方向への活動電位伝導を表している．瞬間的な**平均電気ベクトル**は個々の瞬間的なベクトルの合算により導き出される．

心臓において，平均電気ベクトルは，心臓の異なる部位が脱分極または再分極するにつれ，その方向が変化する．正負の記録電極の軸に対する平均電気ベクトルの方向が極性を決定し，図2.16で示したように記録される電位波高に影響を及ぼす．この図では，脱分極中の異なった時間の4つの異なる平均ベクトルを表すことにより心室内の脱分極の変移を示している．このモデルでは，左右心室の中隔と自由壁が描かれ，4つのベクトルおのおの

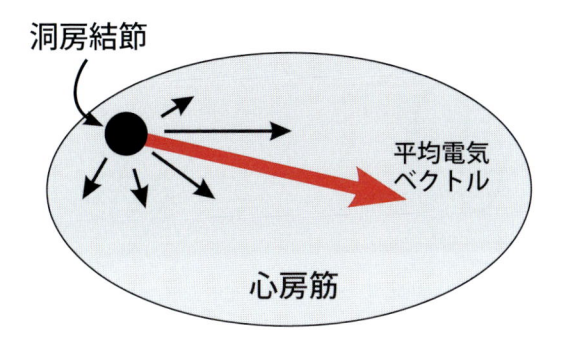

図2.15　電気ベクトル
個々の瞬間的な脱分極ベクトル（黒矢印）は，洞房結節発火後心房全体に広がる．平均電気ベクトル（赤矢印）はある瞬間のベクトルの総和である

が，中隔の基部端で刺激伝導の左右脚が分岐する点を起点に描かれている．ベクトル矢印の大きさは，脱分極する組織量に比例する．矢印（そして組織量）が大きいほど，より大きな電位を示す．記録電極の陽極の位置は，II，aV_L誘導である（本章で後述する）．心室が脱分極する前（図2.16A）では，電気ベクトルはないので，どの誘導でも記録される電位は0である．心室脱分極の初期（図2.16B）には，始めに脱分極する部位は心室中隔であり，平均ベクトルで描出されるように通常左から右に脱分極する．組織量が少ないためベクトルは小さい．ベクトルは陽極aV_Lから離れる方向にむいているため，このリードでは負電位となる（QRSのQ波）．しかし，同じベクトルもII誘導を用いて記録すると，平均ベクトルの方向が，II誘導の軸方向と垂直であるため電位は変化しない（Q波なし）．約20msec後（図2.16C），中隔は完全に脱分極し，心尖部も脱分極を始める．この時，平均ベクトルは，心尖部方向を向き，aV_L誘導に対してほぼ垂直であるため，aV_Lでは非常に小さな陽電位しか生じない．反対に，平均ベクトル方向は，ほぼ，陽極であるII誘導を向いているため，非常に高い陽性成分となる（QRSのR波）．さらに20msec後（図2.16D），心尖部と右室の自由壁のほとんどは脱分極が終了している．この時点では，

左室の自由壁は心内膜（内側）から心外膜（外側）に向かって脱分極している．その結果，平均ベクトルはほぼaV_L電極にむかい，II誘導の軸にはほぼ垂直である．したがって，このベクトルはaV_Lでは大きな陽性電位を生じ，II誘導では比較的小さな陽性電位を生じる．左室の最後の領域が脱分極すると（図2.16E），平均ベクトルはややaV_Lの方向を向き，II誘導から離れていく．その結果，aV_Lでは小さな陽性電位が記録され，一方でII誘導では小さな陰性電位となる（QRSのS波）．心室が完全に脱分極したとき（図2.16F），すべての誘導で記録される電位は0である．記録電極の場所によって記録されるQRS群の波形が決定されることは重要である．

図2.16（B〜E）の4つの平均ベクトルを合算したベクトル（図2.16Fの大きな赤矢印）は，**平均電気軸**となる．平均電気軸は，順次起こる心室脱分極中のすべての瞬間の平均電気ベクトルの平均である．平均電気軸の決定は，心室にとって特に重要であり，脚ブロックや心室肥大を含む多くの因子により決定される左軸・右軸偏位の診断に用いられる．前述の考察に基づいて，心電図解析に以下の規則が用いられる．

1. 脱分極波（その瞬間の平均ベクトル）が記録電極の陽極のほうに向かう場合は，心電図ト

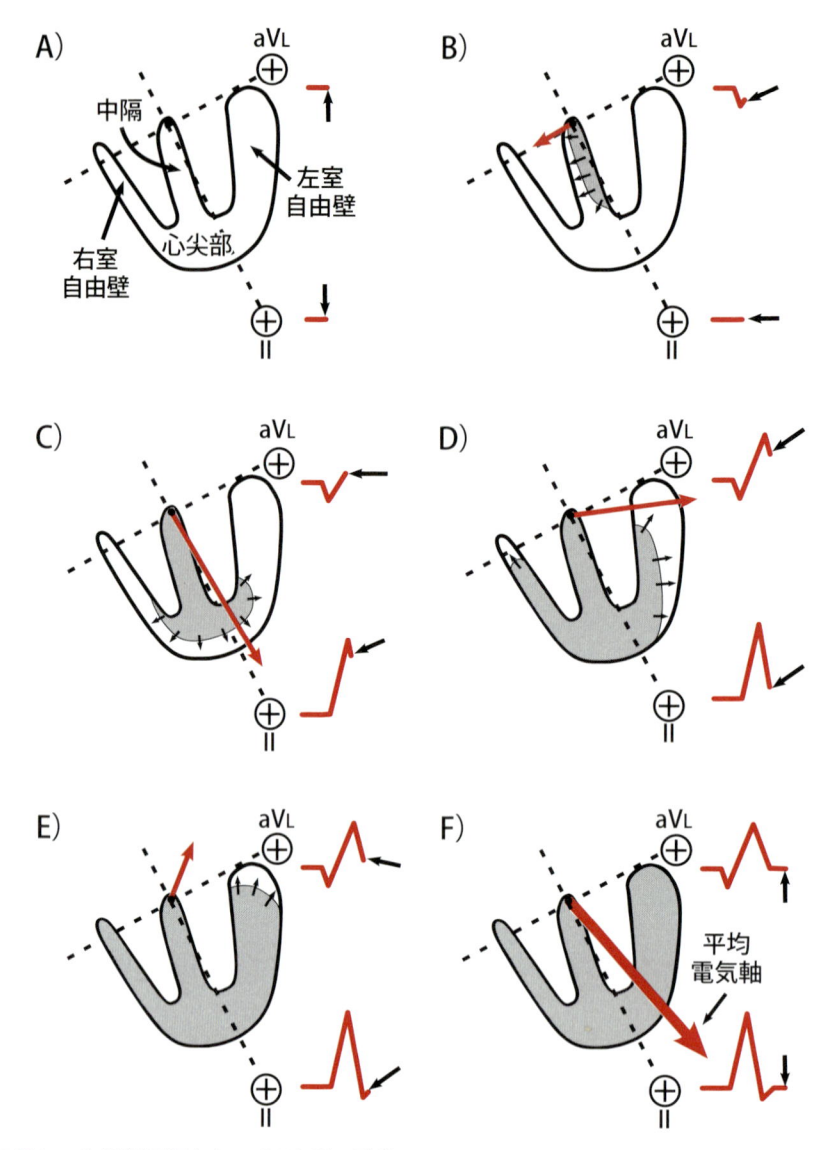

図2.16　2つの異なった記録電極からのQRS群の発生
A）心室脱分極前：aV_LとⅡ誘導では等（0）電位が記録される．B）中隔脱分極：電位はaV_L＜Ⅱ．C）心尖部脱分極：電位はaV_L＜Ⅱ．D）左室脱分極（主として）：電位はaV_L＞Ⅱ．E）左室脱分極：電位はaV_L＞Ⅱ．F）心室脱分極：aV_L，Ⅱともに等電位；赤矢印は平均電気軸を示す

レースでは陽性成分になる（必然的に，陽極から離れる場合は陰性成分になる）．
2. 再分極波が陽極方向に向かう場合は，陰性成分となる（必然的に，陽極から離れる場合は陽性成分となる）．
3. 脱分極または再分極波が電極軸に垂直な場合は，心電図の波高はゼロになる．
4. 測定電位の瞬間的波高は，平均電気ベクトルに対する陽極の方向に依存する．
5. 電位波高（陽性でも陰性でも）は，脱分極または再分極している組織量に直接比例する．

心電図誘導：記録電極の装着位置

心電図は，体表の特定の場所に装着された電極により記録される．慣習的に，電極はおのおのの腕と脚，そして6個の電極を胸の決められた場所に装着する．これらの電極により記録された3つの基本的な心電図誘導は，標準的肢誘導，増高肢誘導，そして胸部誘導である．これらの電極誘導は，電極間の電位の違いを記録する機器に接続され，特徴的な心電図トレースを描出する．肢誘導は時折，おのおのの誘導が一対の陽極・陰極電極を使用するため，**双極誘導**と言われる．増高肢誘導と胸部誘導は，他の電極をまとめて電気的に共通の陰極とし，1つの電極を陽極電極とするので**単極誘導**である．

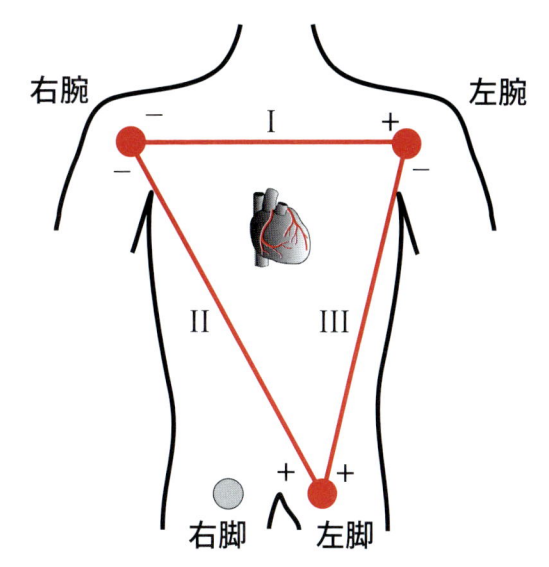

図2.17 標準肢誘導（Ⅰ，ⅡそしてⅢ誘導）の配置と3つの誘導おのおのの陽極，陰極記録電極の位置

■ 心電図肢誘導

図2.17に**標準肢誘導**を示す．**Ⅰ誘導**は，左腕に陽極電極と右腕に陰極電極をとるので，胸部をまたぐ両腕間の電位差を記録している．この誘導と他の2つの肢誘導は，記録する目的で右足を不関電極としている．**Ⅱ誘導**の配置は，陽極を左脚に，陰極を右腕としている．**Ⅲ誘導**の配置は，陽極を左脚に，陰極を左腕としている．これらの3つの肢誘導はほぼ正三角形（中央を心臓とする）を示し，1901年に心電図を開発したWillem Einthovenにちなんで，**Einthovenの三角**と呼ばれる．肢誘導を四肢末梢（手首や足首）につけようが，肢基部（肩や大腿上部）につけようが，実際には四肢は体幹から伸びる導線とみなせるために大差はない．

前項で述べた心電図の規則を用いた場合，脱分極波が左腕に向かう場合はⅠ誘導では左腕が陽極電極であるために，陽性成分となる．脱分極波が両腕間の軸に平行に伝播する場合，Ⅰ誘導で最大陽性成分が記録される．脱分極波が左腕から遠ざかる場合，陰性成分となる．さらに，再分極波が左腕から遠ざかる場合は陽性成分となる．

左脚に陽極電極が配置されているⅡ，Ⅲ誘導でも同様である．例えば，脱分極波が左脚に向かった場合，Ⅱ，Ⅲ誘導ともに左脚が陽極であるために，ともに陽性成分となる．右腕と左脚間の軸に平行に脱分極波が向かう場合に，Ⅱ誘導で最大陽性成分となる．同様に，左腕・左脚間の軸に平行に脱分極波が向いていると，Ⅲ誘導で最大陽性成分となる．

これらの3つのEinthovenの三角の三辺を取り除いて心臓の上に重ねあわせると（図2.18），Ⅰ誘導の陽極電極は心臓に対して0°（水平軸に沿って；図2.18参照）と定義できる．同様に図2.18のように，Ⅱ誘導の陽極電極は心臓に対して60°，Ⅲ誘導は120°となる．この新しい電気軸の概念を**軸座標系**と呼ぶ．Ⅰ誘導を0°，Ⅱ誘導を60°とするなどの定義は慣習的に決められたものであるが，広く受け入れられている．この軸座標系では，+60°方向を向いている脱分極波はⅡ誘導で最大陽性成分となる．脱分極波が心臓に対して+90°に向かう

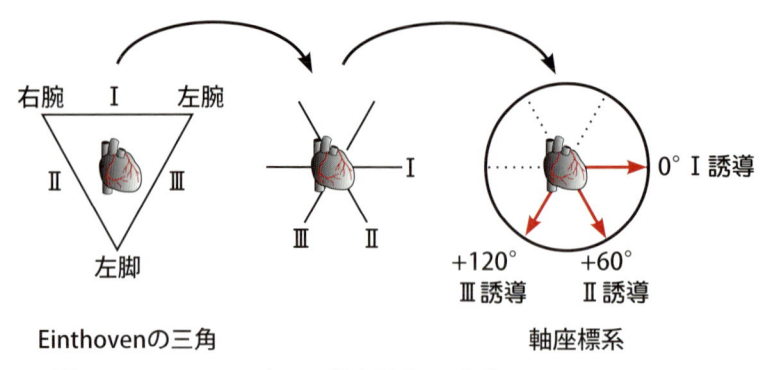

図2.18　Ⅰ，Ⅱ，Ⅲ誘導のEinthovenの三角から軸座標系への転換
軸座標ではⅠ，Ⅱ，Ⅲ誘導は0°，+60°，+120°に相当する

場合はⅡ，Ⅲ誘導で電位が等しい陽性波になる．後者の場合，0°またはⅠ誘導軸に対して脱分極波は垂直であるため，Ⅰ誘導では電位変化が生じない（p.47，48参照）．

前述した3つの双極肢誘導に加えて，3つの**増高肢誘導**が存在する．これらは，他の四肢電極を組み合わせたものを不関電極にし，単一の陽極電極をもつ．これらの増高誘導の陽極電極は，左腕（aV_L），右腕（aV_R），左脚（aV_F：「F」は「脚」を意味する）にある．実際にはこれらはⅠ，Ⅱ，Ⅲ誘導と同じ陽極電極を使用する（心電図機器は，実際には電極を入れ替えたり並び替えたりできる）．図2.19で示す軸座標では，Ⅰ誘導軸に対してaV_Lは-30°，aV_Rは-150°，そしてaV_Fでは+90°となる．どの誘導がそれぞれの軸に対応しているかを知ることは重要である．

3つの標準肢誘導に3つの増高誘導を加えたものが，心電図の6つの肢誘導を構成している．これらの誘導は心臓に対して前額面という単一面での電気活動を記録する．電気ベクトルの方向は，どの時点においても，この軸座標とこれらの6つの肢誘導を用いて規定できる．脱分極波が右から左に0°軸に沿って広がると，Ⅰ誘導で最大陽性振幅を示す．同様に，脱分極波の電気ベクトルが下向き（+90°）であると，aV_F誘導で最大陽性成分となる．

■ **6つの肢誘導からの平均電気軸の求め方**

心室の平均電気軸は6つの肢誘導と軸座標を用いて求めることができる．平均電気軸は，QRSの最も小さな正味振幅（正味振幅＝QRS群の陽性電位成分の大きさから陰性電位成分の大きさを引いたもの）である誘導に垂直な誘導に相当する．例えば，Ⅲ誘導が最も小さな正味振幅（陽性成分と陰性成分が等しい二相性のQRS）で，Ⅰ・Ⅱ誘導が等しく陽性であった場合は，平均電気軸はⅢ誘導に垂直なので，120°-90°すなわち+30°となる（図2.19参照）．この例では，aV_Rが最大の負のQRSの正味振幅となる．

平均電気軸が-30°から90°の正常範囲から，有意に偏位しているかどうかが重要となることがしばしばある．-30°未満の場合を**左軸偏位**とし，+90°以上を**右軸偏位**とする．軸偏位は胸部内の心臓の物理的な位置や一連の心室活性化の流れの変化により生じる．軸偏位は，心室のなかで活動できなくなった領域（例えば梗塞組織）ができた場合でも起こる．心室肥大でも軸偏位を起こす（左室肥大の場合は左軸へ，右室肥大の場合は右軸方向へ偏位する）．

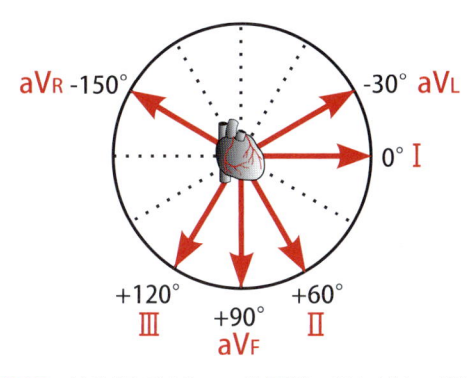

図2.19 軸座標では6つの肢誘導のそれぞれの陽極電極方向の位置を示す

症例問題2-3　Question

心電図は，I誘導で正味のQRS電位が0（QRSの陽性と陰性電位が等しい），II・III誘導で等しく陽性を示した．平均電気軸はどうなるか？ aV_L・aV_R誘導では，正味陽性または陰性電位はどう見えるか？

→解答は章末

■ 心電図胸部誘導

最後に心電図誘導のなかで，単極の**前胸部誘導**を考える．これらの6つの陽極電極は，前額面に対し垂直な水平面で心臓の電気活動を記録するように，胸部表面に装着する（図2.20）．両腕，左脚の電極を合わせて陰極電極として使用する．この6つの誘導はV_1からV_6と呼ばれ，V_1は胸骨右の第4肋間に，V_6は側胸部（中腋窩線上）の第5肋間に装着する．この電極の配置では，V_1は右室自由壁の上にあり，V_6は左室側壁の上に位置する．心電図解析のやり方は肢誘導と同様である．例えば，脱分極波が胸部の特定の電極に向かった場合，陽性成分が記録される．正常の心室の電気活動では，図2.20のようにV_1では正味陰性で，V_6では正味陽性となる．

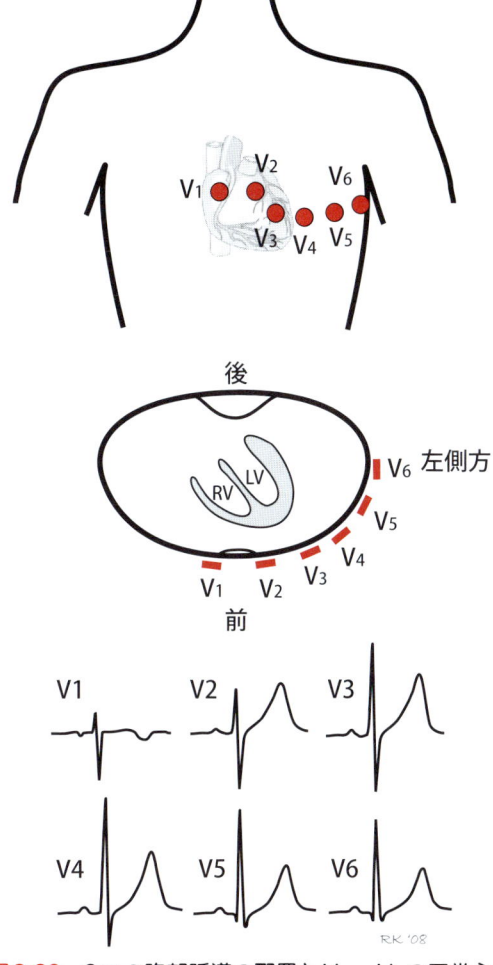

図2.20 6つの胸部誘導の配置とV_1－V_6の正常心電図波形
これらの電極は，肢誘導の前額面に対して垂直な水平面での電気活動を記録する

心筋虚血中の電気生理学的変化

心電図は心筋虚血と梗塞を診断するのに重要な手段である．12誘導心電図は虚血障害による心臓損傷の広がり，領域，進展を確認することができる．例えば，あるタイプの心筋梗塞が生じると，伝導の変化が起こって特定の誘導でQ波が大きくな

る．また虚血は，伝導路を障害することにより不整脈を生じさせたり，QRS群の形状を変化させる．さらに，虚血は脱分極した虚血領域から正常領域への傷害電流を生じさせ心電図の等電位部位を変化させることがある．その結果，その上にある電極で記録されるST部分を上下させる．

虚血と梗塞がどのような機序で心電図を変化させるかは，複雑で完全にはわかっていない．しかし，梗塞による組織低酸素は心筋細胞膜の脱分極を生じさせることがわかっている．低酸素によりATPレベルが減少するにつれ，K_{ATP}チャネル（通常はATPで阻害される）を介してK$^+$が流出することにより，また，Na$^+$/K$^+$ATPaseポンプの活動が減弱することで，K$^+$の喪失が生じる．細胞外K$^+$濃度が上昇するのに加えて，細胞内K$^+$濃度が減少することにより膜脱分極を起こす．この膜脱分極は前述した急速Naチャネルを不活性化し，その結果，活動電位の上昇速度を低下させる．その結果の1つは伝導速度の低下である．有効不応期と伝導速度の変化は，リエントリー電流と頻拍を引き起こすこともある．また膜脱分極波は，ペースメーカー活動を変化させ，潜在性ペースメーカーを活性化し，調律を変化させたり，異所性心拍を生じさせる．最後に，細胞内低酸素は細胞内Ca濃度を増加させ，後脱分極や頻拍を引き起こす．

本章のまとめ

- 膜電位は，細胞膜内外のNa，K，Caイオン濃度と，これらのイオンに対する細胞膜の相対的コンダクタンスにより決まる．
- 静止膜電位は，静止細胞における相対的コンダクタンスが，KはNaやCaと比べはるかに高いため，（Nernstの式により計算される）Kの平衡電位に非常に近い．
- イオンが細胞膜を移動する際に介するイオンチャネルは，電位依存か受容体共役のメカニズムのどちらかにより開口（活性化）・閉口（不活性化）状態に調整される．
- 細胞膜内外のNa，K，Ca濃度は，Na$^+$/K$^+$ATPaseポンプ，Na$^+$/Ca^{2+}交換系およびCa^{2+}ATPaseポンプにより維持されている．
- 非ペースメーカー心臓活動電位の特徴としては，大きい負の静止電位（約-90mV）をもつこと，第0相の急速な脱分極は主に一過性のNaコンダクタンス増加により生じること，プラトー相（第2相）の延長はL型Caチャネルを介した内向きCa電流により生じること，第3相中にKコンダクタンス増加が細胞を再分極させることがある．
- （例えば，洞房結節細胞でなどで認められる）ペースメーカー活動電位は，1つには特殊なペースメーカー電流（I_f）により，第4相中に自然に脱分極する．活動電位発生の閾値に達すると，L型Caチャネルが活性化されることで，Caコンダクタンスは増加して脱分極が生じる（第0相）．Caチャネルが閉じると，Kコンダクタンスが増加し細胞が再分極する（第3相）．
- 安静時，洞房結節ペースメーカー活動は，強く迷走神経活動（迷走神経緊張）の影響を受け，著明に内因性洞房結節発火速度を低下させる．ペースメーカー活動は，交感神経活性化と迷走神経阻害により増加する．
- 心臓内には，伝導した活動電位を急速に伝播させる特化した伝導路が存在するが，主として活動電位が細胞間を伝導することによって生じる伝導である．伝導速度は交感神経活性化で増加し，副交感神経活性化で低下する．

- 房室結節内における遅い伝導速度のおかげで，心房の収縮が心室充満へ寄与するのに十分な時間が得られる．
- 房室結節内および心室伝導路内の細胞も，洞房結節不全や心房・心室間の伝導障害を起こした場合（房室ブロック）に，ペースメーカーとして機能することがある．
- 心電図は，心房脱分極（P波），心室脱分極（QRS群），心室再分極（T波）を表す特定の波形の特徴（波高，持続時間，形状）を検討することにより，調律と伝導を評価する．
- 各種の誘導は，心臓の電気活動をいろいろな角度から眺めている．各肢誘導は，前額面での電気軸により表すことができ，そこから心臓内の脱分極と再分極のベクトル方向を，心電図解析の標準の慣例（例えば，脱分極波が陽極に向かって伝播した場合は，心電図では陽性成分となる）を用いて規定することができる．胸部誘導（$V_1 - V_6$）は，前額面に垂直な水平面で電気活動を記録する．

復習問題 Q&A

Questions
各問題に対する最も適切な解答をひとつ選択せよ

1. 心筋細胞における静止膜電位を脱分極させるのはどれか？
   a. Caコンダクタンス低下．
   b. Naコンダクタンス低下．
   c. Kコンダクタンス増加．
   d. 筋線維鞘のNa$^+$/ K$^+$ATPaseの阻害．

2. 非結節性の心臓組織において，急速Naチャネルが不活性化されるのは，
   a. 第0相の間に起こる．
   b. hゲートが開口する時に生じる．
   c. 細胞が緩徐脱分極することにより生じる．
   d. L型Caチャネルが不活性化するよりもより遅い．

3. Kの相対コンダクタンスが最も高い心室活動電位はどの相か？
   a. 第0相．
   b. 第2相．
   c. 第3相初期．
   d. 第4相後期．

4. 洞房結節の活動電位発火速度は運動中に増加する．次のうち，発火速度が増加するメカニズムはどれか？
   a. βアドレナリン受容体活性化による「奇異性（funny）」電流（I$_f$）増加．
   b. 迷走神経（副交感神経）活性化による第4相勾配の減少．
   c. 急速Naチャネルの不活性化．
   d. 第4相でのKコンダクタンス増加．

5. 心臓内の正常伝導の順序は，
   a. 洞房結節→房室結節→His束→脚枝→Purkinje線維．
   b. 洞房結節→His束→房室結節→脚枝→Purkinje線維．
   c. 房室結節→洞房結節→His束→脚枝→Purkinje線維．
   d. 洞房結節→房室結節→His束→Purkinje線維→脚枝．

Q 6. PR間隔が0.2秒以上の患者．次のうちPR間隔を減少させる可能性が高い方法はどれか？
 a. βアドレナリン受容体阻害．
 b. ムスカリン（M_2）受容体阻害．
 c. L型Caチャネル阻害．
 d. 迷走神経活動の亢進．

Q 7. 正常の心電図では，
 a. PR間隔は0.2秒以上である．
 b. ST部分は心室活動電位の持続時間を示す．
 c. T波は心室再分極である．
 d. QRS幅は0.2秒以上である．

Q 8. 正常QRSだが，T波がⅡ，Ⅲ，aV_F誘導で陰転化している患者．つぎのうち，この所見を説明するのに最もふさわしいのはどれか？
 a. 心室再分極の方向が正常から反転した．
 b. 記録電極の極性が逆．
 c. 心室脱分極と再分極が相対する方向に生じている．
 d. 心室脱分極が異常．

Q 9. 次の心電図結果が得られたとき，平均電気軸に最も近いのは？：Ⅱ誘導でQRSは2相性（正味電位なし），aV_LではQRSは正味陽性電位．
 a. $-30°$
 b. $0°$
 c. $+60°$
 d. $+120°$

Q 10. P波とQRS群が完全な解離を示す心電図記録．心房レートは95回／分で整，心室レートは60回／分で整．QRS群は正常の形状と幅．この心電図は，
 a. 1度房室ブロック．
 b. 2度房室ブロック．
 c. 3度房室ブロック．
 d. 心室性期外収縮．

Answers

A 1. 筋線維鞘のNa$^+$/K$^+$ATPaseは，起電力性ポンプで，過分極電流を生じる．このポンプを阻害すると脱分極が生じるため，正解は **d**．さらに，このポンプを阻害すると，細胞内Na濃度を増加，K濃度を低下させ，この両方によっても脱分極を引き起こす．CaおよびNaコンダクタンスの低下は，膜電位を通常脱分極させる内向きの正電荷の流れを減少させるため，**a** と **b** は不正解．Kコンダクタンス増加は膜電位を過分極させるため **c** は不正解（**式 2-4** 参照）．

A 2. 緩徐な脱分極はhゲートを閉口させ，急速Naチャネルを不活性化するため，正解は **c**．mゲートは第0相の始まりで開口し，急速Naチャネルを活性化するため **a** は不正解．hゲート閉口はチャネルを不活性化するため **b** は不正解．L型（長期持続性）Caチャネルは不活性化する前に長い活性化相があるため **d** は不正解．

A 3. 第4相の膜電位は，主として高いKコンダクタンスにより決定されるため正解は **d**．第0相から第2相の間，全体のKコンダクタンスは低下し，第3相初期でのみ回復し始めるため，**a**，**b**，**c** は不正解．

A 4. βアドレナリン受容体活性化の効果の1つは，自発的脱分極速度を増加させるI_fの増加であるため，正解は **a**．迷走神経刺激は，第4相の勾配を低下させることも1つの理由でペースメーカー発火速度を減少させるため，**b** は不正解．内向きCa電流が第0相を担い，急速Naチャネルは洞房結節の活動電位に寄与しないため，**c** は不正解．第4相中のKコンダクタンス増加は，細胞を過分極させ，閾値到達までの時間を延長させるため，**d** は不正解．

A 5. 心臓の活性化と興奮の伝播の順序の正解は **a**．

54　臨床にダイレクトにつながる 循環生理

6. 迷走神経により放出されたアセチルコリンはM₂受容体に結合し，房室結節伝導時間を減少させ，PR間隔を延長させるため，正解はb．ムスカリン受容体拮抗薬（例えばアトロピン）で迷走神経を抑制すると，伝導速度が増加する．βアドレナリン受容体遮断薬は交感神経の房室結節への作用を減弱させ，伝導速度を低下させるため，aは不正解．L型Caチャネル阻害薬は，脱分極中の細胞内へCa流入速度低下させ，房室結節細胞での第0相勾配を減少，その結果伝導速度が低下するため，cは不正解．迷走神経亢進は房室結節の伝導速度を低下させ，PR間隔を延長させるため，dは不正解．

7. 心室筋の再分極をT波は示すために，正解はc．正常のPR間隔は0.12から0.2秒のため，aは不正解．心室活動電位時間はQT時間と最も関連するため，bは不正解．正常のQRS幅は0.1秒未満のため，dは不正解．

8. 最後に脱分極した細胞が始めに再分極するときは，T波は通常陽性であるために正解はa．再分極の方向が反転したときは，T波は陰転化する．間違って電極の極性を反対にした場合は，QRS，T波ともには反転するため，bは不正解．脱分極と再分極が反対方向に起こる場合（これは正常である），QRS，T波ともに上向きになるため，cは不正解．QRSは心室脱分極を示し，これは正常であるため，dは不正解．

9. II誘導が2相性であった場合は，平均電気軸はII誘導に対して垂直になるために，−30°か+150°となるため正解はa．aV_Lが陽性のため，軸はaV_Lとなるために平均電気軸は−30°となる．他の解答は不正解．

10. P波とQRS群が完全に解離している場合は完全（III度）房室ブロックであるため，正解はc．さらに，心室脱分極速度とQRS群の正常な形状と幅は，房室結節またはHis束がペースメーカーとして働いて，そのあとの正常刺激伝導系に伝導していることを示唆する．I度房室ブロックはPR間隔延長であるため，aは不正解．II度房室ブロックでは，すべてのQRSの前にP波が先行しているため，bは不正解．心室性期外収縮は，通常不規則に出現する調律であり，QRSは異常な形状を示し，幅も正常よりも広いため，dは不正解．

練習問題と症例問題の解答 Answers

練習問題2-1

式2-1を用いると，細胞外のK濃度が4mMであった場合の膜電位（正確にはKの平衡電位）は−96mVである．式に細胞外K濃度40mMを挿入し解くと膜電位は−35mVとなる．これはNernstの式から予想される膜電位で，他のイオンが膜電位に寄与しないと仮定している（式2-3を参照）．この計算は，膜電位に対するすべての起電性ポンプの寄与も無視したものである．それにもかかわらず，細胞外の高K⁺濃度はNernstの式で予測されるように大きな脱分極を起こす．

練習問題 2-2

　筋細胞の第0相活動電位は，急速Naチャネルの活性化により生じるので，これらのイオンチャネルの部分的な不活性化は，第0相上向きの速度を低下させる（第0相の勾配を低下させる）．また部分的不活性化は，脱分極の最大値を低下させる．これらの第0相での変化は，心室内での伝導速度を低下させる．急速Naチャネル遮断は，Ⅰ群抗不整脈薬であるキニジンやリドカインの主な作用機序である．

症例問題 2-1

　リエントリーが起こるには，近接する伝導路より生じた活動電位が期外に細胞を再興奮させることが必要である．これらの細胞で有効不応期が増加すると，近接する伝導路より生じた活動電位が不応期の非興奮性の組織に到達し，結果としてリエントリーが起こらないか停止する．

症例問題 2-2

　交感神経活動は房室結節内での伝導速度を増加させる（陽性変伝導性作用）．これは結節組織内のβアドレナリン受容体にノルエピネフリンが結合することにより生じる．β遮断薬はこのような交感神経作用を取り除き，房室結節内での伝導速度を低下させることによりPR間隔を延長させる．したがって，β遮断薬を中止することで，房室結節の伝導は改善し，PR間隔は正常値（0.12〜0.2秒）まで回復するであろう．

症例問題 2-3

　Ⅰ誘導では，QRS群の正味電位はなく（すなわち，QRSの陽性成分と陰性成分が等しい），これは平均電気軸はⅠ誘導に垂直（90°）であることを示唆している（p.48のルール3番参照）．したがって，Ⅰ誘導は0°と定義しているため，軸は－90°か＋90°である．Ⅱ・Ⅲ誘導ではQRSは陽性であるため，平均電気軸は，Ⅱ・Ⅲ誘導で陽極電極として用いられる左肢に向く．したがって，平均電気軸は－90°ではなく＋90°である．aV_L・aV_R誘導ともに，平均電気軸はこれらの誘導から遠ざかり，おのおの－30°，－150°に向くために，正味のQRS電位は陰性である（図2.19参照）．さらに，これらの2つの増高誘導の正味陰性電位は，平均電気軸からそれぞれ同じ度数離れているために振幅は等しい．

推奨文献

1) Dubin D. Rapid Interpretation of EKGs. 6th Ed. Tampa: Cover Publishing, 2000.
2) Katz AM. Physiology of the Heart. 4th Ed. Philadelphia: Lippincott Williams & Wilkins, 2006.
3) Lilly LS. Pathophysiology of Heart Disease. 5th Ed. Philadelphia: Lippincott Williams & Wilkins, 2011.
4) Opie LH. The Heart: Physiology from Cell to Circulation. 4th Ed. Philadelphia: Lippincott Williams & Wilkins, 2004.

第3章 細胞の構造と機能

本章のねらい

1. 以下の細胞構成要素の構造と機能を説明できる：筋線維鞘・介在板・横行小管・筋フィラメント・筋節・筋小胞体・終末槽.
2. 興奮収縮連関の各段階をあげて，その調節に関係する細胞のしくみを説明できる.
3. 代謝基質を，心臓によって優先的に利用される順に列挙し，嫌気的代謝と比較した場合の酸化的代謝の重要性について要約できる.
4. 筋性動脈の主要な組織学的構造とその機能を説明できる.
5. 血管平滑筋と心筋細胞のアクチンとミオシンの構成を対比できる.
6. 血管平滑筋の収縮と弛緩の機序と調節について説明できる.
7. 心筋と血管平滑筋，それぞれの主要なG蛋白シグナル伝達経路と，それによる収縮の制御を比較できる.
8. 血管の機能における内皮由来の一酸化窒素（NO）・プロスタサイクリン（PGI_2）・エンドセリン-1（ET-1）の影響について説明できる.

はじめに

心血管系には多種類の細胞が関与している．本章においては心血管機能において重要な役割を担う3種類の構成細胞（心筋細胞・血管平滑筋・血管内皮）の構造と機能について説明する．

心臓の細胞の構造と機能

筋細胞と筋節

心筋細胞は顕微鏡で観察すると横帯あるいは横紋が観察されるために，横紋筋の一種とされる．心筋細胞と骨格筋では構造と機能においていくつかの類似点があるが，一方でいくつかの重要な相違点がある．心筋細胞は一般に単核細胞であり，心

室筋では直径は約25μmで長さは約100μmである（心房筋ではより小さい）．対照的に，骨格筋細胞は直径は同程度であるものの，長さについては筋全体に及んでいることもあり数十cmになることもある．心筋細胞は，枝分かれしたネットワークを形成しており，細胞が融合した結果である**機能的合胞体**と呼ばれることがある．個々の筋細胞は**介在板**（intercalated disks）と呼ばれる特別な細胞膜を介して互いに連結している．これらの細胞間のギャップ結合は細胞間の低抵抗伝導路であり，細胞から細胞への電気的（イオン的）な流れの速い伝導を可能にしている．したがって，1つの心筋細胞が電気的に刺激されれば，細胞から細胞への伝導により相互に連結されたすべての筋細胞への電気的信号の伝達が確実に行われる．こうしたしくみにより心臓は単体として（すなわち合胞体として）収縮する．対照的に，個々の骨格筋細胞は運動神経に支配されており，神経筋伝達を利用して個々の筋線維を活性化させて収縮させる．骨格筋においては細胞から細胞への電気的伝達は生じない．

心筋細胞は筋フィラメント（myofilament）を含む筋原線維（myofibril）の束から成る（図3.1）．筋細胞を顕微鏡で観察すると，繰り返しの線と帯がはっきりと観察され，それぞれが筋フィラメントの異なる構成要素である．2本のZライン間の部分は基本収縮単位である**筋節**（サルコメア，sarcomere）を表す．人間の心臓のおのおのの筋節長は，生理的な状況では約1.6〜2.2μmの範囲にある．本章や第4章で後述するが，筋節長は筋細胞の収縮力の重要な決定要素である．

筋節は**太いフィラメント**と**細いフィラメント**を含み，それらが細胞の体積の約50%を占める（図3.1参照）．太いフィラメントはミオシンから成り，細いフィラメントはアクチンとその他の結合蛋白を含む．興奮収縮連関（次節参照）の過程におけるアクチンとミオシンの化学的相互作用により筋節は短縮するが，その際ミオシンとアクチンが互いにすれ違うように滑ることでZライン間の距離が短縮する．筋節内には大きく線維状の蛋白である**タイチン**（titin）が存在する．タイチンはミオシンを

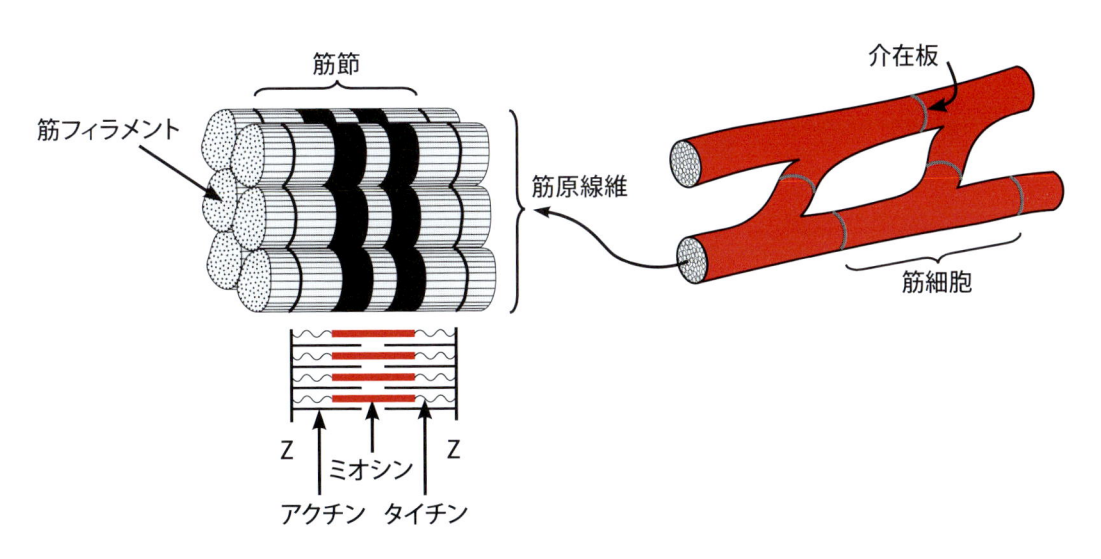

図3.1　心筋細胞の構造
筋細胞は機能的合胞体を形成するために介在板を介して互いに連結している（図の右側）．筋細胞は筋原線維より成り，個々の筋原線維は筋フィラメントを含み，筋フィラメントは主にアクチン（細いフィラメント）とミオシン（太いフィラメント）から成る（図の左側）．ミオシンはタイチンという蛋白によりZラインに固定されている．筋節，あるいは基本収縮単位は2つのZラインの間にある

Zラインに結合させることで，太いフィラメントが筋節の中央に保たれるようにしている．タイチンは弾性に富み，心臓の受動的機械的特性において重要な役割を担う（第4章参照）．タイチン・ミオシン・アクチンに加えて他の多くの蛋白が細胞の内的・外的構成要素と結合し，筋細胞の細胞骨格を形成している．

ミオシン（myosin）は分子量の大きな蛋白である．ミオシン分子は各筋節内で互いに束ねられており，太いフィラメント1本にミオシン約300分子が存在する．各ミオシン分子は，アデノシン三リン酸（ATP）を加水分解する酵素である**ミオシンアデノシントリホスファターゼ**（ミオシンATPase）の存在する2つの頭部を含む．ATPは太いフィラメント・細いフィラメント間の架橋構造の形成に必要である．ミオシン頭部とアクチンの結合部位は相互に作用する関係にある（図3.2）．リン酸化された際にATPase活性を変化させる調節性サブユニット（ミオシン軽鎖）は，各ミオシン頭部と結合している．

太いフィラメントは，六角形状の配列の6本の細いフィラメントに囲まれている．細いフィラメントはアクチン・トロポミオシン・トロポニンから成る（図3.2）．**アクチン**（actin）は球形の単位の繰り返しにより，2本のらせん鎖を成すように並んだ球形の蛋白である．**トロポミオシン**（tropomyosin）と呼ばれる桿状の蛋白が，アクチンの二重らせん鎖の間にはまり込んでいる．各トロポミオシンは7つのアクチン分子と結合している．規則的にトロポミオシンに付着しているのはトロポニン調節性複合体である．トロポニン複合体は3つのサブユニットから成る．**トロポニン–T**（TN–T）はトロポミオシンに付着している．**トロポニン–C**（TN–C）は興奮収縮連関におけるカルシウム結合部位である．**トロポニン–I**（TN–I）はミオシンがアクチンに結合するのを阻害する．不活性化時にはトロポニン複合体はトロポミオシンをミオシン頭部がアクチンに結合できないような位置に保つ．カルシウムがTN–Cに結合するとトロポニン複合体に構造変化が生じ，その結果トロポニン–トロポミオシン複合体がアクチン上のミオシン結合部位から離れ，アクチンはミオシン頭部と結合できるように

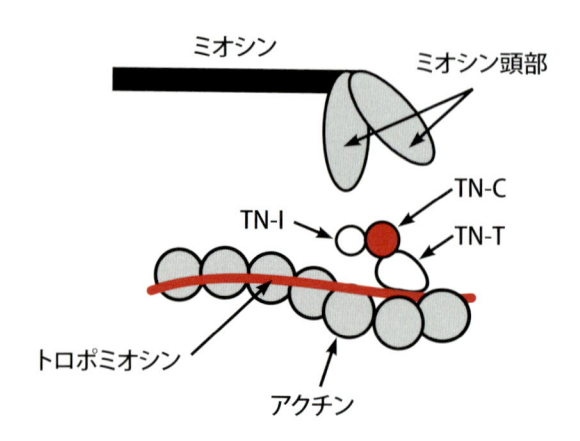

図3.2　心臓の太い筋フィラメントと細い筋フィラメントの構造
太いフィラメントはミオシン分子から成り，各分子がミオシンATPaseの存在する2つのミオシン頭部をもつ．細いフィラメントはTN–T（トロポミオシンに結合）・TN–C（カルシウムに結合）・TN–I（アクチンにミオシンが結合するのを抑制する抑制性トロポニン）の3つのサブユニットをもつ調節蛋白（トロポニン複合体，TN）より成る．TN–Cに結合するカルシウムはトロポニン・トロポミオシン複合体に構造変化をもたらし，アクチン上のミオシン結合部位を露出させ，ATPを加水分解に導く．単純化するために，図には1本のアクチンらせん鎖とそれに結合するトロポミオシンフィラメントのみを示した

なる．TN-Cからカルシウムが離れると，トロポニン-トロポミオシン複合体はその不活性化時の位置に戻る．その結果ミオシンとアクチンの結合が阻害される．臨床的にはTN-IとTN-Tのどちらも筋細胞が壊死すると循環へ放出されるため，心筋梗塞の診断的指標として用いられる．

興奮収縮連関

■ T管と筋小胞体

筋細胞の活動電位と収縮の関連は興奮収縮連関と呼ばれる．この過程を理解するためには筋細胞の内部構造をより詳細に調べる必要がある．筋線維鞘は筋原線維（myofibril）の束を取り囲み，特に心室筋細胞においては，**横行小管**〔transverse (T) tubules：T管〕と呼ばれる深い陥入をもつ（図3.3）．外側の筋線維鞘の一部であるT管は細胞外の環境に開かれている．これにより心筋細胞の脱分極と再分極の際に，筋細胞の深部でも細胞外部と細胞内部の間でイオンを交換できる．細胞内には**筋小胞体**と呼ばれる枝分かれした大規模な管状のネットワークがあり，T管と密接に連携して，筋フィラメントを取り囲んでいる．この構造の主たる機能は収縮と弛緩に関連した細胞内のカルシウム濃度を調節することである．**終末槽**（terminal cisternae）はT管に隣接した筋小胞体の終末の袋である．T管と終末槽の間には，カルシウムを感知すると信じられている「**足**」と呼ばれる電子が密集した領域がある．筋小胞体には，筋細胞の収縮に必要なエネルギーを供給する多量のミトコンドリアが密に結合している．

■ カルシウム循環と調節蛋白の機能

活動電位により筋細胞が脱分極すると，**興奮収縮連関**が開始される（第2章参照）．筋細胞が脱分極すると，活動電位が生じている間は外側筋線維

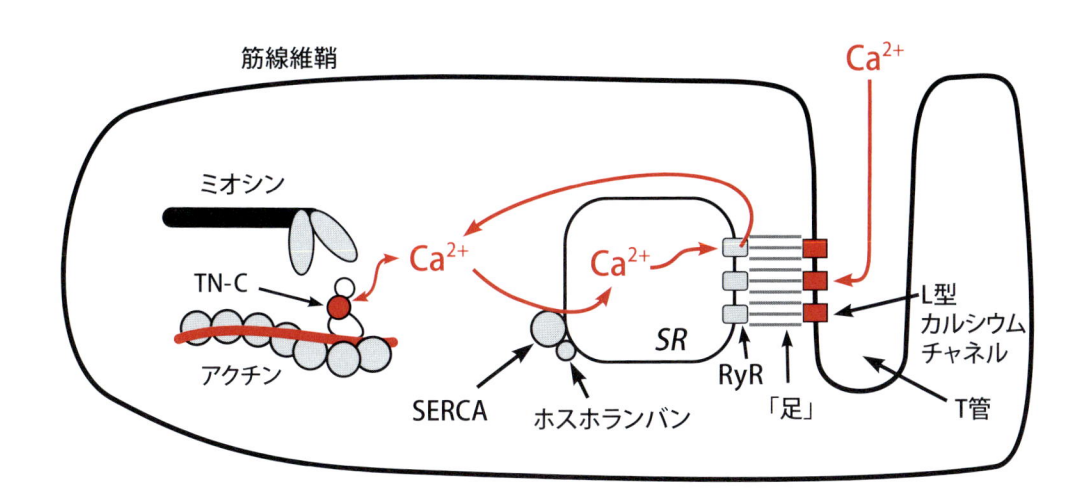

図3.3 心臓の興奮収縮連関におけるカルシウムの役割
活動電位が生じている間カルシウムはL型カルシウムチャネルを通って細胞内に流入する．このいわゆるトリガーカルシウムが筋小胞体（SR）の，カルシウム放出チャネル（リアノジン受容体，RyR）の「足」により感知されると，筋小胞体は細胞質内にカルシウムを放出する．このカルシウムはトロポニン-C（TN-C）に結合し，トロポニン-トロポミオシン複合体に構造変化を引き起こす．その結果トロポニン-トロポミオシン複合体が離れて，アクチン上のミオシン結合部位が露出され，ATPの加水分解とアクチンとミオシンの結合が引き起こされる．カルシウムは，ATP依存性カルシウムポンプである筋小胞体-滑面小胞体カルシウムアデノシントリホスファターゼ（SERCA）によりSRに再取り込みされる．SERCAはホスホランバンによって通常は抑制を受けている．カルシウムを細胞外へ汲み出すカルシウムポンプについては図示していない

鞘とT管に存在する持続型（L型）カルシウムチャネルを通ってカルシウムが細胞内に流入する（図3.3参照）．脱分極中は比較的少量のカルシウムが細胞内に流入することは重要である．このカルシウムの流入だけでは，筋線維鞘内側の局所以外では細胞内カルシウム濃度は有意には増加しない．このカルシウムは，終末槽と結合したカルシウム放出チャネル〔**リアノジン受容体（ryanodine receptors）**，あるいは**リアノジン感受性カルシウム放出チャネル（reanodine-sensitive calcium release channels）**〕の「足」により感知される．これをきっかけに，終末槽に蓄えられた多量のカルシウムがカルシウム放出チャネルから放出され，細胞内カルシウム濃度は10^{-7}Mから10^{-5}Mの約100倍に増加する．このため，脱分極中に細胞内に流入するカルシウムは「**トリガーカルシウム（trigger calcium）**」と呼ばれることもある．

この遊離カルシウムは濃度依存性にTN-Cに結合する．これが調節性複合体の構造変化を引き起こし，その結果，アクチン分子上のミオシン結合部位からトロポニン-トロポミオシン複合体が離れて，アクチン分子上のミオシン結合部位が露出する．ミオシン頭部がアクチンに結合すると，ATPの加水分解が生じ，そのとき発生するエネルギーによりアクチン-ミオシン複合体の構造変化が起こる．この結果ミオシン頭部とアクチンの間でたぐり寄せるような（ラチェット様）動きがみられる．アクチン線維とミオシン線維が互いにすれ違うように滑り込み，このため筋節長が短縮する〔これは筋収縮の**滑走フィラメント説（sliding filament theory）**と呼ばれる〕（図3.4）．細胞質内のカルシウム濃度が上昇している間はたぐり寄せ（ラチェット）周期はつづく．筋細胞の活動電位の終わりに向けて細胞内に流入するカルシウムは減少し，ATP依存性カルシウムポンプである筋小胞体-滑面小胞体カルシウムアデノシントリホスファターゼ

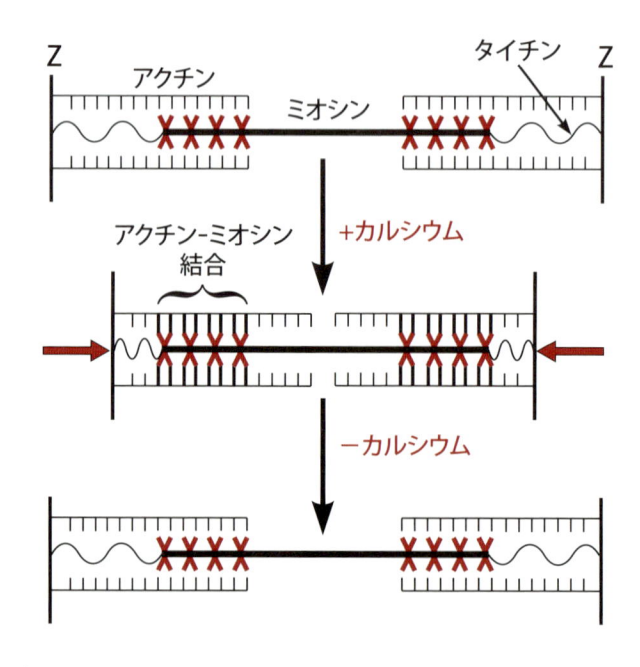

図3.4　筋節の短縮と滑走フィラメント説
TN-Cにカルシウムが結合するとアクチンとミオシンが結合し（架橋形成）ATPが加水分解される．この結果，架橋周期の間ミオシンに沿って細いフィラメントが滑走し，筋節が短縮する（Zライン間の距離が短縮する）．TN-Cからカルシウムが離れるとアクチンとミオシンの結合は抑制され，架橋周期は終了し筋節はその弛緩した状態の長さに戻る

（SERCA：図3.3参照）によりカルシウムは筋小胞体に取り込まれる．細胞内カルシウム濃度が減少すると，カルシウムがTN-Cから離れ，トロポニン-トロポミオシン複合体に構造変化が生じ，アクチン上のミオシン結合部位はトロポニン-トロポミオシンにより再び抑制される．周期の終わりにアデノシン二リン酸に代わって新しいATPがミオシン頭部に結合し，筋節長は当初の長さに戻る．よって，ATPは収縮と弛緩両方に必要なエネルギーを提供する．細胞低酸素症のようにATPが十分にない場合は，心筋の収縮と弛緩が障害されることになる．興奮収縮連関に関する事象を表3-1に要約した．

収縮（変力性）の調節

いくつかの細胞内機序が収縮を調節している（図3.5）．これらの機序の多くは最終的に細胞によるカルシウムの動態に影響を及ぼす．カルシウムの動態とミオシンATPase活性の変化の結果として生じる収縮性の変化を，変力性の変化（**変力性**：inotropy）という．変力性は①L型カルシウムチャネルを介して細胞内に流入するカルシウム，②筋小胞体により放出されるカルシウム，③TN-Cに結合するカルシウム，④ミオシンのリン酸化，⑤SERCA活性，⑥筋線維鞘の外へ流出するカルシウムによって調節される．

■ 筋細胞内へのカルシウムの流入

脱分極中に細胞内に流入するカルシウムの量は，大部分がL型カルシウムチャネルのリン酸化により調節されている（図3.5，部位1）．この調節の主要な機序は環状アデノシン一リン酸（**cAMP**）が関係しており，その産生はβアドレナリン受容体と共役している（図3.6）．交感神経から放出されるノルエピネフリンや副腎から放出される循環エピネフリンは，主に筋線維鞘上の$β_1$-アドレナリン受容体に結合する．この受容体は特異的グアニンヌクレオチド結合調節蛋白（**促進性G蛋白：Gs蛋白**）と共役し，アデニル酸シクラーゼを活性化し，続いてアデニル酸シクラーゼはATPをcAMPに加水分解する．cAMPは二次性伝達物質としてはたらき，細胞内の他の部位のリン酸化を引き起こす**プロテインキナーゼA**（cAMP依存性プロテインキナーゼ，PK-A）を活性化する．L型カルシウムチャネルはリン酸化される主要な部位の1つである．リン酸化によりチャネルにおけるカルシウムの透過性が亢進するため，活動電位中のカルシウムの流入が増加する．このトリガーカルシウムの増加により筋小胞体からのカルシウムの放出が促進されるため，変力性が増大する．したがって，ノルエピネフリンとエピネフリンは陽性変力薬である．

別のG蛋白である**抑制性G蛋白**（Gi蛋白）はアデニル酸シクラーゼを抑制し細胞内のcAMPを減少させる．このため，この経路が活性化されると変力性が低下する．この経路は，心臓内の副交感

表3-1 興奮収縮連関の要約

1.	脱分極中にカルシウムが細胞内に流入し終末槽からのカルシウムの放出の引き金を引く
2.	カルシウムはTN-Cに結合しトロポニン複合体に構造変化を引き起こす
3.	ミオシン頭部がアクチンに結合すると，架橋の動きが生じ（ATPの加水分解を必要とする），筋節長が短縮する
4.	SERCAポンプによりカルシウムは筋小胞体に再取り込みされる
5.	カルシウムはTN-Cから外れ，ミオシンはアクチンから離れる（ATPを必要とする）．これにより筋節長は本来の弛緩した状態の長さに戻る

ATP：アデノシン三リン酸，SERCA：筋小胞体-滑面小胞体カルシウムアデノシントリホスファターゼ，TN-C：トロポニン-C

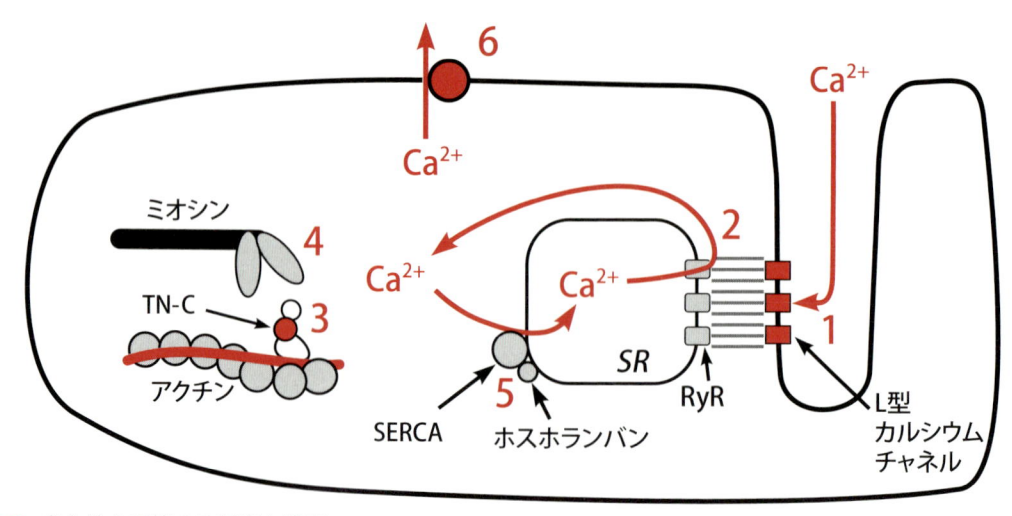

図3.5 変力性を調節する細胞内機序
変力性は以下の機序により増加する．L型カルシウムチャネルを介して流入するカルシウムの増加（部位1）．筋小胞体（SR）から放出されるカルシウムの増加（部位2）．トロポニン-C（TN-C）のカルシウムに対する親和性の増加（部位3）．ミオシン頭部のリン酸化によるミオシンATPase活性の増加（部位4）．ホスホランバンのリン酸化による筋小胞体滑面小胞体カルシウムアデノシントリホスファターゼ（SERCA）活性の増加（部位5）．筋線維鞘を介して流出するカルシウムの抑制（部位6）

（迷走）神経が放出するアセチルコリンと結合するムスカリン受容体（M$_2$）と共役している．アデノシン受容体（A$_1$）もまたGi蛋白と共役している．したがって，アセチルコリンとアデノシンは陰性変力薬である．

■筋小胞体によるカルシウムの放出

筋小胞体からのカルシウム放出が増えてもまた変力性が増加する（図3.5，部位2）．βアドレナリン受容体とcAMPによる活性化の間，PK-Aは筋小胞体上の部位をリン酸化し，カルシウム放出を増加させる．

cAMP経路に加えて，筋細胞内の第二の経路が筋小胞体からのカルシウム放出に影響するが，この経路はcAMP/PK-A経路に比べて生理的には重要でないようである．この第二の経路はある種のG蛋白（**Gq蛋白**：図3.6）を含んでおり，この蛋白は（ノルエピネフリンと結合する）α$_1$アドレナリン受容体，アンギオテンシンII受容体（AT$_1$），エンドセリン1受容体（ET$_A$）と共役している．これらの受容体の活性化は**ホスホリパーゼC**を刺激し，ホスファチジルイノシトール二リン酸（**PIP$_2$**）からイノシトール三リン酸（**IP$_3$**）を産生させ，筋小胞体からのカルシウム放出を促進する．

■TN-Cへのカルシウムの結合

変力性を調節するその他の機序としてTN-Cへのカルシウムの結合の変化がある（図3.5，部位3）．TN-Cへのカルシウムの結合は，細胞内の遊離カルシウム濃度とTN-Cのカルシウムへの親和性によって決定される．細胞内のカルシウム濃度が高いほどTN-Cと結合するカルシウムも多く，また，アクチンとミオシンの間に生じる力も大きい．カルシウム濃度にかかわらずTN-Cのカルシウムへの親和性が増加すると結合は増加し，生じる力も増大する．心筋低酸素症の際に生じるアシドーシスはTN-Cのカルシウムへの親和性を減少させることが示されている．これはアシドーシスが収縮力を低下させる機序のひとつかもしれない．

筋節長（前負荷としても知られる：第4章参照）

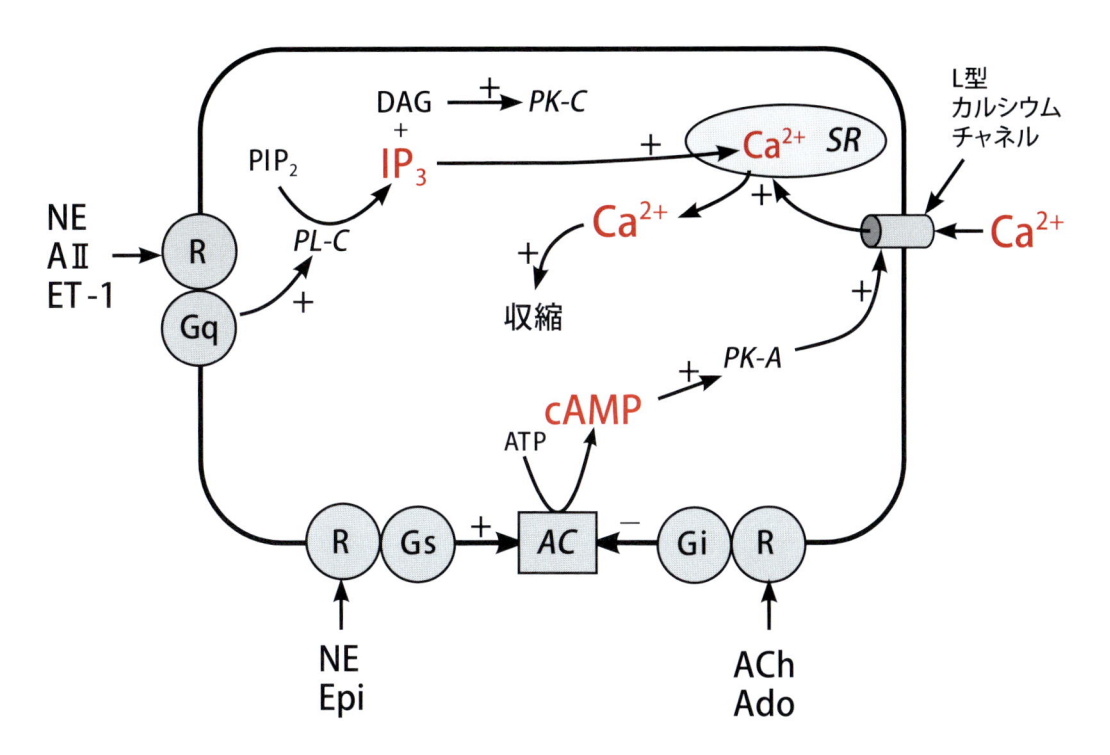

図3.6 心筋細胞の収縮を調節するシグナル伝達経路
細胞内シグナル伝達には2つの主要な経路があり，環状アデノシン一リン酸（cAMP）かイノシトール[1，4，5-]三リン酸（IP$_3$）のどちらかの産生が関与している．このどちらも筋小胞体からのカルシウムの放出に影響し，収縮に影響する．R：受容体，Gs：促進性G蛋白，Gi：抑制性G蛋白，Gq：ホスホリパーゼC共役G蛋白，AC：アデニル酸シクラーゼ，PL-C：ホスホリパーゼC，PIP$_2$：ホスファチジルイノシトール二リン酸，DAG：ジアシルグリセロール，PK-C：プロテインキナーゼC，PK-A：プロテインキナーゼA，SR：筋小胞体，ATP：アデノシン三リン酸，NE：ノルエピネフリン，AⅡ：アンギオテンシンⅡ，ET-1：エンドセリン-1，Epi：エピネフリン，ACh：アセチルコリン，Ado：アデノシン

が長くなると発生する力が増大するわけは，カルシウム感受性の変化で一部は説明がつくかもしれない．前負荷の増大はTN-Cのカルシウム感受性を増大させ，カルシウムの結合を増加させるということが明らかにされている．長さの変化がTN-Cのカルシウム親和性を増大させる機序は不明である．

■ ミオシンATPase活性

ミオシン頭部にはミオシン軽鎖キナーゼによってリン酸化される部位（ミオシン軽鎖）がある（図3.5，部位4）．cAMPの増加に連携してミオシン頭部のリン酸化が増加することが知られており，このため変力性を増大するかもしれない．しかし，この機序が生理的に有意であるかは明らかでない．

■ 筋小胞体によるカルシウムの取り込み

SERCAポンプによる筋小胞体へのカルシウム取り込みの増加は，弛緩に影響するだけでなく，筋小胞体からのカルシウム放出を間接的に増加させることがある（図3.5，部位5）．PK-Aによるホスホランバンのリン酸化は，SERCAにおけるホスホランバンの抑制的な効果を取り除き，筋小胞体へのカルシウム取り込みを加速させる．カルシウムの細胞内への流入増加や細胞外への流出減少による細胞内カルシウムの増加によってもSERCA活性が刺激される．筋小胞体によるカルシウム取り込

みが増えると，それに引き続く筋小胞体によるカルシウム放出が増加するため，変力性は増大する．SERCAポンプはATPを必要とするために，低酸素状態により細胞のATP産生が減少するとポンプ活性が低下し，それに引き続く筋小胞体によるカルシウム放出が減少し，変力性が低下する．

■筋細胞からのカルシウム汲み出しの調節

変力性を調節する最後の機序は筋線維鞘のNa$^+$/Ca^{2+}交換ポンプとATP依存性カルシウムポンプである（図3.5，部位6）．第2章に書いたように，これらのポンプはカルシウムを細胞外に輸送し，細胞がカルシウム過負荷に陥らないようにする．カルシウムの汲み出しが妨げられると，筋小胞体がより多くのカルシウムを取り込み，それに引き続き放出されるカルシウムも増加するため，細胞内カルシウムの増加が変力性を増強することがある．

ジゴキシンやそれに関連する強心配糖体はNa$^+$/K$^+$-ATPaseを阻害し，細胞内Na$^+$を増加させる（第2章参照）．これによりNa$^+$/Ca^{2+}交換ポンプを介して細胞内Ca^{2+}が増加し，変力性が増加する．細胞低酸素症もATP不足からCa^{2+}-ATPaseポンプならびにNa$^+$/K$^+$-ATPaseポンプの活性を低下させる．これによりカルシウムが細胞内に蓄積するが，変力性は増加しない．ATPの欠如がミオシンATPase活性を低下させることもひとつの理由である．

弛緩（変弛緩性）の調節

筋細胞の弛緩速度（**変弛緩性**：lusitropy）は，筋小胞体によってカルシウムが放出された後，細胞内カルシウムを細胞がどれだけ迅速に減少させられるかによって決まる．細胞内カルシウムが減少することでTN-Cに結合したカルシウムが解放され，トロポニン-トロポミオシン複合体は静止時の不活化された構造に戻る．

変弛緩性の調節に関与する細胞内機序にはいくつかあるが，その多くは細胞内カルシウム濃度に影響を及ぼすものである．

1. 静止時と活動電位が生じている間の細胞内へのカルシウム流入速度が細胞内濃度に影響を与えている．病的状態（例：心筋虚血）によっては，細胞はカルシウムをより透過しやすくなり，カルシウム過負荷に至るが，これが弛緩を妨げる．

2. 筋線維鞘のカルシウムATPaseポンプとNa$^+$/Ca^{2+}交換ポンプ（第2章参照）を介してのカルシウムの細胞外への汲み出し速度は細胞内濃度に影響する．この輸送システムの阻害により，弛緩が障害されるほどまで細胞内カルシウム濃度が上昇することがある．

3. 筋小胞体にカルシウムを再取り込みするSERCAポンプの活性は，細胞内カルシウム濃度の決定に主要な役割を担っている．SERCAに結合した調節蛋白であるホスホランバンのリン酸化によりSERCA活性が上昇すると，変弛緩性が増大する．ホスホランバンがリン酸化されると，SERCAに対する抑制的な影響がなくなるからである．これはβアドレナリン受容体刺激の反応として正常な生理的機序で，これによりcAMPとPK-Aが増加しPK-Aによりホスホランバンがリン酸化されるのである．ある種の心不全において生じるようなSERCAポンプ活性の障害により細胞内カルシウム濃度が上昇し，弛緩障害に至る．

4. TN-Cのカルシウムに対する結合親和性もまた変弛緩性に影響する．TN-Cに結合するカルシウムは，PK-AによるTN-Iのリン酸化により調節可能である．これによりTN-Cからのカルシウムの遊離を増加させ弛緩を促進する．βアドレナリン受容体刺激によって変弛緩性が亢進するのは，部分的にはTN-Iのリン

酸化と関係しているだろう．しかし，収縮力を増強するために用いられる薬剤（変力薬）には，TN-Cのカルシウムに対する親和性を高めることで収縮力を増強するものもある．これは変力性を増強するかもしれないが，カルシウムがより強固にTN-Cと結合するため，変弛緩性を減弱させることになるかもしれない．

練習問題3-1　Question

ノルエピネフリンが交感神経の活性化により放出された後，心筋の変力性と変弛緩性を増強させる機序を説明せよ．ノルエピネフリンはα_1-アドレナリン受容体にも結合し得るが，β_1-アドレナリン受容体に結合することに注目せよ．

→解答は章末

心筋細胞の代謝

生きている細胞においてイオンポンプや他の輸送システムを維持するためには，主にATPという形での多量のエネルギーが必要である．繰り返し収縮するということが心筋の第一の機能であるため，心筋細胞の代謝率は例外的に高い．収縮が間欠的で収縮している時間も比較的短い骨格筋とは違い，心筋は人生を通して毎秒1回から3回収縮する．収縮と弛緩を周期的に繰り返すには莫大なATPを必要とするので，これは心臓が有酸素的に産生しなければならない．心筋細胞に多数のミトコンドリアがあるのはそのためである．酸素がないと心筋細胞は1分以上収縮できない．（例えば速筋が解糖を行う）ある種の骨格筋線維と違い，心筋細胞は限られた嫌気的能力しかもたないので，それによってATPの必要量を満たすことはできない．大量のATP利用と限られた嫌気的能力のせいで，低酸素状態では細胞のATP濃度が急速に低下し，収縮は急激に減弱する．

体内の他の多くの細胞と違い，心筋細胞は多様な基質を利用して酸化的にATPを再生産することができる．例えば，一晩ものを食べずにいた後は，心臓は主に脂肪酸（〜60%）と炭水化物（〜40%）を利用する．高炭水化物食の後では，心臓はほぼ炭水化物（主にブドウ糖）のみ利用するように順応する．ブドウ糖の代わりに乳酸も利用可能であり，これは血中乳酸濃度が上昇する運動時においては重要な基質になる．脂肪酸の代わりにアミノ酸やケトン（例：アセト酢酸）も心臓は利用可能である．

心筋のATP利用と酸素消費は，収縮頻度（すなわち心拍数）と収縮力が増加すると劇的に増加する．このような状況では，筋細胞の代謝需要を支えるためにより多くの酸素を冠循環により心臓に届ける必要がある．第8章において説明するが，増大した酸素需要に見合うさらなる血流と酸素を供給するために，筋細胞からの生化学的シグナルが冠血管を拡張する．これにより，心臓が確実に有酸素的機序でATPを産生できる．

血管の構造と機能

動脈でも静脈でも大血管は内膜，中膜，外膜の3層より成る（図3.7）．最も内側の層である**内膜**は薄い内皮細胞の単層より成り，基底板により中膜と隔てられている．より大きな血管においては内皮細胞と基底板の間に結合組織の領域がある．**中膜**には，コラーゲン，エラスチン，そしてさまざまな糖蛋白から成る間質に平滑筋細胞が埋め込まれている．血管の大きさにより，平滑筋細胞は数層になることもあり，円周方向に並ぶものもあれば長

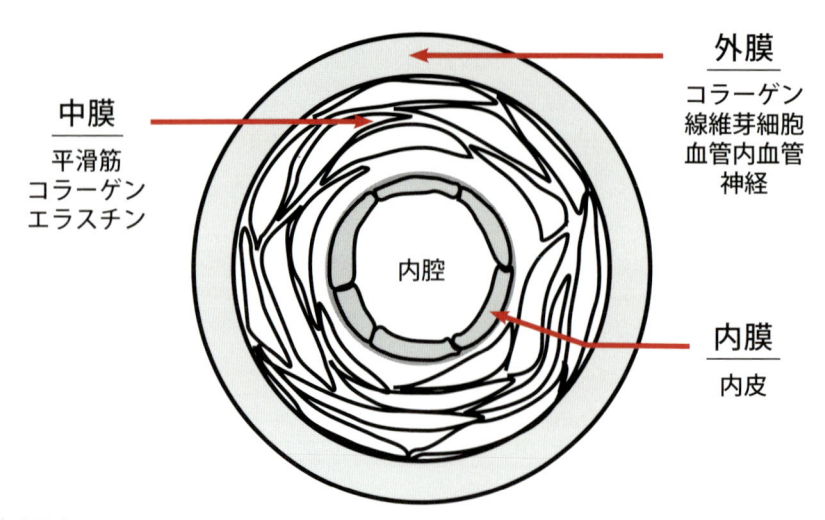

図3.7　血管構成要素
毛細血管と細静脈以外の血管は，内膜，中膜，そして外膜の3層より成る．毛細血管と細静脈は中膜と外膜をもたない．各層の主要な構成要素を示した

軸方向にらせん状に並ぶものもある．平滑筋細胞は収縮により血管径が短縮するように配置されている．おのおのが異なった弾性的特性をもつ平滑筋，コラーゲン，そしてエラスチンの割合が血管全体の機械的特性を決定する．例えば，大動脈はエラスチンに富み，血液が心臓から駆出されてきた際に受動的に拡張したり収縮したりすることが可能である．この機序により大動脈は動脈の脈圧を減衰することができる（第5章参照）．対照的に，より小さな動脈や細動脈は比較的多量の平滑筋を含んでいるが，これは，血管を収縮して，動脈圧と組織血流を調節するのに必要としている．最も外側の層である**外膜**は外弾性板により中膜と隔てられている．外膜はコラーゲン，線維芽細胞，血管（大血管には血管壁内血管が認められる），リンパ系，そして自律神経（主にアドレナリン作動性交感神経）を含む．最も細い血管である毛細血管は内皮細胞と基底板から成り，平滑筋はない．

血管平滑筋細胞

■血管平滑筋の細胞構造

典型的な血管平滑筋細胞は直径5から10μm，長さ50から300μmである．細胞膜に認められる多数の小さな陥入（**カベオラ：caveolae**）があることで細胞の表面積は著しく増加している（図3.8）．心筋細胞において認められる筋小胞体と比べると筋小胞体は発達していない．収縮蛋白すなわちアクチンとミオシンは存在するが，心筋や骨格筋のそれと違って，明確な帯単位の繰り返しの構造が形成されているわけではない．その代わり，アクチンフィラメントの束は細胞内の**緻密体**（dense body）や筋線維鞘の内側表面の**緻密帯**（dense band）に結合して固定されており，心筋細胞におけるZラインのように機能している．おのおののミオシンフィラメントは数本のアクチンフィラメントにより取り囲まれている．心筋細胞と同様に，血管平滑筋細胞は**ギャップ結合**により電気的に連結されている．この低抵抗の細胞間結合は血管の全

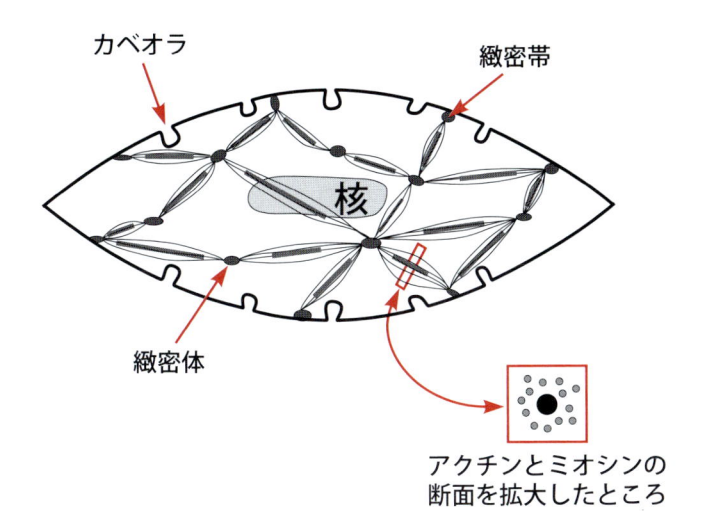

図3.8　血管平滑筋細胞の構造
アクチンフィラメントとミオシンフィラメントは緻密体と緻密帯により結合している．おのおののミオシンフィラメントは数本のアクチンフィラメントにより取り囲まれている

長にわたる伝導を可能にしている．例えば，細動脈局所の電気的脱分極と収縮が生じると，同じ血管の離れた部位の脱分極が起こるが，これは脱分極電流の細胞から細胞への伝搬が働いていることを示している．

■血管平滑筋の収縮

血管平滑筋と心筋細胞では，収縮特性と収縮の機序がかなり異なっている．血管平滑筋の緊張性収縮がゆっくりで持続的なのに対し，心筋の収縮は速やかで比較的短時間（数100 msec）である．血管では，通常平滑筋は部分的に収縮した状態にあり，この状態により安静時の血管緊張度や血管径が決定される．この緊張性収縮（tonic contraction）は，血管に対する促進性の影響と抑制性の影響により決定される．第4章以降で説明されているように，これらの中で最も重要なものはアドレナリン作動性交感神経，循環ホルモン（例：エピネフリン，アンギオテンシンII），血管内皮から放出される物質，そして血管周囲の組織から放出される血管作動性物質である．

血管平滑筋の収縮は電気的，化学的，機械的刺激で開始される．電気的刺激による血管平滑細胞膜の電気的脱分極は，まず電位依存性カルシウムチャネル（L型カルシウムチャネル）を開き，細胞内カルシウム濃度を上昇させることで収縮を誘発する．膜の脱分極はまた，イオン濃度が変化した場合にも生じるし（例：細胞外カリウム濃度が高い場合に引き起こされる脱分極），受容体と共役したイオンチャネル，特にカルシウムチャネルの開放によっても生じる．

ノルエピネフリン，エピネフリン，アンギオテンシンII，バソプレシン，エンドセリン-1，そしてトロンボキサンA_2などの他の多くの化学的刺激によっても収縮は誘発される．これらの物質は血管平滑筋細胞上の特異的な受容体と結合する．さまざまなシグナル伝達経路が，最終的には細胞内カルシウムを増加させ，収縮を誘発する．

ある種の動脈では平滑筋が受動的に伸展されるという機械的刺激が引き金となって収縮し，平滑

筋そのものから生じる収縮という意味で**筋原性反応**と呼ばれている．これはおそらく，伸展によってイオンチャネルの活性化が引き起こされ，カルシウム流入が生じる結果であろう．

細胞内カルシウムの増加が血管平滑筋の収縮を促進する機序を**図3.9**に示した．細胞内遊離カルシウムの増加は，L型カルシウムチャネルを介する細胞内への流入カルシウムの増加，あるいは（例えば筋小胞体における）内部貯蔵カルシウムの放出の結果である．遊離カルシウムは**カルモジュリン**と呼ばれる特別なカルシウム結合蛋白と結合する．カルシウム-カルモジュリン複合体は**ミオシン軽鎖キナーゼ**を活性化し，ATP存在下にミオシン軽鎖キナーゼがミオシン軽鎖をリン酸化する．**ミオシン軽鎖**はミオシン頭部にある調節性サブユニットである．ミオシン軽鎖がリン酸化されると，ミオシン頭部とアクチンフィラメントとの間での架橋形成が行われ，平滑筋が収縮する．

したがって，平滑筋の収縮の調節において細胞内カルシウムはきわめて重要である．細胞内カルシウム濃度は，細胞内に流入あるいは細胞内貯蔵部位から放出されるカルシウムと，細胞外に流出あるいは細胞内貯蔵部位内に戻っていくカルシウムのバランスによって決まる．心筋細胞において認められるSERCAポンプと同様のATP依存性カルシウムポンプにより，カルシウムは筋小胞体に再取り込みされる．カルシウムが細胞外に汲み出される際には，心筋と同様にATP依存性カルシウムポンプやナトリウム-カルシウム交換機構を利用している（第2章参照）．

いくつかのシグナル伝達機序が細胞内カルシウム濃度を調節しており，これが血管の緊張状態を調節している．本項では異なった以下の3つの経路について説明する（**図3.10**）．すなわち，①Gq蛋

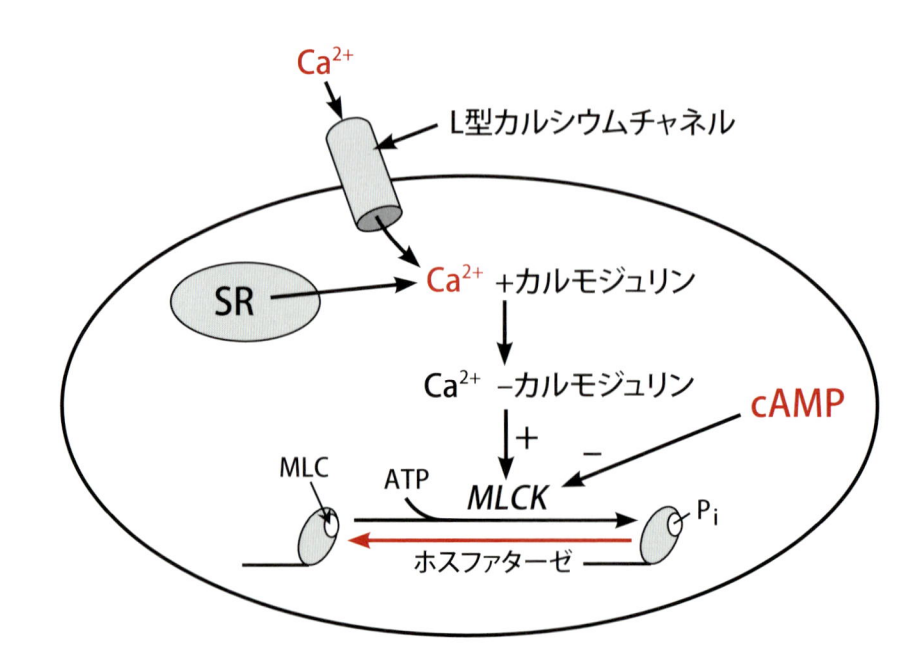

図3.9 ミオシン軽鎖キナーゼ（MLCK）による血管平滑筋の収縮の調節
増加した細胞内遊離カルシウムは，（L型カルシウムチャネルを介しての）細胞内流入の増加によるものも，筋小胞体（SR）からの放出によるものも，カルモジュリンと複合体を形成する．この複合体は，MLCKを活性化し，ミオシン軽鎖（MLC）がリン酸化されて収縮を引き起こす．環状アデノシン一リン酸（cAMP）はMLCKを阻害し，弛緩を引き起こす．MLCホスファターゼによるミオシン軽鎖の脱リン酸化も弛緩を引き起こす．ATP：アデノシン三リン酸，P_i：リン酸エステル基

白によるホスホリパーゼCの活性化経由のIP$_3$経路，②Gs蛋白によるアデニル酸シクラーゼの活性化経由のcAMP経路，③一酸化窒素（NO）によるグアニル酸シクラーゼの活性化経由の環状グアノシン一リン酸（cGMP）経路である．

血管平滑筋におけるIP$_3$経路は，心臓でみられるものと同様である．ノルエピネフリンとエピネフリン（α$_1$アドレナリン受容体を介する），アンギオテンシンII（AT$_1$受容体を介する），エンドセリン-I（ET$_A$受容体を介する），バソプレシン（V$_1$受容体を介する），そしてアセチルコリン（M$_3$受容体を介する）はGq蛋白を介しホスホリパーゼCを活性化し，PIP$_2$からIP$_3$を産生させる．次いでIP$_3$は筋小胞体を直接的に刺激し，カルシウムを放出させる．

同時にPIP$_2$からのジアシルグリセロールの産生によりプロテインキナーゼCを活性化し，蛋白のリン酸化を介して血管平滑筋の収縮を調節する．

Gs蛋白と共役する受容体はアデニル酸シクラーゼを活性化し，これはcAMPの合成を引き起こす．心筋細胞と異なり，血管平滑筋においてはイソプロテレノールのようなβ$_2$アドレナリン受容体作動薬によるcAMPの増加は弛緩を引き起こす．その機序はcAMPによるミオシン軽鎖キナーゼの阻害であり（図3.9参照），これはミオシン軽鎖のリン酸化を減少させ，アクチンとミオシン間の相互作用を抑制する．アデノシンとプロスタサイクリン（PGI$_2$）もまた受容体を介しGs蛋白を活性化させ，cAMPを増加させ，平滑筋を弛緩させる．β$_2$アド

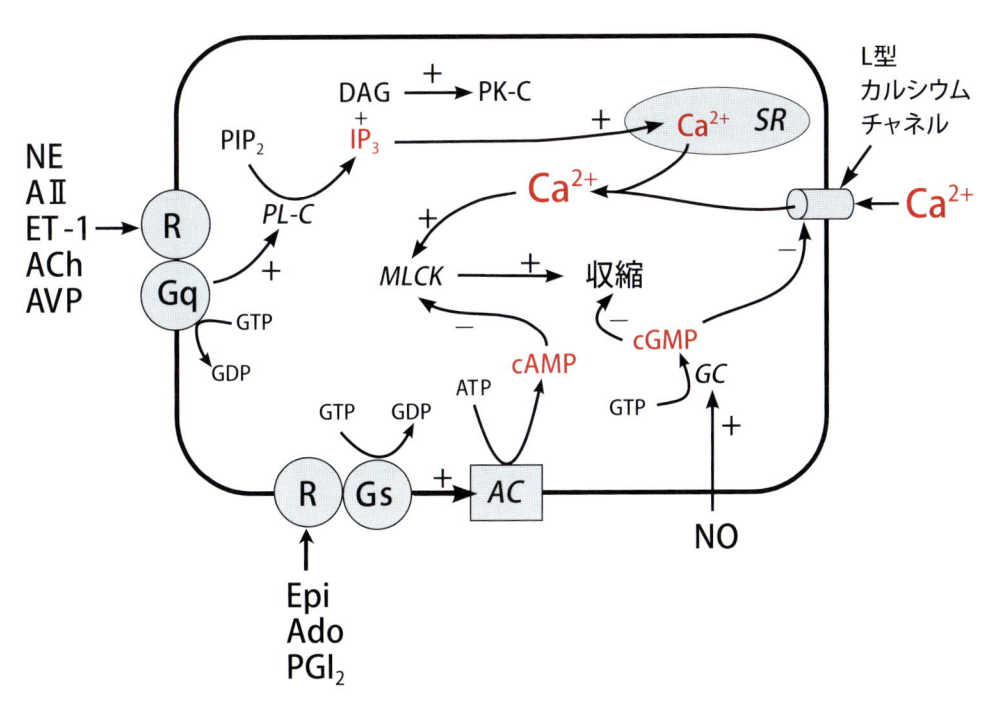

図3.10 血管平滑筋の収縮を調節する受容体とシグナル伝達経路
R：受容体，Gs：促進性G蛋白，Gq：ホスホリパーゼC共役G蛋白，AC：アデニル酸シクラーゼ，PL-C：ホスホリパーゼC，PIP$_2$：ホスファチジルイノシトール二リン酸，IP$_3$：イノシトール三リン酸，DAG：ジアシルグリセロール，PK-C：プロテインキナーゼC，SR：筋小胞体，MLCK：ミオシン軽鎖キナーゼ，Ado：アデノシン，PGI$_2$：プロスタサイクリン，Epi：エピネフリン，NO：一酸化窒素，GC：グアニル酸シクラーゼ，AII：アンギオテンシンII，ET-1：エンドセリン-1，NE：ノルエピネフリン，ACh：アセチルコリン，AVP：アルギニンバソプレシン，GDP：グアノシン二リン酸，GTP：グアノシン三リン酸，ATP：アデノシン三リン酸，cAMP：環状アデノシンーリン酸，cGMP：環状グアノシンーリン酸

レナリン受容体に結合したエピネフリンはGs蛋白を介し血管平滑筋を弛緩させる．

血管平滑筋の収縮を調節する3つめの重要な機序はNO-cGMP系である．多くの内皮依存性血管拡張物質（例：アセチルコリン，ブラジキニン，サブスタンスP）は，それぞれの内皮受容体に結合すると，NO合成酵素を活性化することでLアルギニンからNOへの変換を促進する．NOは内皮細胞から平滑筋細胞へと拡散し，グアニル酸シクラーゼを活性化し，cGMPの産生を増加させ，平滑筋を弛緩させる．cGMPが血管平滑筋を弛緩させる正確な機序は不明である．一方，cGMPはcGMP依存性蛋白キナーゼを活性化し，血管平滑筋に流入するカルシウムを抑制し，カリウムチャネルを活性化して細胞を過分極させ，ミオシン軽鎖ホスファターゼを活性化し，IP_3も減少させる．

練習問題 3-2 Question

細胞内cAMPは，ホスホジエステラーゼにより分解される．急性心不全の治療に時として用いられるミルリノンは，ホスホジエステラーゼ阻害薬で，cAMPの分解を阻害することで心臓の変力性を増大させ，血管を弛緩させる．血管平滑筋細胞においてはcAMPの増加は収縮力を減弱させる一方で，心筋においてはcAMPの増加が収縮力を増強させる理由を説明せよ．

→解答は章末

血管内皮細胞

血管内皮はすべての血管の内側にある薄い細胞の層である．内皮細胞は平坦で，単核で，引き伸ばされた形の細胞であり，（血管の種類により異なるが）厚さは$0.2 \sim 2.0 \mu m$，幅は$1 \sim 20 \mu m$である．（例えば細動脈や毛細血管のような）血管の種類や（例えば腎糸球体や骨格筋の毛細血管のような）組織の部位により，内皮細胞間の結合の種類は異なる．（例えばすべての動脈や骨格筋の毛細血管のように）これらの結合のうちのいくつかはとても強固であるが，一方では（例えば膵臓や骨髄の毛細血管のように）細胞間に間隙があり，毛細血管を血球が出入りしやすくなっているものもある．さまざまな種類の毛細血管と内皮については第8章を参照していただきたい．

内皮細胞にはいくつかの重要な機能がある．それらは以下の通りである．

1. 液体，電解質，高分子，および細胞が血管内外間で移動する際の障壁としての機能（第8章参照）．
2. いくつかの異なる血管作動性物質の合成により平滑筋機能を調節する機能．中でも最も重要なものはNO，PGI_2，そしてエンドセリン-1である．
3. 主にNOとPGI_2の生合成による血小板凝集を調節する機能．
4. NOの生合成と表面接着分子の発現によって白血球の接着を調節し，内皮を介した遊走を調節する機能．

血管内皮細胞は持続的にNOを産生している．このようなNOの基礎産生は，①（アセチルコリンやブラジキニンのような）内皮受容体に結合する特異的作動薬，②（血流増大時のような）内皮表面に作用するずり応力の増大，③炎症や感染に際し白血球から放出される腫瘍壊死因子やインターロイキンなどのサイトカインなどにより亢進する．NOは化学的には非常に不安定であるが，内皮細胞外に速やかに拡散し，平滑筋を弛緩させ，あるいは血中の血小板凝集を阻害する．これらのNOの作用はcGMP合成の増加の結果である（図3.10参照）．内皮由来のNOはまた，白血球の内皮表面へ

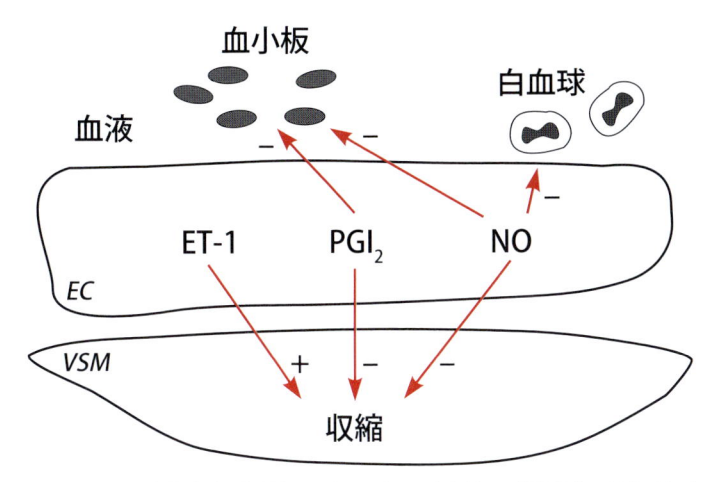

図3.11 内皮細胞（EC）による一酸化窒素（NO），プロスタサイクリン（PGI$_2$），そしてエンドセリン-1（ET-1）の産生は，血管平滑筋（VSM）の収縮，血小板の凝集と接着，そして白血球と内皮細胞の接着を，刺激したり（＋）阻害したり（－）する

の付着に関わる接着分子の発現を阻害する．すなわち内皮由来のNOは平滑筋を弛緩し，血小板機能を阻害し，炎症反応を抑制する（図3.11）．

さらに，内皮細胞は強力な血管収縮物質であるエンドセリン-1（ET-1）を生成する（図3.11参照）．この合成はアンギオテンシンII，バソプレシン，トロンビン，サイトカイン，そしてずり応力により促進され，NOとPGI$_2$により抑制される．ET-1は内皮細胞外に出て血管平滑筋上の受容体（ET$_A$）と結合し，カルシウムを移動させ平滑筋を収縮させる．ET-1の平滑筋収縮作用は，IP$_3$シグナル経路の活性化を介するものである（図3.10参照）．

PGI$_2$は内皮細胞内におけるアラキドン酸の代謝産物である．内皮細胞によって産生されるPGI$_2$の2つの主要な役割は，平滑筋の弛緩と血小板凝集の阻害であり（図3.11参照），それらのどちらもcAMPの産生によって引き起こされる（図3.10参照）．

正常に内皮細胞が機能していることの重要性は，内皮機能不全によりどのようにして病的状態になるかを調べると明らかになる．例えば，粥状硬化，高血圧，糖尿病，そして高コレステロール血症があると内皮の傷害と機能不全が生じる．内皮機能不全によりNOとPGI$_2$の産生は低下し，それにより血管収縮，血管拡張能力の低下，血栓症，血管の炎症が生じる．ET-1産生の増大が高血圧や他の血管の障害の原因になるという科学的根拠がある．毛細血管レベルでの内皮の物理的な傷害により毛細血管の透過性が亢進し（第8章参照），毛細血管における漏出が増加し，組織の浮腫につながる．

練習問題 3-3 Question

正常な冠動脈にアセチルコリンが注入されると血管は拡張する．しかし，病的な血管や障害された内皮においてはアセチルコリンは血管収縮を引き起こすことがある．血管内皮の傷害の有無によって，アセチルコリンが血管の機能に対して反対の効果を示す理由を説明せよ．

→解答は章末

本章のまとめ

- 心筋の基本収縮単位は筋節（サルコメア）であり，この中に太いフィラメント（ミオシン）と細いフィラメント（アクチン，トロポニン，そしてトロポミオシン）があり，これらのフィラメントが筋収縮に関与している．
- 興奮収縮連関は心筋細胞の脱分極で始まり，細胞内カルシウムの変化で制御される．細胞内カルシウムは，細いフィラメント上の調節性蛋白と結合する．ATPは収縮と弛緩のために必要である．
- 心筋細胞の弛緩（変弛緩性）は，主にSERCAポンプによるカルシウムの筋小胞体への再取り込みによって調節される．
- 心筋の収縮機能は大量のATPを必要とする．ATPは主に脂肪酸と糖質の酸化的代謝により生成される．しかし，心臓は柔軟に基質の利用ができ，アミノ酸，ケトン，乳酸も代謝できる．
- 動脈と静脈は外膜，中膜，内膜の三層より成る．外膜には自律神経と小血管（大血管における血管壁内血管）がある．中膜には血管平滑筋がある．そして内膜は内皮で覆われている．
- 血管平滑筋にはアクチンとミオシンが含まれている．しかし，これらの構成要素は心筋細胞において認められるような反復形パターンには配列されていない．心筋の収縮と異なり，血管平滑筋の収縮は緩徐で持続的である．
- 心筋収縮は，G蛋白と共役した受容体に結合するさまざまな物質によって調節される．血管平滑筋の収縮と弛緩は，それらに加えてNO/cGMP依存性経路によっても調節される．これらのすべての経路は，主に細胞内カルシウムの調節によって収縮と弛緩に影響を与えている．
- 血管内皮は一酸化窒素（NO）とプロスタサイクリンを合成する．これらはともに血管平滑筋を弛緩させる．エンドセリン-1もまた内皮により合成されるが，これは血管平滑筋を収縮させる．

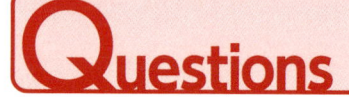

復習問題 Q&A

Questions 各問題に対する最も適切な解答をひとつ選択せよ

1. 次のうち心筋細胞と血管平滑筋に共通するものはどれか？
 a. 緻密体．
 b. ミオシン軽鎖キナーゼ．
 c. 終末槽．
 d. T管．

2. 心筋細胞内に含まれる太いフィラメントはどれか？
 a. アクチン．
 b. ミオシン．
 c. トロポミオシン．
 d. トロポニン．

3. 心筋細胞の興奮収縮連関では，
 a. カルシウムはミオシンに結合し，ATPを加水分解する．
 b. カルシウムはトロポニンIに結合する．
 c. ミオシン頭部はアクチンに結合する．
 d. SERCAポンプはカルシウムを筋小胞体から汲み出す．

4. 心臓の変力性を増大するのはどれか？
 a. Gi蛋白と共役する作動薬．
 b. トロポニンCと結合するカルシウムの減少．

c. 終末槽から放出されるカルシウムの減少.
d. プロテインキナーゼAによるL型カルシウムチャネルのリン酸化.

Q5. 血管平滑筋の収縮を増強するのはどれか？
a. ミオシン軽鎖キナーゼの活性化.
b. ミオシン軽鎖ホスファターゼの活性化.
c. トロポニンCと結合するカルシウム.
d. ミオシン軽鎖の脱リン酸化.

Q6. アンギオテンシンⅡが血管平滑筋を収縮させる機序はどれか？
a. Gs蛋白の活性化.
b. cAMPの増加.
c. IP$_3$の増加.
d. 筋小胞体からのカルシウム放出の抑制.

Q7. 循環虚脱の患者に，βアドレナリン受容体により心臓を刺激した上に，α$_1$アドレナリン受容体を介し血管を収縮させて動脈圧を上昇させる目的でノルエピネフリンが投与された．心臓と血管に対する作用の機序はどれか？
a. 心臓におけるcAMPの増加と血管におけるcGMPの増加.
b. 心臓におけるcAMPの増加と血管におけるIP$_3$の増加.
c. 心臓と血管におけるcAMPの増加.
d. 心臓におけるIP$_3$の増加と血管におけるcAMPの増加.

Q8. 下肢の疼痛を訴える患者の太い動脈に血栓が認められ，末梢動脈疾患と診断された．末梢動脈疾患は内皮機能不全と関連があるが，以下のうち血栓形成の原因なるものはどれか？
a. 内皮における一酸化窒素とプロスタサイクリンの産生の増加.
b. 内皮におけるcGMP産生の減少.
c. 内皮におけるプロスタサイクリン産生の増加とエンドセリン1-産生の減少.
d. 内皮における一酸化窒素産生の減少.

Answers

A1. どちらの筋においてもミオシン軽鎖キナーゼはミオシンのリン酸化に関与しているため正解は **b**．緻密体は，血管平滑筋細胞においてのみ認められる，アクチンフィラメントの束が結合し合う特別な部位であるため **a** は不正解．血管平滑筋にはなく，心筋細胞においてのみ認められる **c** と **d** は不正解．

A2. ミオシンは太いフィラメントの主要な構成要素であるため正解は **b**．他はすべて細いフィラメントの構成要素であるため不正解．

A3. カルシウムがTN-Cに結合した後でアクチン上にミオシン結合部位が表出するため正解は **c**．カルシウムはミオシンやTN-IではなくTN-Cと結合するため **a** と **b** は不正解．SERCAポンプによりカルシウムは筋小胞体内に再取り込みされるため **d** は不正解．

A4. プロテインキナーゼAによるL型カルシウムチャネルのリン酸化はチャネルのカルシウム透過性を亢進させ，その結果脱分極中により多くのカルシウムが細胞内に流入するようになり，それが筋小胞体からのカルシウム放出の引き金を引く．よって正解は **d**．Gi蛋白の活性化はcAMP合成を減少させ変力性を低下させるため **a** は不正解．TN-Cに結合するカルシウムは変力性を増大させるため **b** は不正解．筋小胞体の終末槽から放出されるカルシウムがTN-Cと結合し収縮が引き起こされるため **c** は不正解．

A5. カルシウム-カルモジュリンによるミオシン軽鎖キナーゼの活性化がミオシン軽鎖をリン酸化し，収縮が引き起こされるため正解は **a**．ミオシン軽鎖ホスファターゼの活性化はミオシン軽鎖を脱リン酸化し，弛緩を引き起こすため，**b** と **d** は不正解．血管平滑筋にトロポニンCは存在しないため **c** は

不正解．

6. アンギオテンシンⅡ受容体（AT₁）はGq蛋白と共役しており，ホスホリパーゼCを活性化させIP₃を増加させるため，正解は **c**．アンギオテンシンⅡはGs蛋白ではなくGq蛋白を活性化させるため **a** は不正解．Gq蛋白はcAMPではなくIP₃の合成を促進させるため，**b** は不正解．IP₃の増加は筋小胞体からのカルシウム放出を促進させるため **d** は不正解．

7. 心臓のβアドレナリン受容体はGs蛋白と共役してcAMPの合成を促進させ，血管のα₁アドレナリン受容体はGq蛋白と共役してIP₃の合成を促進させるため，正解は **b**．cGMPはGq蛋白の活性化によってではなく，血管内の一酸化窒素によって増加するため **a** は不正解．血管のα₁アドレナリン受容体はGs蛋白と共役していないため，**c** は不正解．血管のcAMPはα₁アドレナリン受容体と共役したGq蛋白によっては増加せず，心臓のβアドレナリン受容体はIP₃とは共役していないため，**d** は不正解．しかし，ノルエピネフリンはまた，心臓のα₁アドレナリン受容体とも結合するため，IP₃は増加するかもしれない．

8. 内皮由来の一酸化窒素は，通常では血小板凝集と血栓形成を抑制する．したがって，一酸化窒素の産生低下は血栓形成につながるので正解は **d**．内皮が傷害されたり機能不全に陥った際には一酸化窒素とプロスタサイクリンの産生は低下するため **a** は不正解．内皮のcGMPの減少は血小板機能には影響しないため **b** は不正解．内皮の機能不全によりプロスタサイクリンの産生は低下するため **c** は不正解．

練習問題の解答　Answers

練習問題3-1

交感神経刺激によりノルエピネフリンが放出され，ノルエピネフリンは心筋細胞において認められるβ₁アドレナリン受容体とα₁アドレナリン受容体に結合する．β₁アドレナリン受容体の活性化はGs蛋白を介してcAMPの産生を促進する．cAMPの産生はプロテインキナーゼA（PK-A）を活性化し，L型カルシウムチャネルはリン酸化され，活動電位の間カルシウム流入が増加する．カルシウム流入の増加が筋小胞体からのカルシウム放出増加の引き金を引き，TN-Cと結合するカルシウムが増加する．カルシウムの結合がミオシンATPaseを活性化し，発生する力を増大する．PK-Aはまたホスホランバンをリン酸化しSERCAに対する抑制を取り除き，筋小胞体によるカルシウム再取り込みが増加し，弛緩速度は速くなり，変弛緩性が増大する．筋小胞体内のカルシウムの増加はそれに引き続く筋小胞体からのカルシウム放出を増加させる．さらに，PK-Aは筋小胞体上の部位をリン酸化しカルシウム放出を増加させるかもしれない．PK-AによるTN-Iのリン酸化はまた，TN-Cのカルシウムに対する親和性を変化させることで変弛緩性を増強することにも寄与するかもしれない．α₁アドレナリン受容体を介する経路は，β₁アドレナリン受容体-Gs蛋白経路と比べると生理的にはあまり重要ではないが，α₁アドレナリン受容体と結合したノルエピネフリンがGq蛋白とホスホリパーゼCの活性化を介してIP₃の合成を増加させ，筋小胞体からのカルシウム放出が増加し，変力性が増大する．

練習問題 3-2

心臓におけるcAMPの増加はプロテインキナーゼAを活性化し，細胞内のさまざまな部位がリン酸化される（練習問題3-1の解答参照）．リン酸化は細胞内へのカルシウム流入と筋小胞体からのカルシウム放出を増加させ，変力性が増大する．血管平滑筋においてはカルシウム-カルモジュリンにより活性化されたミオシン軽鎖キナーゼがミオシン軽鎖をリン酸化し，平滑筋は収縮する．cAMPはミオシン軽鎖キナーゼを阻害する．ミルリノンのようなホスホジエステラーゼ阻害薬によるcAMPの増加はミオシン軽鎖キナーゼを阻害することで平滑筋の収縮を抑制する．

練習問題 3-3

アセチルコリンは血管に対して2つの作用をもつ．アセチルコリンが血管内皮のM_2受容体と結合すると，一酸化窒素（NO）合成酵素によりNOが合成される．次いでNOは内皮細胞から隣接する平滑筋細胞へ拡散し，グアニル酸シクラーゼを活性化しcGMPを産生させる．cGMPの増加は，細胞内へのカルシウムの流入の阻害ならびに，その他の機序で血管平滑筋細胞を弛緩させる．しかし，アセチルコリンは平滑筋のM_3受容体とも結合する．これによりIP_3経路が活性化され，筋小胞体からカルシウムが放出され，平滑筋が収縮する．内皮が正常であれば，IP_3経路よりNO-cGMP経路が優位になるために，アセチルコリンは血管を拡張させる．

推奨文献

1) Goldstein MA, Schroeter JP. Ultrastructure of the heart. In: Page E, Fozzard HA, Solaro RJ, eds. Handbook of Physiology, vol 1. Bethesda: American Physiological Society, 2002; 3–74.
2) Katz AM. Physiology of the Heart. 4th Ed. Philadelphia: Lippincott Williams & Wilkins, 2006.
3) Moss RL, Buck SH. Regulation of cardiac contraction by calcium. In: Page E, Fozzard HA, Solaro RJ, eds. Handbook of Physiology, vol 1. Bethesda: American Physiological Society, 2002; 420–454.
4) Opie LH. The Heart: Physiology from Cell to Circulation. 4th Ed. Philadelphia: Lippincott Williams & Wilkins, 2004.
5) Rhodin JAG. Architecture of the vessel wall. In: Bohr DF, Somlyo AP, Sparks HV, eds. Handbook of Physiology, vol 2. Bethesda: American Physiological Society, 1980; 1–31.
6) Sanders KM. Invited review: mechanisms of calcium handling in smooth muscles. J Appl Physiol 2001;91:1438–1449.
7) Somlyo AV: Ultrastructure of vascular smooth muscle. In: Bohr DF, Somlyo AP, Sparks HV, eds. Handbook of Physiology, vol 2. Bethesda: American Physiological Society, 1980; 33–67.

第4章 心機能

Cardiac Function

本章のねらい

1. 心臓へ入る血管，心臓から出る血管，心腔や弁の名称を含めて基本的な心臓の解剖と血液の流れを説明できる．
2. 1回の心周期に起こる心臓内圧や内容量の変化また心臓内の電気的な活動と心音の関係を説明できる．
3. 心周期の間に心室内圧と容量の変化によって得られる圧－容量ループを描くことができる．
4. 一回拍出量，心拍出量，駆出率，拡張末期容量，収縮末期容量を計算することができる．
5. 前負荷や後負荷，また変力性を変化，決定する因子を説明できる．
6. Frank-Starling曲線と圧－容量ループを使って前負荷，後負荷，変力性が変化した際，どのように拡張末期容量，収縮末期容量，一回拍出量が変化するかを示すことができる．
7. 前負荷，後負荷，変力性が変わることで，心筋の長さ－張力関係や力－速度関係がどのように変わるかを説明できる．
8. 冠動脈の血流量と冠動静脈の酸素含有量から，心筋酸素消費量を計算できる．
9. 一回拍出量，一回仕事量，後負荷，心拍数，収縮力の変化が心筋酸素消費量にどのように影響するか説明できる．

はじめに

心臓はリズミカルに収縮し，低圧の静脈系から高圧の動脈系へと血液を駆出するよう特化した筋性の臓器である．心房と心室が順序良く連続して収縮すること，および心腔内の弁によって血液が一方向性に流れることによって効率的な駆出が生じる．本章では心房・心室，弁，心臓に流入する血管，流出する血管などの基本的な解剖と，1回の収縮，弛緩の周期の中で起こる電気的な活動と機械的な活動の流れについて述べる．また心拍出量を制御する機序，特に1回の拍出で左室から大動脈に駆出される血液量を調節する機序に関して述べる．本章の最後には心臓の機械的な働きと心筋酸素消費量の関係を述べる．

心臓の解剖

心臓の機能的解剖

心臓は4つの腔から形成される．つまり右房，右室，左房，左室である（図4.1）．**右房**は体循環から戻ってきた血液を，**上下大静脈**を経て受け取る．また右房は高い伸展性をもつ腔であり，静脈還流を低い圧（0〜4mmHg）で受け取れるように容易に伸展することができる．右房からの血液は**三尖弁**（右房室弁）を通り右室へ流入する．**右室**自由壁は大きく分厚い左室の一部を覆っている．右室は**肺動脈**へとつながり，半月状の**肺動脈弁**により心室と隔てられている．肺から心臓へ戻ってくる血液は4本の**肺静脈**を経て**左房**へ流入する．左房からの血液は**僧帽弁**（左房室弁）を通り左室へ流入する．**左室**は収縮時に高い圧を発生させることができるよう厚い筋性の壁をもつ．また左室は**大動脈弁**を介して**大動脈**へ血液を駆出する．

三尖弁や僧帽弁は，線維性の索（**腱索**）が弁葉についており，それぞれの心室壁の**乳頭筋**に付着している．乳頭筋は心室が収縮する際に収縮する．それにより腱索で弁尖を引きつけ，心室が圧を発生する際に弁が後方に膨らんだり血液が心房へ漏れるのを防いでいる（すなわち逆流を防止する）．半月弁（肺動脈弁と大動脈弁）には同様の付着物（腱索）はない．

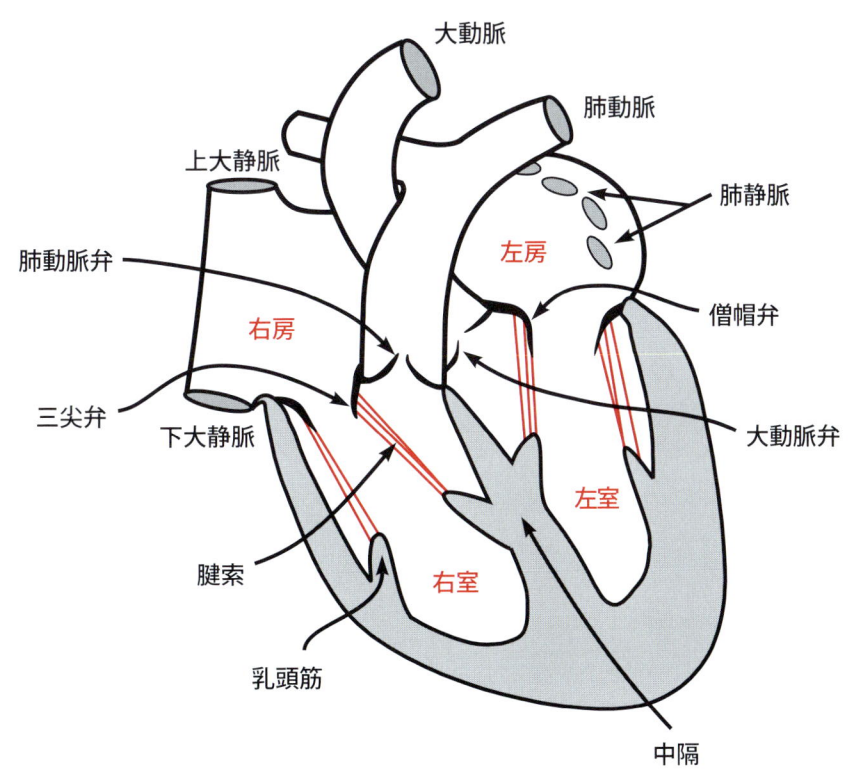

図4.1　心臓の解剖

自律神経支配

心臓の自律神経支配は，心機能を制御する上で重要な役割を果たしている．心臓は，副交感神経（迷走神経）と交感神経遠心線維に支配されている（これら自律神経の起点に関しての詳細は第6章を参照）．右迷走神経は洞結節を支配することが多く，左迷走神経は房室結節に分布する．しかし，解剖学的に有意な神経支配の重複が認められる．心房筋にも迷走神経遠心線維が分布するが，心室筋には迷走神経がわずかしか分布しない．交感神経遠心線維は心房（特に洞結節）と心室，刺激伝導系に広く分布している．

心臓迷走神経の活性化は心拍数を減少させ（陰性**変時作用**），さらに伝導速度を低下させ（陰性**変伝導作用**），変力性も減少させる（陰性**変力作用**）．迷走神経を介した心房の変力性に対する影響は中等度であり，心室の変力性に対する影響は比較的弱い．交感神経の活性化は心拍数を増加させ，伝導速度を上昇させ，変力性も増加させる．交感神経の影響は心房，心室のどちらにおいても目立っている．

第6章で詳細に述べるが，心臓には伸展受容体と痛みの受容体からの情報を伝える迷走神経と交感神経の求心性線維も存在する．伸展受容体は血液量と動脈圧のフィードバック制御に関わっており，心筋虚血の間に痛みの受容体が活性化されると胸痛が生じる．

心周期

心周期図

心機能がどのように制御されているか理解するためには，1つの心周期の間に起こる**機械的事象の流れ**と，その機械的事象が電気的活動とどのように関係しているかを理解する必要がある．図4.2に示した心周期図（Wiggerの図とも呼ばれる）は，左心系（すなわち左室圧，左房圧と大動脈圧）の変化を時間の関数として示している．この図には示されていないが，右心系（右房，右室と肺動脈）の圧と容量の変化は，左心系と類似した形状を示す．また，機械的事象のタイミングも左室系とほぼ同じである．左心系と右心系の大きな違いは右心系の圧がかなり低いということである．例えば，右室圧の変化は，通常は拡張期の0〜4mmHgから最大で収縮期の25〜30mmHg程度である．

上行大動脈ならびに左室にカテーテルを留置すると，心周期図にみられる圧と容量の情報が得られ，心拍にともなう大動脈および左室内圧に同時に起こる変化を計測できる．このカテーテルは左室に造影剤を注入することにも使われ，これにより心室のX線造影（左室造影）が可能になり，そこから左室容量を推定することができる．しかし，容量や機能を臨床的に評価するには，リアルタイムの超音波検査や核医学検査の方がより一般的である．

以下の解説では，1回の心周期は心電図上のP波から始まり次のP波が始まるまでと定義する．心周期は大きく収縮期，拡張期の2つに分けられる．**収縮期**は心室の収縮と血液の駆出に関連した事象が起こる期間と定義される．一方，**拡張期**は心室の弛緩と充満が起こる心周期における休息期と定義される．心周期はP波

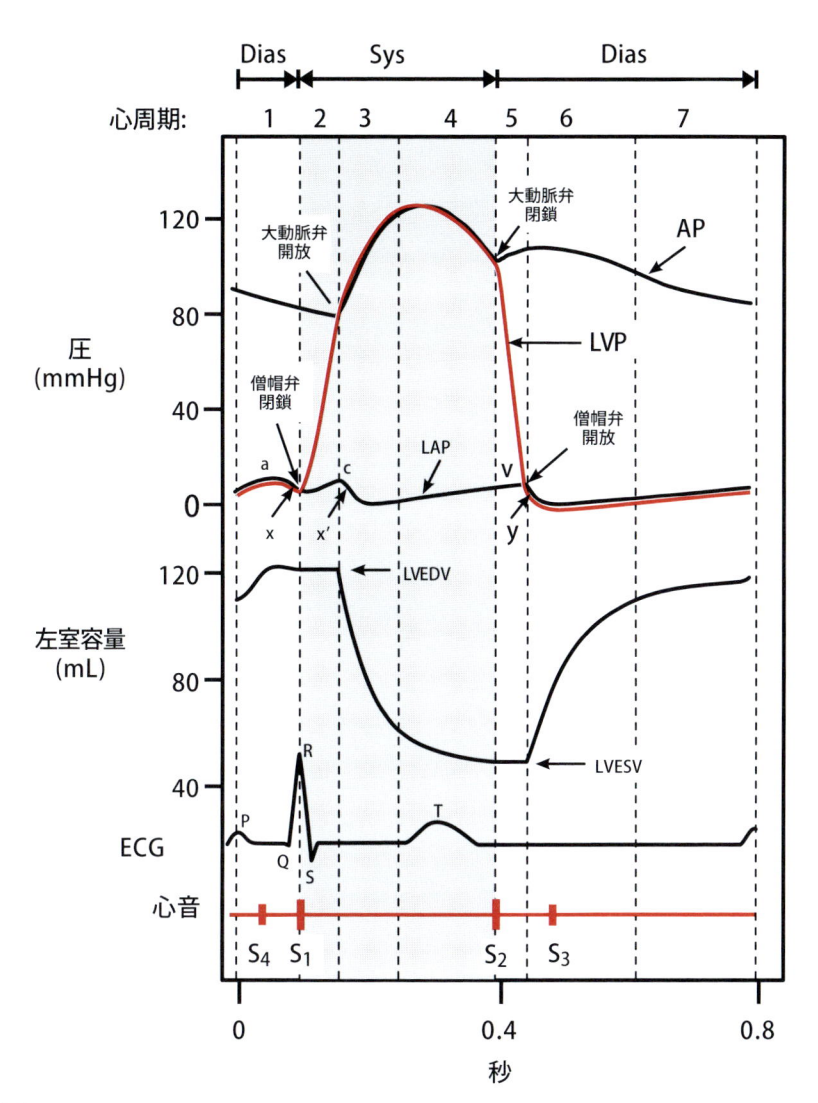

図 4.2　心周期図
7つの心周期は以下の通りである (1) 心房収縮期, (2) 等容性収縮期, (3) 急速駆出期, (4) 駆出減少期, (5) 等容性弛緩期, (6) 急速充満期, (7) 充満減少期. Sys：収縮期, Dias：拡張期, AP：大動脈圧, LVP：左室圧, LAP：左房圧, a：a波, c：c波, v：v波, x：x勾配, y：y勾配, ECG：心電図, LVEDV：左室拡張末期容量, LVESV：左室収縮末期容量, S₁－S₄：心音

が出現したときから始まり，7つに細分化されている．それは①心房収縮期，②等容性収縮期，③急速駆出期，④駆出減少期，⑤等容性弛緩期，⑥急速充満期，⑦充満減少期である．これらの細分化された周期を以下に述べる．

①心房収縮期：房室弁開放と大動脈，肺動脈弁閉鎖

心電図上のP波は心房における電気的脱分極を表しており，これにより心房筋の収縮が開始される．心房の収縮が始まると心房内圧が上昇する．

第4章 心機能

81

心房内圧の上昇により血液は心房から房室弁を通って心室へ送られる．大静脈や肺静脈への逆行性の流れは，静脈還流の慣性力と，心房全体が波のように収縮する「ミルキング（絞り出し）効果」によって妨げられる．心房収縮により両心房内圧に一時的に小さな圧上昇が起こる．これを「a波」と呼ぶ．a波は近位方向の静脈である大静脈や肺静脈にも反映され，右心系において頸静脈波における「a波」となる．例えば人が横になり，頸静脈が血液で満たされるとこの脈動を観察することができる．

安静時で心拍数が少ないときは，心房収縮は心室充満の約10％を占めるにすぎない．なぜなら，心室充満の大部分は心房収縮の前に起こるからである．それゆえ心室充満の大部分は受動的で，静脈還流に依存している．しかしながら，（例えば運動時のように）心拍数が高い場合には（1回の心周期の時間が減るため）拡張充満時間が短くなり，受動的充満によって心室に流入してくる血液量も減少する．このような状況では心室充満における心房の果たす役割は増加し，40％にも上ることがある．さらに，交感神経刺激による心房収縮力の上昇によって心房が果たす役割は増幅される．心室充満を補強する心房収縮は「atrial kick」（心房キック）とも言われる．心房細動では（第2章参照）心房収縮が心室充満に寄与しなくなり，心室充満は不十分となる．特に，運動中に心室拍動が増加した場合はこの影響が著明になる．

心房収縮が終了した後，心房内圧は低下し始め，これにより房室弁前後での若干の逆の圧較差が生じる．「a波」に続くこの心房内圧の低下は「x谷」と呼ばれている．心房内圧が低下したとき，房室弁は閉鎖する前に心房側へ浮くように動く．

この時相の最後，つまり拡張末期には心室は**拡張末期容量**まで満たされることになる．左室拡張末期容量（一般的にはおおよそ120mL）で左室拡張末期圧は約8mmHgとなり，右室拡張末期圧は通常約4mmHgとなる．

心房収縮の際に時々心音が聴取される（**第4心音：S_4**）．この心音の原因は，心房収縮の間に心室内に血液が急速に流入してくる時の心室壁の振動である．一般的にこの心音は，心室肥大のように心室のコンプライアンスが低下（すなわち硬い心室）しているときに聴取される（本章の後半で述べる）．この心音は特に心室コンプライアンスの落ちた高齢者に多く聴取される．

②等容性収縮期：すべての弁の閉鎖

この時相は収縮期の始まりで，心室の脱分極を表す心電図上QRS波から始まる．心室の脱分極は，心室筋の収縮により心室内圧の急速な上昇をもたらす．心室内圧の急激な上昇により心室内圧が心房内圧を超えた時，房室弁が閉鎖する．また乳頭筋が収縮し，付着している腱索が引っ張られることで房室弁が心房内に後方に突出または逸脱するのを防ぎ，弁が正しく閉じない（血液が漏れる）ことがないようにしている．房室弁の閉鎖は**第1心音（S_1）**として聴取される．この心音は房室弁が突然閉鎖したときに発生する血液の振動（すなわち音波）によって起こり，心臓の前面に置いた聴診器で聞くことができる．第1心音は通常分離（〜0.04秒）している．これは僧帽弁の閉鎖が三尖弁の閉鎖よりもわずかに先に起こるためである．しかし，このごく短時間の間隔は聴診器で識別することはできず，単一の音としてしか聴取できない．

房室弁の閉鎖から大動脈弁，肺動脈弁の開放までの期間，心室内圧は心室内容量が変わることなく急激に上昇する（つまり大動脈や肺動脈への血液の駆出はない）．したがって，この時期の心室の

収縮は，「等容性収縮」と呼ばれている．この期間，ある心筋線維は収縮時に短縮するが，短縮せずに力を発生したり，もしくは近くの心筋線維が収縮しているために収縮時に伸ばされる線維もある．心室内腔の幾何学的構造はさらに球状へと変わるが，心室内容量は変化しない．心室内圧に関しては，この期間の初期に上昇率が最大となる．最大圧上昇率（略してdP/dt max）は等容性収縮期の心室内圧の時間変化における最大の傾きである．

　等容性収縮期における一時的な心房内圧の上昇は，持続的な静脈還流とおそらく心房内への房室弁の膨れ上がりによって発生し，「c波」として心房や近位の大静脈（例えば頸静脈）で観察される．

③急速駆出期：大動脈，肺動脈弁の開放と房室弁閉鎖状態

　心室内圧が大動脈と肺動脈の圧を超えたとき，大動脈弁と肺動脈弁が開き血液が心室内から駆出される．血液の駆出は，心室内血液の全エネルギーが大動脈内血液のエネルギーを超えるために起こる．血液の全エネルギーは圧エネルギーと運動エネルギーの和である．運動エネルギーは血流速度の2乗と相関する．言い換えれば，エネルギー較差（ほとんどが圧エネルギーによるもの）があるために駆出が生じ，大動脈や肺動脈に血液を駆出する．この急速駆出期の間，心室内圧は一般的には数mmHg程度のみ流出路圧を超える．弁を通過する血流は速いが，弁を通過して血液を流すときの圧較差が数mmHgですむためには，比較的大きな弁の開口（つまり抵抗は低い）が必要になる．最大流出速度は駆出早期に達し，大動脈と肺動脈圧の最大値（収縮期圧）に達する．その値はおおよそ大動脈で120mmHg，肺動脈で25mmHgである．

　血液が駆出されて心室内容量が低下している間，心房はそれぞれ静脈流入路からの血液で満たされ続けている．心房内容量は増加するが，心房底が引き下げられ心房内腔が広がるため内圧は低下（x'降下）し始める．

　駆出時には通常心音は聴取されない．正常な弁は開放時に音を出さないのである．駆出時心音（すなわち収縮期雑音）の聴取できるときには，弁疾患や心内シャントが示唆される（第9章参照）．

④駆出減少期：大動脈，肺動脈弁の開放と房室弁閉鎖状態

　QRS波の約150～200msec後に心室再分極（T波）が発生する．これにより心室の活動張力（active tension）は減少（すなわち心室筋が弛緩）し，駆出（心室内を空にすること）が減少する．心室内圧は流出先の圧よりもわずかに下回る．しかしながら，大動脈や肺動脈における順行性の流れは血液の運動（慣性）エネルギーにより続く．この時期，静脈還流の持続により心房内圧は徐々に上昇する．駆出減少期が終わると収縮期は終了する．

⑤等容性弛緩期：すべての弁が閉鎖

　心室が弛緩し続け心室内圧が低下すると，心室内血液の全エネルギーが流出先の血液のエネルギーを下回る点に到達する．この全エネルギー較差の逆転が起こると，大動脈弁と肺動脈弁は急に閉鎖する．この時点で収縮期は終わり，拡張期が始まる．弁の閉鎖は**第2心音**（S_2）を発生する．この心音は大動脈弁が肺動脈弁よりも速く閉鎖するため，生理学的にも聴覚的に分かれて聞こえる．正常では，これらの弁が閉鎖すると心室内への血流の逆流はほとんどない．弁の閉鎖は，動脈圧や肺動脈圧曲線における特徴的な切り込み（**切痕**）と関連する．急速に圧が低下する心室とは異なり，肺動脈圧と大動脈圧の急激な低下は起こらない．これ

は，弾性のある動脈壁に蓄積されたエネルギーがあり，体血管ならびに肺血管抵抗がそれぞれの循環において末梢分配動脈への血流を妨げるためである．

この時期の心室内容量はすべての弁が閉鎖しているので一定のままであり，駆出後に心室内に残る血液量は**収縮末期容量**（ESV）と言われている．左室では収縮末期容量はおおよそ50mLである．拡張末期容量（120mL）と収縮末期容量（50mL）の差は心室の一回拍出量（SV）を表し，おおよそ70mLである．正常の心室では拡張末期容量のおよそ60%以上が駆出される．一回拍出量（拡張末期容量−収縮末期容量）を拡張末期容量で割った値は**心駆出率**（EF）と言われ，正常では0.55（55%）以上である．

等容性弛緩期では心室内容量は変化しないが，心房内容量と圧は静脈還流により増加し続ける．

⑥急速充満期：房室弁開放と大動脈，肺動脈弁閉鎖

心室内圧が心房内圧を下回ったとき，房室弁は開放され心室充満が始まる．当初心室はまだ弛緩し続けており，そのために心室充満が始まっているにもかかわらず数mmHgほど心室内圧が下がり続ける．房室弁開放前の心房が最大容量であることにより，初期充満の速度は加速される．房室弁が開放すると，上昇した心房内圧と低下し続けている心室内圧（心室拡張期吸引），そして抵抗の低い房室弁の開放によって，心室における急速な受動的充満をもたらす．最大限に心室が弛緩した後は，心室内圧は充満につれて上昇し始める．

房室弁の開放によって心房内圧の急速な低下が起こる．房室弁開放直前の心房内圧のピークは「v波」である．心房からの血液の駆出が始まると「v波」に引き続き「y谷」が出現する．この「v波」と「y谷」は，右心系では頸静脈や左心系では肺静脈などの近位静脈に伝わる．心房圧や頸静脈波の変化は，臨床的に心機能の変化を診断する上で有用である（第9章参照）．

房室弁機能が正常であれば，充満期に目立った心音は聴取されない．心室充満期に**第3心音**（S₃）が聴取される場合，弁の支持組織である腱索と房室弁に張力負荷がかかっている可能性がある．健常な小児においてこの第3心音は通常聴取されるが，成人においては，心室拡大としばしば関連があるため，病的である．

⑦充満減少期：房室弁開放と大動脈，肺動脈弁閉鎖

急速充満期と充満減少期の明確な境界はない．充満減少期は拡張期での心室充満が完了に近づく時期であり，これは心室**静止期**とも呼ばれる．心室が血液を充満し広がり続けると，コンプライアンスは低下していく（つまり「硬く」なる）．本章の後半で述べるが，これにより心室内圧は上昇する．心室内圧の増加は房室弁前後の圧較差（心房と心室の圧差）を減少させる．このため静脈還流により心房内圧は若干上昇し続けるが，心室充満の速度は減少する．この時期，血液は全身や肺循環に流入するため大動脈圧と肺動脈圧は低下し続ける．

図4.2で示されるような心周期図は，比較的低い心拍数（75回/分）におけるものであることに注意しなくてはならない．低い心拍数では，拡張期に相当する時間が比較的長くなり，充満減少期の時間が延長することになる．高い心拍数では1心周期時間は短くなり，収縮期と拡張期もともに短くなるが，特に拡張期は収縮期よりも著明に短くなる．代償メカニズムが無ければ，この周期の短縮により心室充満は少なくなるだろう（すなわち拡張末期容量の減少をもたらす）．代償機序は運動中適切な

84　臨床にダイレクトにつながる 循環生理

心室充満を維持するのに重要である（第9章参照）．

心室内圧のまとめ

正常な心室内圧や心臓に出入りする静脈圧や動脈圧を知っておくことは重要である．これは異常圧によって，ある種の心臓疾患や機能障害を診断することが可能だからである．図4.3に正常な成人心臓の圧を示す．右心系の圧が左心系の圧に比べてかなり低いこと，肺循環圧が体循環に比べ圧が低いことに注意する．左房と右房の圧は心周期における平均圧を示している．心房内圧は充満し収縮する際数mmHgの変化がある．

心室圧-容量関係

圧と容量関係を計測すると，心室機能がよくわかるようになるが，圧−容量ループは心周期，とりわけ心室機能を分析する強力な手段になる．

圧−容量ループ（図4.4下の図）は1心周期の間，左室容量に対する左室圧をいろいろな時点においてプロットして作られる（図4.4上の図）．図4.4でaは心室充満期，bは等容性収縮期，cは駆出期，dは等容性弛緩期を表している．拡張末期容量（EDV）は心室充満が最大に達した状態で，収縮末期容量（ESV）は駆出の最後に心室容量が最小（すなわち残存容量）になった状態である．したがって，圧−容量ループの幅は拡張末期容量と収縮末期容量の差，すなわち一回拍出量を表す．また圧−容量ループで囲まれた面積は**心室一回仕事量**を表している．

充満期は**拡張末期圧−容量関係（EDPVR）**，すなわち心室の受動的充満曲線にそって動く．詳細は本章の後半で述べるが，任意の点における拡張末期圧−容量関係（EDPVR）の傾きは心室コンプライアンスの逆数となる．

与えられた左室容量において心室により作り出される最大圧は，**収縮末期圧−容量関係（ESPVR）**によって描かれる．それゆえ圧−容量ループは収縮末期圧−容量関係と交叉することはない．詳細は本

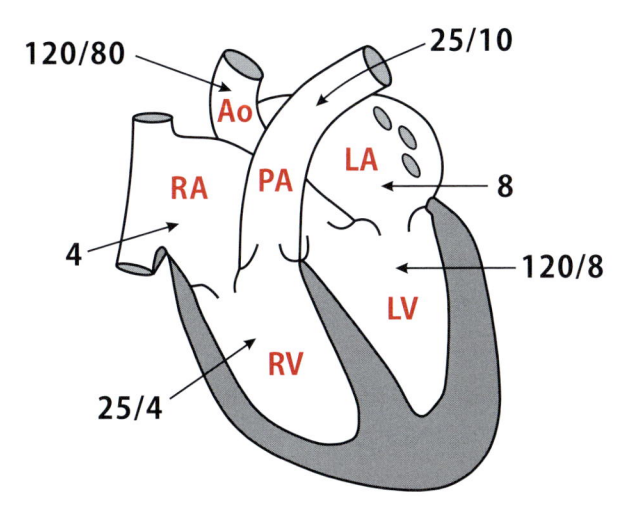

図4.3　心室内と大血管の正常圧
右室（RV），左室（LV），肺動脈（PA），大動脈（Ao）における高い方の値（単位はmmHg）は駆出時のピーク圧（収縮期圧）を表している．一方，低い方の圧は両心室，肺動脈または大動脈における拡張期圧を表している．右房（RA）と左房（LA）の圧は1心周期における平均圧を表している

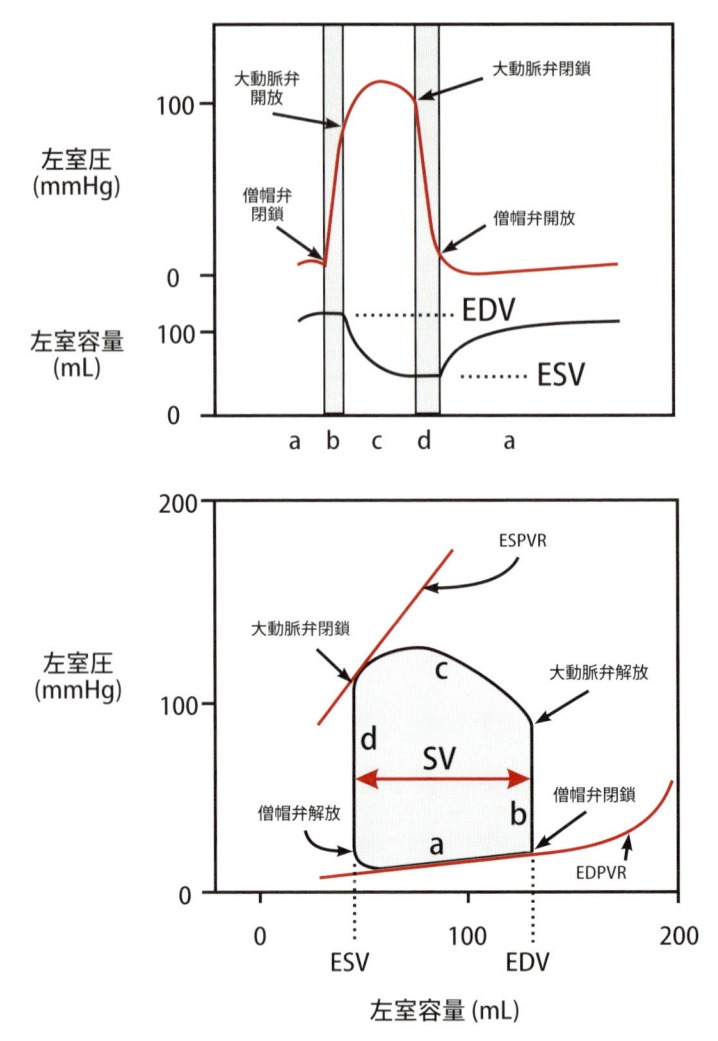

図4.4 心室圧−容量ループ
左室圧−容量ループ（下図）は，一心周期の左室圧，ならびに左室容量の時間変化（上図）から，容量に圧を対応させてプロットし作成．a：心室充満期，b：等容性収縮期，c：心室駆出期，d：等容性弛緩期，EDV：拡張末期容量，ESV：収縮末期容量，EDPVR：拡張末期圧−容量関係，ESPVR：収縮末期圧−容量関係，SV：一回拍出量（拡張末期容量−収縮末期容量）

章の後半で述べる．

ここで示した心周期図と圧−容量ループに描かれた圧と容量の変化は，安静時の正常成人のものである．第9章で述べるが，心不全や弁疾患がある場合の圧−容量ループは，正常の場合とは相当異なるものになる．

心拍出量

心臓の主たる機能は，臓器を灌流するのに十分な血圧を発生させ維持できるだけのエネルギーを血液に伝えることである．このため，心臓は心室

内腔を覆う筋肉の壁を収縮させ，血液を大動脈弁を通し大動脈へと駆出する．収縮のたびに一定量の血液が大動脈内へ駆出される．一回拍出量（SV）と1分あたりの拍動数（心拍数：HR）をかけ合わせると心拍出量（CO）となる（式4-1）．

式4-1　CO = SV・HR

それゆえ，一回拍出量（SV）もしくは心拍数（HR）のいずれかが変化しても心拍出量（CO）は変わる．

心拍出量（CO）の単位はmL/分もしくはL/分で表される．一回拍出量（SV）の単位はmL/回，心拍数（HR）の単位は回/分である．安静時，成人の心拍出量（CO）はおおよそ5〜6L/分である．心拍出量（CO）の代わりに**心係数（CI）**を使用することもある．心係数（CI）は心拍出量（CO）をm^2で表した推定体表面積（BSA）で割ったものである．推定体表面積（BSA）を求めるにはさまざまな式が使われる．そのうちの1つは推定体表面積（BSA）＝{身長(cm)×体重(kg)/3600}の平方根で表される；BSA＝$(cm・kg/3600)^{1/2}$（Mostellerの式）．

心係数（CI）を計算することで，体格の異なる個々の心拍出量（CO）を標準化している．心係数の正常値は2.6〜4.2L/分/m^2である．

練習問題4-1　Question

心拍出量（CO）8.8L/分，心拍数（HR）110回/分の時の左室一回拍出量をmL/回の単位で計算せよ．

→解答は章末

心拍出量の計測

実験では，心拍出量は電磁流量計やドップラー流量計を肺動脈周囲に置くことで計測できる．もちろんこの方法は人間には用いることはできないため，間接的な方法で計測される．最も一般的な方法は熱希釈法で，先端にサーミスタの付いた特殊なマルチルーメンカテーテル（Swan-Ganz）を末梢静脈から肺動脈に挿入する．そして温度と量が既知の冷たい生理食塩水をカテーテルの近位孔から右房に注入する．注入された冷たい生理食塩水は血液と混ざり血液を冷やす．冷やされた血液は右心室を通り，肺動脈へ到達する．先端にあるサーミスタが血液温を計測し，心拍出量計測器が流量（心拍出量）を計算する．

ドップラー超音波は心臓や肺動脈，上行大動脈におけるリアルタイムの流量変化を推定することができる．超音波検査やさまざまな核医学検査は，心周期のなかで一回拍出量（心拍数を乗すると心拍出量となる）を計算するための心室形状の変化を計測するために用いられる．また，あまり用いられることはないが，Fick法により動脈血および静脈血酸素含有量（CaO_2とCvO_2；mLO_2/mL 血液），全身酸素消費量（VO_2；mLO_2/分）を測定することで平均心拍出量（CO；mL/分）を求めることができる．この方法は以下の関係（Fickの法則）に基づいている．

$$CO = \frac{\dot{V}O_2}{(CaO_2 - CvO_2)}$$

心拍出量に対する心拍数と一回拍出量の影響

心拍出量は心拍数と一回拍出量の両者によって決まるが，一般に心拍数の変化の影響の方が大きい．例えば，運動を行うと心拍数は100〜200％

張力発生における前負荷の効果（長さ−張力関係）

　拡張末期圧と心室コンプライアンスによって決定される心室拡張末期容量が，どのようにして心筋細胞内のサルコメアの前負荷を変えることができるかを学んだ．この前負荷の変化により心筋細胞が収縮時に力を発生する能力を変化させることができる．**長さ−張力関係**は，収縮前の心筋長（すなわち前負荷）の変化が心筋により発生する力（すなわち張力）にどのような影響を及ぼすかを表したものである．この関係を調べるために（例えば乳頭筋などの）心筋断片を摘出し，酸素化された生理食塩水内におく．そして筋肉の一方の断片は張力を計測するためのトランスデューサーに接続し，もう一方を固定した支持棒に付ける（図4.6左図）．トランスデューサーに付けられ断端は動かすことができ収縮前の筋の長さ（前負荷）は好きな長さで固定することができる．そうしてから筋肉を電気刺激し収縮させる．しかし，筋肉の長さは変化できないので収縮は等尺性である．

　初期長が短い状態（低い前負荷）で電気刺激を行うと，約200msec持続する特徴的な張力（いわゆる「活性化」張力）の増加が起こる（図4.6右図曲線a）．筋肉を伸展し，収縮前の筋の長さを少し長くすることで，刺激前の受動的張力は増加するだろう．この受動的張力は組織の弾性率（「硬さ」）に依存している．そして組織の弾性率は，ゆがみに対する組織の抵抗力と関係している．すなわち弾性率が高いほど，組織は「硬い」ということである．前負荷が増加した状態で刺激されると，前負荷が少ない状態で起こる活性化張力より大きな増加が起こる（曲線b）．もしさらに前負荷を増加させると，さらなる活性化張力の増加が起こる（曲線c）．つまり，前負荷の増加は活性化張力の増加をもたらす．このとき活性化張力が増加するだけでなく，活性化張力発生の速度（収縮時の張力の時間変化曲線における最大の傾き）も増加する．しかし，収縮持続時間と刺激してから張力が最大になるまでの時間は変わらない．

　仮に図4.6で示された結果を収縮前の長さ（前負荷）に対する張力の関係に描くと，長さ−張力関係図が作られる（図4.7）．上の図にあるように，受動的張力曲線は，筋が収縮前に伸ばされる時に発

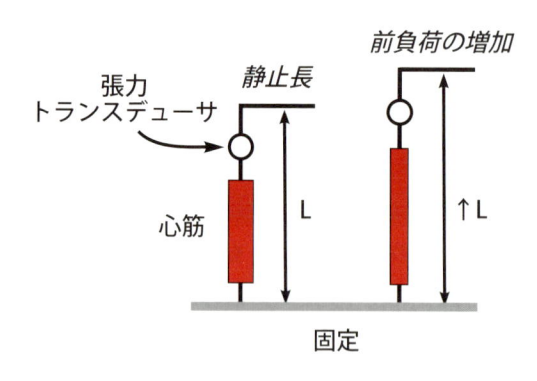

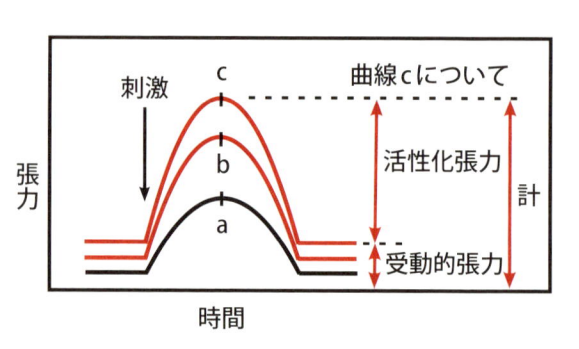

図4.6　摘出心筋片の張力発生における前負荷の効果
左図は体外でどのように長さと張力が測られたかを示している．摘出された心筋片の下端は動かない棒に固定され，上端は張力トランスデューサでかつ動かせる棒に付ける．上端を動かすことで収縮前の長さ（L）を調整することができる．右図は前負荷（収縮前の長さ）の増加が活性化（発生）張力と受動的張力をどの程度増やすかを示している．前負荷が大きければ大きいほど，活性化張力は大きくなる

生する張力である．図4.7で示される受動的張力曲線上の点a，b，cは，図4.6における収縮前のa，b，c点に相当する．全張力曲線は，異なる前負荷で生じる収縮時の最大の張力を表す．また，全張力曲線は受動的張力と収縮時に発生する追加張力（活性化張力）の合計である．したがって，活性化張力は全張力曲線と受動的張力曲線の差で，図4.7下の図に分けて描いている．活性化張力曲線からは，前負荷が増加すると最大の活動張力まで増加することがわかる．心筋における最大の活性化張力は，$2.2\,\mu m$のサルコメア長と一致する．心筋細胞の受動的機械特性により，最大の心室拡張末期容量においてサルコメア長が$2.2\,\mu m$を超えることは稀である．

ここでは等尺性収縮中に（すなわち心筋長に変化がない状態で）心筋線維が発生する張力が，前負荷の変化にどの程度影響をうけるかを説明した．しかし，一般的に収縮時に心筋線維は短くなる（すなわち等張性収縮）．仮に体外で摘出心筋に対してある前負荷の長さから収縮刺激を行うと，短縮したのち静止時の前負荷の状態（長さ）まで戻るだろう（図4.8）．もし前負荷を増加させ収縮刺激をもう一度加えると，より大きな速度で短縮し同じ最短長に達する．

長さ-張力関係は，通常摘出心筋の収縮を表すために使われるが，心臓全体に対しても応用できる．長さの代わりに心室容量，張力の代わりに心室内圧を用いることにより，長さ-張力関係は心室における圧-容量関係にも変換可能である．心室の形状により決定される張力と圧，そして長さと容量の間に存在する定量的な関係があるので，このような変換ができるのである．図4.9は心室拡張末期容量が増加すると，心室収縮時に発生する等容性心室圧が上昇することを示しており，単一乳頭筋で観察されるものと類似している（図4.7参照）．このことは心室の収縮時に大動脈を閉塞させ，この等容性の状態になった心室により発生する最大収縮期圧を測ることで観察できる．最大収縮期圧曲線は図4.4で示される収縮末期圧-容量関係（ESPVR）と類似している．なぜなら，この最大収縮期圧は任意の心室内容量によって発生する最大の圧だからである．

心臓の前負荷が増加するとどのような機序が働いて，発生する張力が増加するのか？以前は前負荷が変化したことによる活性化張力の変化は，アクチンとミオシンが部分的に一部重なり合うことによる，アクチン-ミオシン架橋形成数の変化によるものであると説明された（第3章参照）．しかし，サルコメア長の可動範囲がとても広い骨格筋（1.3

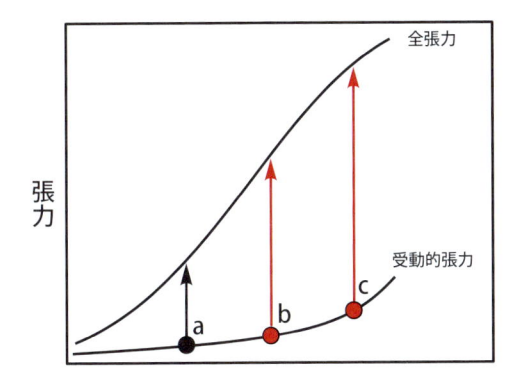

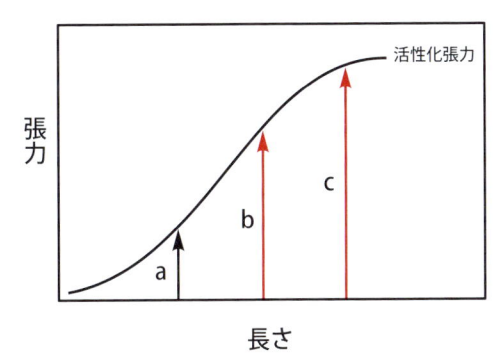

図4.7 等容性収縮期における心筋の長さ-張力関係曲線

上図は前負荷のa→cへの増加は活性化張力を増加させることを示す．さらに，前負荷の増加は収縮期の全張力を増加させる．これは矢印a，b，cで示され，図4.6で曲線a，b，cで描かれる活性化張力変化と一致する．矢印の長さは活性化張力を表し，全張力と受動的張力の差と等しい．下図は活性化張力は前負荷が増加すると最大値まで増加することを示している

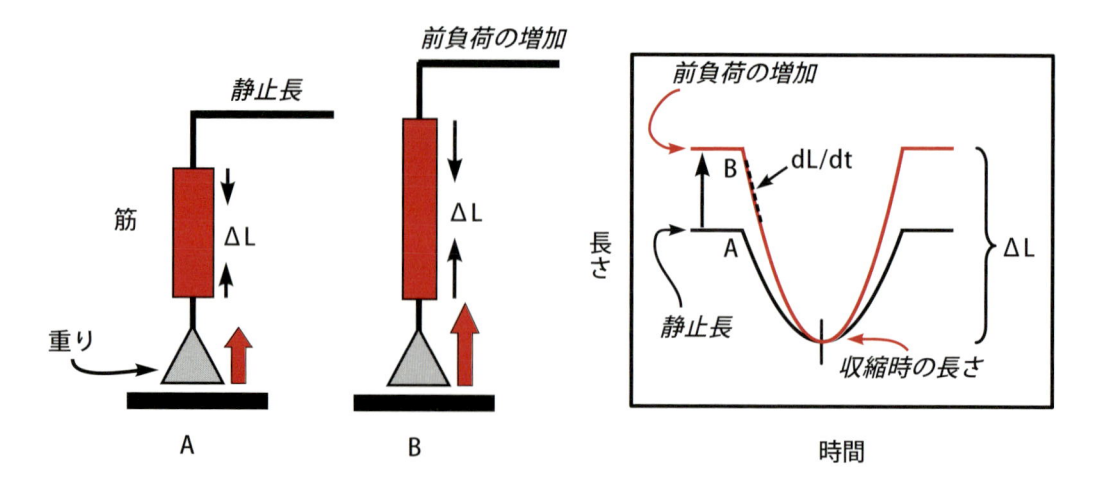

図4.8　筋収縮（等張性収縮）に対する初期の長さの増加（前負荷）の効果
左図は2つの異なる前負荷（AとB）における重り（後負荷）を付けた筋を示している．右図は前負荷の増加によりどの程度収縮が増加するか，どの程度収縮速度が増加するかを示している（dL/dt：単位時間あたりの長さの変化）．心筋は前負荷にかかわらず，同じ最小の長さまで収縮する

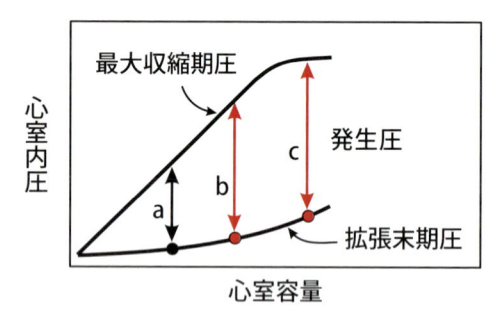

図4.9　心室内圧に対する心室容量（前負荷）の影響
心室容量がaからcに増え，等容性の状態で収縮するよう刺激が加わると，発生する圧と最大収縮期圧が増加する

～3.5μm）とは異なり，生理的条件下の正常な心臓ではサルコメア長は狭い範囲（1.6～2.2μm）で動く．このことを含めたさまざまな報告によって，**長さ依存性の活性化**の概念がもたらされた．実験的なエビデンスから3つの説明が支持されている．1つめはいくつかの研究において，増加したサルコメア長は，必ずしも細胞内で放出されるカルシウムの増加なしに，調節性蛋白トロポニンCのカルシウムに対する感受性を高めることが示されている．これによりトロポニンCへのカルシウムの結合を増やし，第3章で述べたような収縮力の増加をもたらすのである．2つめは，心筋線維を伸展させることで細胞内カルシウムの恒常性に変化をもたらし，トロポニンCと結合するカルシウムが増加するという説明である．3つめは，心筋細胞（サルコメア）が長くなるとき容量は一定であるため細胞径は減らなければならないというもので，これによりアクチンとミオシンがお互いに接近（横の空間の減少による）し，相互作用を容易にするということが提唱されている．

一回拍出量に対する静脈還流の影響（Frank-Starling機序）

前負荷の変化は，心室の収縮力を変化させ，その結果一回拍出量を変化させる重要な機序である．心臓への静脈還流が増加したとき心室充満は増加し，それゆえ前負荷が増加する．このとき心筋細胞が伸展され収縮力が増加し，増加した静脈還流を

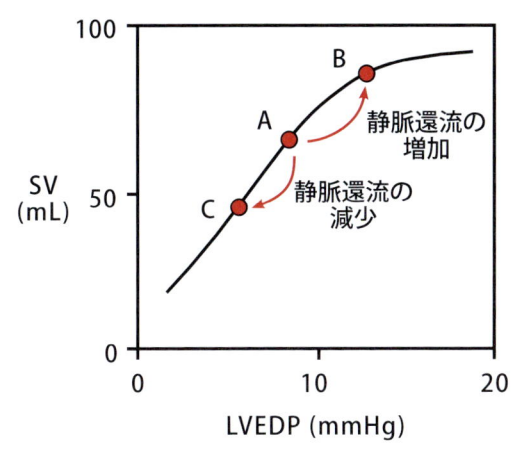

図4.10 Frank-Starling機序
左室への静脈還流の増加は，心室内容量の増加に伴い左室拡張末期圧（LVEDP）を増やす．この前負荷の増加は点A（基本点）から点Bへと一回拍出量（SV）を増やす．静脈還流の減少は前負荷を減らし，一回拍出量を減らす（点C）

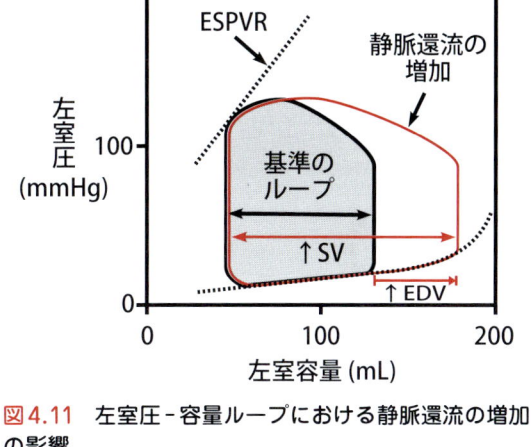

図4.11 左室圧-容量ループにおける静脈還流の増加の影響
この図は静脈還流の増加に対する急性反応を示している．ここでは心臓や全身による代償はなく，大動脈圧も変化しないと仮定している．静脈還流の増加は拡張末期容量（EDV）を増やすが，通常収縮末期容量に変化は起こらない．それゆえ，一回拍出量（SV）が増加する．ESPVR：収縮末期の圧-容量関係

駆出することができ，結果として一回拍出量が増加する．Otto Frank（19世紀後半）とErnest Starling（20世紀初期）による科学的貢献を記念して，これを**Frank-Starling機序**と呼ぶ．また，「心臓のStarlingの法則」という呼称もある．すなわち，Frank-Starling機序とは，静脈還流や心室の前負荷の増加によって，一回拍出量が増加することを言う．図4.10は心室に対するFrank-Starlingの関係を示している．

例えば通常左室は拡張末期圧8mmHgで一回拍出量70mLを駆出していると仮定する（A点）．もし，静脈還流量と拡張末期圧が増加すると，一回拍出量は増加する（B点）．静脈還流が減ると（C点）心室充満が少なくなり，Frank-Starling曲線通りに拡張末期圧と一回拍出量が減ることになる．

Frank-Starling機序は，左右心室の拍出量のバランスをとる上で非常に重要な役割を果たしている．例えば，運動中に右室への静脈還流が増加すると，Frank-Starling機序によって右室の一回拍出量も増加する．その結果，増加した静脈還流に拍出量を適応させることができる．増加した右室心拍出量は左心系の静脈還流も増加させ，左室はFrank-Starling機序によって左室心拍出量を増やす．この機序のおかげで両心室の心拍出量が時間を経て一致するようになっている．そうでなければ，血液が肺循環と体循環の間で偏ってしまうだろう．

このようにFrank-Starling曲線を用いて解析することで，どの程度静脈還流や前負荷の変化が一回拍出量を変化させるかが明らかになる．しかしながら，これらの曲線には，静脈還流量の変化が拡張末期容量と収縮末期容量にどの程度影響を及ぼすのか示されていない．このような心室容量の変化は，圧-容量ループを見た方が理解しやすい．

静脈還流が増加したとき，受動的充満曲線にしたがって心室充満量の増加が起こる（図4.11）．こ

れにより拡張末期容量が増える．前負荷が増加した状態で心室が収縮し，大動脈圧が一定に保たれると，心室は前負荷が増加する前の収縮末期容量まで駆出する．結果として一回拍出量が増加する．一回拍出量の増加は圧−容量ループで横幅の拡大として示される．図4.8で示されるように，心室が同じ収縮末期容量まで駆出するのは，前負荷増加によって心筋線維の収縮速度が増加し，収縮末期には最小の長さまで収縮するためである．正常な心室は静脈還流の増加に対応して，一回拍出量を増加させることができる．圧−容量ループで囲まれた面積は心室一回仕事量を表すが，それも増加する．

> **練習問題 4-2** Question
> もし左室一回拍出量が60mL/回で右室一回拍出量が0.1％だけ左室よりも多い場合，心拍数が75回/分で一時間後の肺血液量の増加はどのくらいになるか．
> →解答は章末

心室前負荷を決める要因

心室充満つまり右室の前負荷はさまざまな要因で変化する（図4.12）．

1. **静脈圧**：右房に流入する静脈圧の増加は，右室前負荷を増加させる．静脈圧は静脈血液量と静脈コンプライアンスで決まる（第5

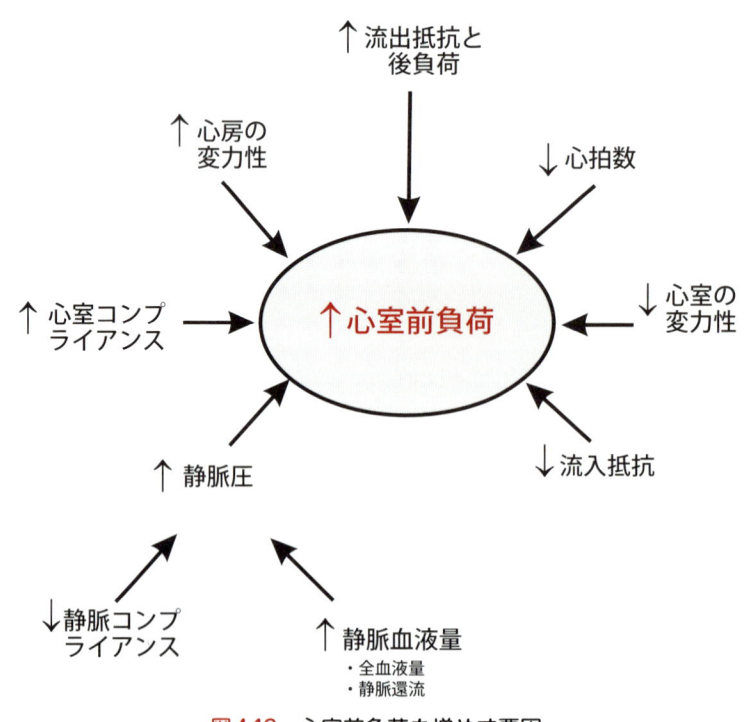

図4.12 心室前負荷を増やす要因

章参照）．例えば，平滑筋の収縮によってもたらされる静脈コンプライアンスの低下は，静脈圧上昇をもたらす．静脈血液量，特に胸腔（中心）コンパートメント内静脈血量は，（腎臓で調節される）全血液量と胸腔内への静脈還流速度で決まる．

2. **心室コンプライアンス**：心室コンプライアンスは，一定の心室内充満圧における拡張末期容量を決定する．それゆえ，コンプライアンスが大きいほど，同じ充満圧における心室充満が増加する．

3. **心拍数**：心拍数は充満時間に影響することから，心室充満と反比例の関係にある．

4. **心房収縮**：安静時心拍数において，心房収縮は心室前負荷に対してほとんど影響しない．なぜなら大部分の心室充満は，受動的に起こるからである．例えば交感神経刺激による心房収縮力の増加は，心室充満を著明に増加させる場合がある．このことは特に，右室の拡張期充満時間が減少する頻脈のときに，前負荷を維持するのに重要である．

5. **流入抵抗**：流入抵抗の増加（例えば三尖弁狭窄，第9章を参照）は心室充満速度を低下させ，心室に対する前負荷を減らす．

6. **流出抵抗**：肺動脈弁狭窄（第9章参照）や肺動脈圧の上昇（肺高血圧）のような流出抵抗の増加によって右心室の駆出が妨げられ，前負荷が増加する．

7. **心室の変力性（inotropy）**：心室変力性が低下した心室収縮不全（第9章参照）では，正常な血液量を駆出できなくなるので，心室前負荷が増加する．このため心室や近位静脈に血液の鬱帯が生じる．

左室前負荷を決定する要因は，右室前負荷を決定する要因と同じである．ただし，静脈圧は中心静脈（もしくは胸腔内静脈圧）の代わりに肺静脈圧が用いられ，流入抵抗は三尖弁ではなく僧帽弁，流出抵抗は肺動脈弁ではなく大動脈弁と大動脈圧が用いられる．

症例問題4-1　Question

超音波心エコー検査において慢性高血圧症患者の心室筋が著しく肥大していた．左室圧－容量ループを用いて，心筋肥大によって拡張末期容量，圧，そして一回拍出量がどのように変化するか描きなさい．ただし，心拍数，変力性，大動脈圧に変化はないものとする．

→解答は章末

一回拍出量に対する後負荷の影響

後負荷は，心臓が血液を駆出するために，収縮によって打ち勝たねばならない「負荷」である．左室に対する後負荷の主要なものは大動脈圧で，言い換えると，左室が血液を駆出するために打ち勝たなければならない圧である．大動脈圧が高いほど，左室に対する後負荷は大きくなる．右室にとっての主要な後負荷は肺動脈圧である．

しかしながら，心室の後負荷には血液を駆出するために超えなければならない圧以外の要因が関係する．心室にある個々の心筋線維に対する後負荷を推定する1つの指標として，**心室壁応力（σ）**（ventricular wall stress）がある．心室壁応力は，心室内圧（P）と心室半径（r）の積を壁厚（h）で割ったものに比例する（式4-2）．

式4-2　$\sigma \propto \dfrac{P \cdot r}{h}$

この壁応力を求める式では，心室が球形であると仮定している．実際の壁応力を規定することは複雑で，心室の立体的な形態だけでなく心筋線維の方向も考えなければならない．しかし，この式によって壁応力を決める因子が理解でき，その結果心筋線維の後負荷が理解しやすくなる．

壁応力は，発生した心室内圧に対して，個々の心室壁の筋線維が収縮して生み出さなくてはならない平均的な張力として考えることもできる．ある一定の心室内圧では，心室径が増加（心室拡大）すると壁応力も増加する．したがって，心室内圧が収縮期に増加している時には後負荷が上昇し，心室が拡大しても上昇する．言い換えると，厚く肥大した心室は壁応力が減少し，個々の心筋線維に対する後負荷も低下する．心室壁肥大は，収縮期心室圧の増加や心室拡大によって増加した壁応力を相殺する代償機転と考えることができる．

心筋線維短縮速度に対する後負荷の影響（力−速度関係）

後負荷は心筋線維の短縮に影響を与える．後負荷の増加は線維の短縮速度を低下させ，後負荷の減少は短縮速度を上昇させる．この短縮速度と後負荷の反比例関係が，**張力−速度関係**の原理である．この関係を図に描くために，乳頭筋を実験浴槽に浸し一定の初期長に固定し受動張力（前負荷）を加え，負荷（重り）を乳頭筋の片端に付ける（図4.13左図）．心筋が刺激され収縮すると，心筋線維はまず長さが変わらない状態で活性化張力を等尺性に発生する（図4.13右図a点からb点）．発生張力が心筋に付けた負荷を超えると心筋は収縮し始め，張力は持ち上げつつある負荷と等しく一定の状態となる（b点からc点）．短縮の最大速度は心筋が短縮し始めた直後に生じる．心筋は弛緩し始めるまで短縮し続ける．活性化張力が負荷を下回ったとき（点c），心筋は安静時の長さと張力（すなわち前負荷）に戻る（点c）．活性化

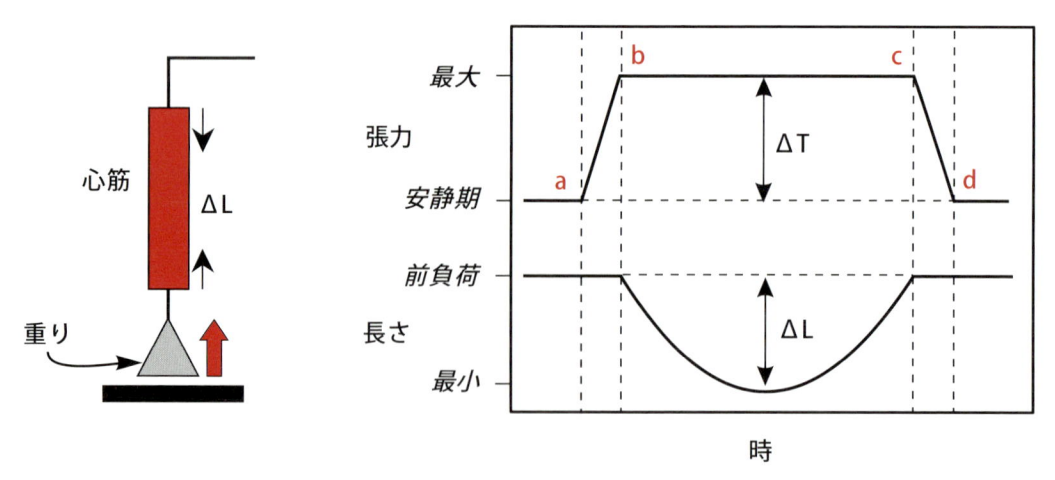

図4.13　心筋等張性収縮
左図は心筋標本の長さと張力がどのように計測されるかを示している．筋の下端に重り（負荷）が接続され，筋が張力を発生し短縮する（ΔL）と固定された板から浮き上がる．筋の上端に接続された棒は初期の長さ（前負荷）を変えられるように可変式になっている．右図は収縮時の張力と長さの変化を示している．点aから点b，点cから点dはそれぞれ等尺性収縮期，等尺性弛緩期を表している．筋短縮（ΔL）は点bから点cの間で，発生張力（ΔT）が重り（負荷）を越えた時に起こる

張力は，等尺性に受動的張力だけになるまで低下する（点d）．

図4.14に示されるように，仮にこの乳頭筋の実験で負荷（重り）を増やして行うと，心筋線維の短縮最大速度の低下（最大の傾きの減少）と短縮の程度の減少が起こる．

心筋線維が負荷（すなわち後負荷）に対して収縮した時の最大短縮速度を図表に描くと，短縮速度と後負荷の反比例の関係が明らかになる（力−速度関係；図4.15）．つまり，後負荷が大きければ大きいほど短縮速度は遅くなる．

さらに力−速度関係をわかりやすくするために，次の例を考えてみる．ある人が2ポンドのダンベルを持って立ち，それから全力で上腕二頭筋を収縮させると，ダンベルは，上腕二頭筋が収縮するにつれ，比較的速い速度で持ち上げられるだろう．ここでダンベルを20ポンドに増やし，また全力で持ち上げると，持ち上げる速度は遅くなる．さらにダンベルを重くすると，速度もさらに遅くなり，最終的にはダンベルを持ち上げられなくなり，上腕二頭筋の収縮は等尺性となる．力−速度関係図（図4.15参照）のx切片は，後負荷が大きすぎて筋線維が短縮できなくなった点である．それゆえx切片は，最大の等尺性収縮力を表す．y切片は最大収縮速度の推定値（V_{max}）で，後負荷が全く無いと仮定した状態である．この値は実験的には計測できない（負荷が全く無い状態で筋を収縮させることはできない）ため，推定された値である．

V_{max}は，筋線維が負荷によらずに力を発生する固有の能力を表し，変力性の変化により変化する指標である．これに関しては本章の後半で述べる．

心筋線維が，単一の力−速度関係曲線に沿って動くわけではないということに留意するのは重要である（図4.16）．

前述のように，前負荷の変化は筋線維の短縮速度に影響を及ぼす（図4.8参照）．前負荷が増えると，任意の後負荷に対する心筋線維短縮速度が上昇する．この現象は，長さ−張力関係が，前負荷の増加にともなって活性化張力の増加を必要とするために起こる．筋線維の短縮が始まると，前負荷の増加にともなって発生可能な張力を上昇することができる能力があるために，短縮速度が上昇する．つまり，前負荷の増加により，任意の後負荷に対して筋肉短縮速度が上昇するのである．これにより，力−速度関係曲線は右方移動する（図4.16参照）．注目すべきこと

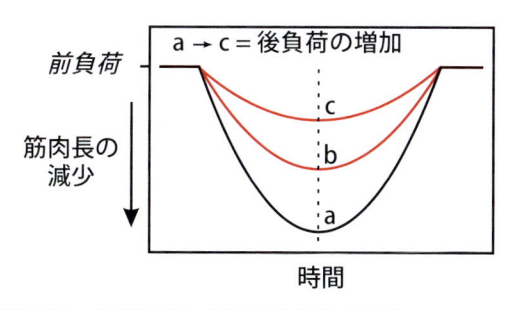

図4.14　心筋短縮における後負荷の影響
後負荷の増加（曲線aからc）はある前負荷における心筋短縮の程度，および短縮最大速度を減少させる．これは筋が短縮し始めてから終わるまでの筋肉長の時間変化を記録することで得られる

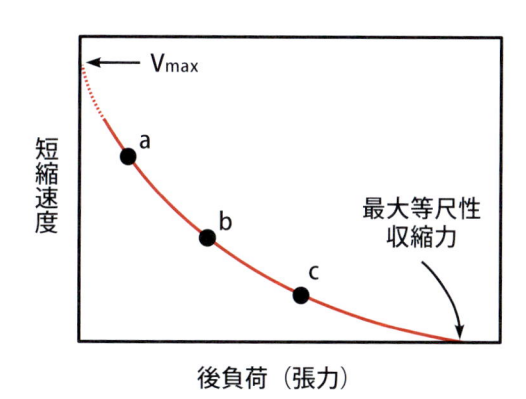

図4.15　張力−速度関係曲線
後負荷の増加（それには発生させる張力を増やす必要がある）は筋線維短縮速度を減少させる．X切片は最大の等尺性張力を表し，負荷が筋の発生張力の限界を超える時に起こる．それゆえ心筋は短縮できない．Y切片は後負荷がゼロの時の推定最大短縮速度（V_{max}）である．点a，b，cは，図4.14中の各負荷における最大短縮速度を表している

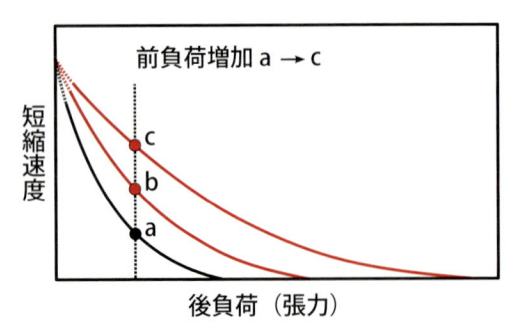

図4.16 張力-速度関係曲線における前負荷増加（曲線aからcへの移動）の影響
一定の後負荷で（垂直の点線）前負荷の増加は短縮速度を上昇させる．さらに，前負荷の増加はx切片を右に移動させる．これは発生する等尺性張力の増加を表す．y切片は，後負荷がゼロのときに推定される最大短縮速度であるが，前負荷の増加によって変化しないことは注目すべきである

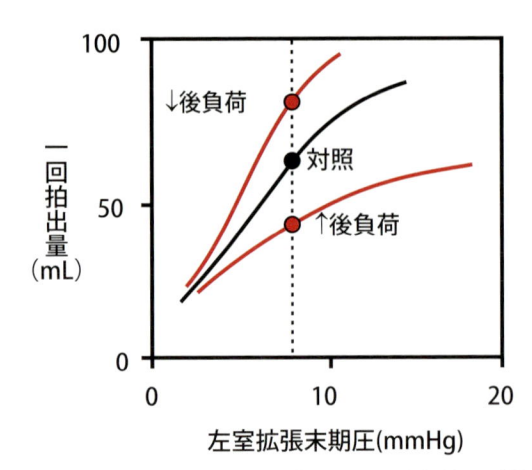

図4.17 Frank-Starling曲線における後負荷の影響
後負荷の増加は，Frank-Starlingの曲線を下方移動させる．一方，後負荷の低下は曲線を上方移動させる．したがって，（垂直の点線のように）一定の前負荷における後負荷の増加によって一回拍出量が減少し，後負荷の減少によって一回拍出量が増加する

は，前負荷の増加は最大等尺性収縮力を増加させ（x切片），同時に一定の後負荷における短縮速度も上昇させることである（a点→b点→c点）．しかし，前負荷の変化がV_{max}を変化させることはない．このようにして，心筋細胞に対する前負荷の増加は，後負荷の増加にともなう短縮速度の低下を相殺する方向にはたらく．

Frank-Starling曲線における後負荷の影響

任意の前負荷のもとで後負荷を増加させると，筋線維の短縮速度と短縮の程度がどのように低下するかを見てきた．もしこれが適用できるのであれば，後負荷増大にともなって心室一回拍出量が減少することが予想され，実際そのようになる（図4.17）．

後負荷の増加はFrank-Starling曲線を右下方に移動させる．したがって，一定の前負荷（図4.17の左室拡張末期圧）における後負荷の増加は，一回拍出量を減少させる．逆に，後負荷の低下は曲線を左上方へ移動させるので，前負荷が変わらなければ一回拍出量が増加する．第9章で述べるが，心不全患者で後負荷を減らすことは，一回拍出量を保つ重要な治療戦略である．

圧-容量ループにおける後負荷の影響

心室機能における後負荷の影響は，図4.18で示されるような心室圧-容量ループを用いて説明できる．大動脈圧上昇によって後負荷を上昇させると，一定の前負荷（拡張末期容量）における一回拍出量（圧-容量ループの横幅）は減少し収縮末期容量が増加する．上昇した大動脈圧に打ち勝つために一回拍出量の減少を犠牲にして，心室内圧を上昇させる．後負荷の低下は反対の効果，つまり一回拍出量の増加と収縮末期容量の低下をもたらす．しかし，正常心では前負荷（拡張末期容量）が代償性に変化するので，一回拍出量に対する後負荷の影響（図4.18）は限定的である．これに関しては本章の後半でさらに解説する．

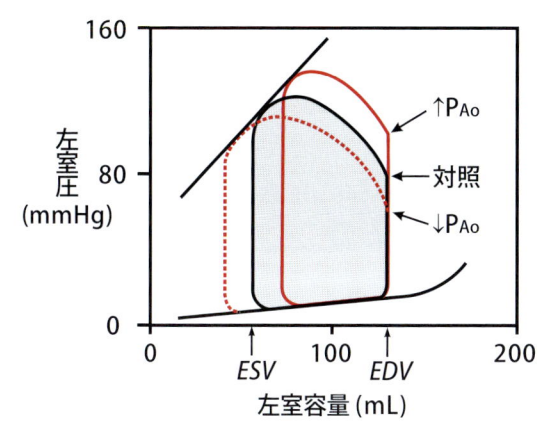

図4.18 安静時左室圧-容量ループに対する後負荷（大動脈圧）の影響

大動脈圧の増加（↑P_Ao；実線の赤い曲線）は一回拍出量（ループの幅）を減少させ，収縮末期容量を増加させる．一方，大動脈圧の減少（↓P_Ao；点線の赤い曲線）は一回拍出量を増やし，収縮末期容量を減らす．ただし，前負荷と変力性は一定であると仮定している

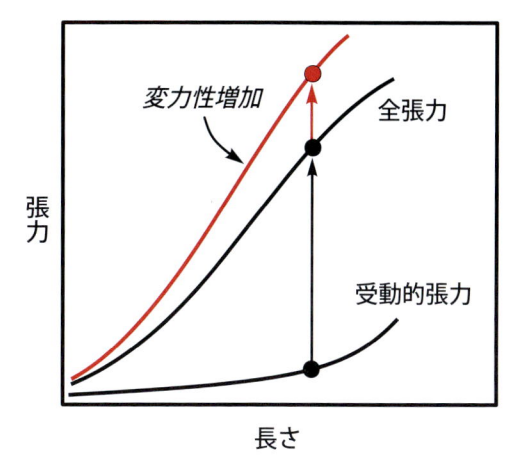

図4.19 心筋の長さ-張力関係における変力性増加の影響

変力性の増加（例えば，ノルエピネフリンによる心筋刺激）は全張力曲線を上方に移動させる．これは一定の前負荷において発生する活性化張力の増加（垂直の矢印）を示している

症例問題4-2

67歳男性．4カ月前に急性心筋梗塞を発症，その後左心不全と診断される．治療目的に体動脈拡張薬を投与されている．Frank-Starling曲線と左室圧-容量ループを用いて，後負荷の低下によってどのように左室駆出率が改善するか説明せよ

→解答は章末

一回拍出量に対する変力性の影響

長さ-張力関係における変力性の影響

心室一回拍出量は前負荷，後負荷の変化だけでなく，心室の**変力性**（ときに収縮性とも呼ばれる）によっても変化する．変力性の変化は，ミオシンとアクチンの相互作用を制御する細胞内メカニズムによって生じ，サルコメア長の変化に影響を受けない（第3章参照）．したがって，変力性が増加すると前負荷，後負荷に関係なく心筋細胞が発生する収縮力は増える（ただし，二次的に前負荷・後負荷が変化するかもしれない）．例えば，摘出した心筋をノルエピネフリンに浸すと，長さ-張力関係（図4.19）に示すように，どのような前負荷の状態でも活性化張力発生は増加する．これはノルエピネフリンが$β_1$受容体に結合して，収縮期に細胞内へのカルシウム流入と筋小胞体からのカルシウム放出の増加を引き起こすためである（第3章参照）．どのような前負荷でも活性化張力の増加が起こるため，変力性反応は**筋線維長に非依存性**である．

力-速度関係における変力性の影響

変力性の変化は力-速度関係にも影響を与える．心筋細胞の変力性が増加すると，力-速度曲線は上方に平行移動し，V_{max}（y切片）と最大の等尺性収

縮力（x切片）はともに増加する（図4.20参照）．変力性の増加によりアクチンとミオシンが生み出す力が増加し，アクチン・ミオシン架橋の代謝回転速度が上昇するので，一定の後負荷において収縮速度が上昇する（a点→b点→c点）．V_{max}の増加は，負荷と関係なく，本来備わっている筋線維が発生する力が増えたもので

ある．逆に，前負荷が変化してもV_{max}は変わらない（図4.16参照）．

Frank-Starling曲線における変力性の影響

変力性の変化に伴って心筋短縮速度が変化した場合，いかなる前負荷や後負荷でも一回拍出量が変化し，Frank-Starling曲線が上方もしくは下方移動する（図4.21）．一定の前負荷で変力性が上昇すると一回拍出量は増加する．反対に，一定の前負荷で変力性が低下すると一回拍出量が減少する．

圧 - 容量ループにおける変力性の影響

変力性増加とともに起こる短縮速度の増加により，心室内圧の上昇速度（dP/dt）が増加する．図4.22で示すように，dP/dtの増加によって駆出速度，一

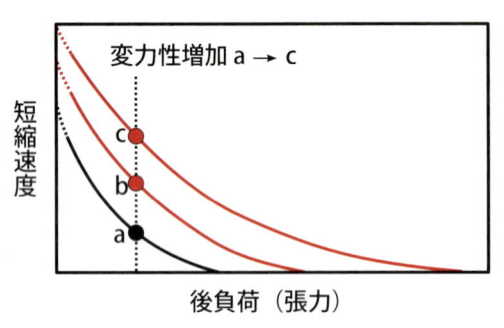

図4.20　張力 - 速度関係における変力性増加（点aから点cへの平行移動）の影響
変力性の増加は一定の後負荷（垂直の点線）における短縮速度とV_{max}（y切片）を増加させる．さらに，変力性の増加は，最大等尺性収縮力（x切片）も増加させる

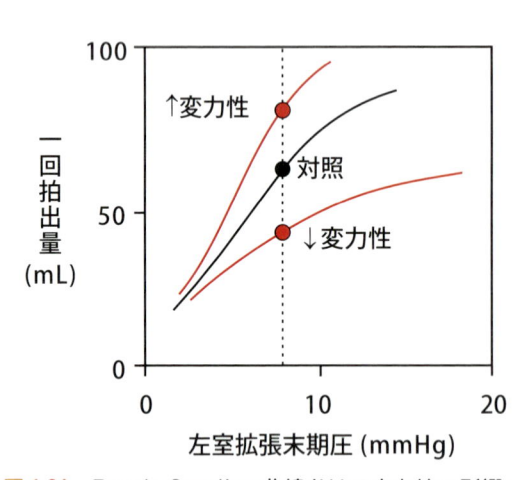

図4.21　Frank-Starling曲線おける変力性の影響
変力性の増加はFrank-Starling曲線を上方に移動させる．一方，変力性の減少は曲線を下方移動させる．それゆえ，一定の前負荷（垂直の点線）において，変力性の増加は一回拍出量を増やし，変力性の減少は一回拍出量を減少させる

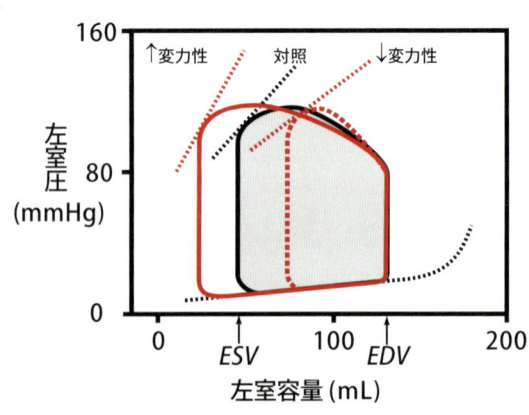

図4.22　安静状態の左室圧 - 容量ループに対する変力性増加の影響
変力性の上昇は収縮末期圧 - 容量関係（図4.4参照）を上左方移動させる．これにより，一回拍出量の増加と収縮末期容量（ESV）の減少が起こる．変力性の低下は収縮末期圧 - 容量関係を下右方へと移動させる．これにより，一回拍出量の減少と収縮末期容量の増加が起こる．ただし，この図において前負荷と大動脈圧は一定と仮定している．EDV：拡張末期容量

回拍出量が増加し，収縮末期容量が減少する．変力性が増加したとき，収縮末期圧-容量関係（ESPVR）が左方移動し，急な傾きになる．なぜなら，いかなる心室内容量に対しても心室内圧を増やすことができるからである．また収縮末期圧-容量関係は，実験的に心室の変力性を測定するために使われることがある．この関係は，変力性が上昇した時の長さ-張力関係（図4.19）における全張力曲線の上方移動に類似している．反対に，変力性の低下（収縮末期圧-容量関係の傾きが減少）により，駆出率や一回拍出量が減少し，収縮末期容量が増加する．本章の後半で述べるが，正常な心臓における変力性の変化は，図4.22では見られないような前負荷と後負荷の二次的な変化をもたらすだろう．

変力性が変化すると**駆出率**も変化する．駆出率は，一回拍出量を拡張末期容量で割った値である．これは，圧-容量ループにおける横幅を拡張末期容量で割ったものでもある．正常の駆出率は0.55以上である．変力性が増加すると駆出率も上昇し，逆に変力性が低下すると駆出率は低下する．それゆえ駆出率はしばしば心臓の変力性を評価する臨床的な指標として用いられる．

変力性に影響を及ぼす因子

心室の変力性にはさまざまな因子が影響を与えている（図4.23）．これらの因子の中で最も重要なものは，交感神経活性である．交感神経は，心筋細胞に存在するβ_1受容体に結合するノルエピネフリンを放出することで，心室と心房の変力性の調節における重要な役割を果たしている（第3章参照）．循環カテコラミン（エピネフリンとノルエピネフリン）濃度の上昇は，交感神経の活性化と同様に陽性変力作用をもたらす．ヒトやその他の一部の哺乳類の心臓では，突然の後負荷の上昇は適度な変力性の増加（**Anrep効果**）をもたらす場合が

ある．しかし，その機序は完全には理解されていない．また，心拍数の増加自体が陽性変力作用の原因となる可能性がある（これは**Bowditch効果**，階段現象もしくは頻度依存性活性化と呼ばれる）．おそらくBowditch効果は，心拍数増加による活動電位の発生頻度上昇によりNa^+流入が持続する一方，Na^+/K^+-ATPaseがそれに追いつけないため，Na^+-Ca^{2+}交換機能により細胞内Ca^{2+}が蓄積することが原因だろう（第2章参照）．

交感神経活性化による変力性の上昇と心拍数の増加は，運動時に特に重要な反応である（第9章参照）．なぜなら変力性の上昇と心拍数の増加により，高い心拍数でも一回拍出量を維持できるからである．前述のように，心拍数が増加するだけでは充満時間が減少し，拡張末期容量が減少して，一回拍出量が減少する．この時，心拍数とともに変力性を上昇させると，拡張末期容量は減少するが収縮末期容量も減少するため一回拍出量を維持することができる．

心筋症，虚血，弁膜症や不整脈や他の病態などによる収縮不全は，本来備わっている変力性の低下という特徴を持つ（第9章参照）．さらに，臨床で急性もしくは慢性心不全の収縮力を上昇させるために変力作用薬が使用されている．このような

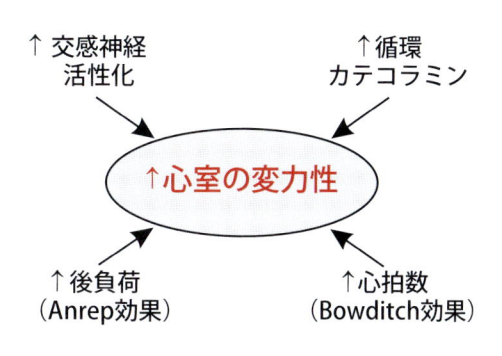

図4.23　変力性増加の要因

変力薬にはジゴキシン（Na$^+$/K$^+$-ATPase阻害），β受容体作動薬（例えば，ドパミン，ドブタミン，エピネフリン，イソプロテレノール），cAMP依存性ホスホジエステラーゼ阻害薬（例：ミルリノン）がある．

ここまでは心室の変力性調節に注目してきたが，これらの因子の多くが心房の変力性にも影響を与えることは重要である．心室とは異なり，心房は副交感神経（迷走神経）の支配に富んでおり，この迷走神経の活性化により心房変力性は低下する．

変力性の細胞内メカニズム

前述したように，変力性は収縮蛋白の**長さに依存しない活性**と考えることができる．一定のサルコメア長で，ミオシンATPaseの活性に影響を及ぼす細胞内メカニズムは収縮力の発生にも影響を与えるため，変力性の機序と考えることができる．

変力性を調節する多くのシグナル伝達経路でCa^{2+}が関係している（詳細は第3章を参照）．簡潔に言うと，以下のカルシウム関連細胞内メカニズムが変力性の調節に重要な役割を果たしているとも言える．

1. 活動電位発生中の筋線維鞘へのCa^{2+}の流入増加
2. 筋小胞体からのCa^{2+}放出の増加
3. トロポニンCのCa^{2+}に対する感受性の増加

前負荷，後負荷，変力性の相互依存性

ここまで，心室機能に対する前負荷，後負荷，変力性それぞれの効果を個別に解説した．しかし，これらの心室機能決定因子が相互依存の関係にあることは理解しておくべきである．例えば，前負荷の変化は後負荷に二次的な変化，すなわち，前負荷の変化に対する初期応答の変化をもたらす．さらに，後負荷の変化は前負荷自体にも変化をきたし，変力性の変化は前負荷，後負荷ともに変化させることができる．

まず，二次的な後負荷の変化が，どの程度前負荷の変化に対する心室の反応に影響を与えるかについて考えてみよう．図4.11と同様に，図4.24A（赤実線ループ）は前負荷（拡張末期容量）の増加の独立した効果により，収縮末期容量に変化を与えることなく一回拍出量（圧−容量ループの幅）が増えたことを示している．一回拍出量が増えるため心拍出量が増加し，その結果動脈圧も上昇し，後負荷が増加する．また，拡張末期容量の増加が心室壁応力を増加させる（式4-2参照）が，これは後負荷の増加を表している．つまり，前負荷の変化は通常二次的な後負荷の変化を伴うわけである．仮に前負荷が増えた時に後負荷も増えると（赤点線ループ）収縮末期容量が若干増加し，図4.24Aに示されるように，前負荷の増加によりもたらされる一回拍出量の増加を部分的に軽減する．すなわち，前負荷の増加により一回拍出量が増えるが，後負荷の増加がない時の増加より少なくなるのである．

図4.24B（赤実線ループ）のように，後負荷の増加は一回拍出量の減少と収縮末期容量の増加をもたらす．しかし後負荷の増加により収縮末期容量が増加して，二次的な前負荷の変化が生じる（図4.24B赤点線ループ）．すなわち，収縮末期容量の増加に静脈還流が加わり，拡張末期容量は増加することになる．数心拍後には定常状態となるが，収縮末期容量の増加量が二次的な拡張末期容量の増加量より大きいので，拡張末期容量と収縮末期容量の差，すなわち一回拍出量は減少する（つまり圧−容量ループの幅が小さくなる）．後負荷の増加

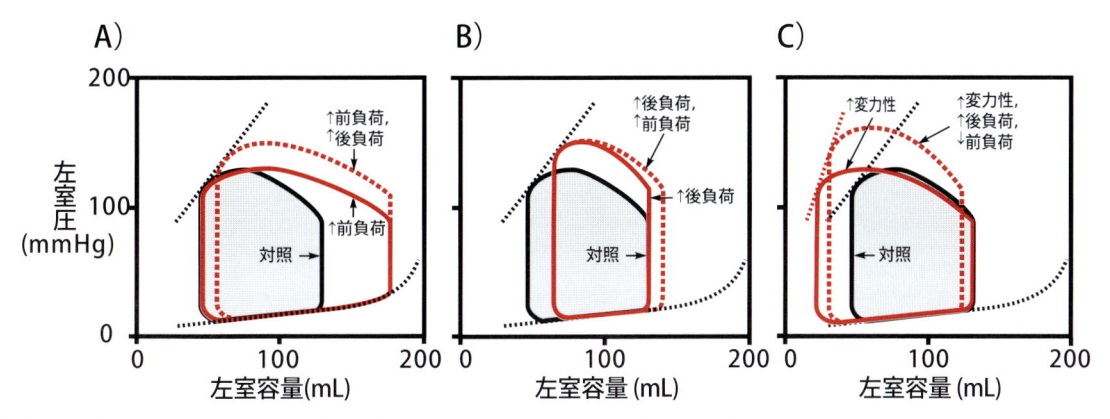

図4.24 左室圧 - 容量ループにおける前負荷，後負荷，変力性の変化の相互依存
図Aは二次的な後負荷（大動脈圧）増加が起こる前後の前負荷（拡張末期容量）増加の影響を示している．図Bは二次的な前負荷増加が起こる前後の後負荷増加の影響を示している．図Cは二次的な前負荷，後負荷の変化が起こる前後の変力性増加の影響を示している

に伴う二次的な前負荷の増加によりFrank-Starling機序が働き，当初の後負荷の増加による一回拍出量の減少を部分的に代償するのである．

　変力性増加単独の直接効果は，一回拍出量の増加と収縮末期容量の低下である（図4.24C赤実線）．しかしながら，一回拍出量の増加は心拍出量を増加させ，血圧を上昇させる．その結果，心室に対する後負荷が増えることになる（図4.24C赤点線）．後負荷が増加すると収縮末期容量が増加し，減少した収縮末期容量を部分的に相殺する．収縮末期容量が減少し，心室に残る血液が減少するため，静脈還流が変わらなければ拡張末期容量が減少するが，後負荷の増加によって拡張末期量も増える方向にはたらくため部分的に相殺される．変力性増加後の新たな定常状態における最終的な効果は，一回拍出量の増加と，それに伴う収縮末期容量の減少と若干の拡張末期容量の減少である．

　前負荷，後負荷，変力性の相互作用もまたFrank-Starling曲線を用いて説明することができる（図4.25）．この図によると，基準となる左心室では拡張末期圧（前負荷の指標）8mmHgで一回

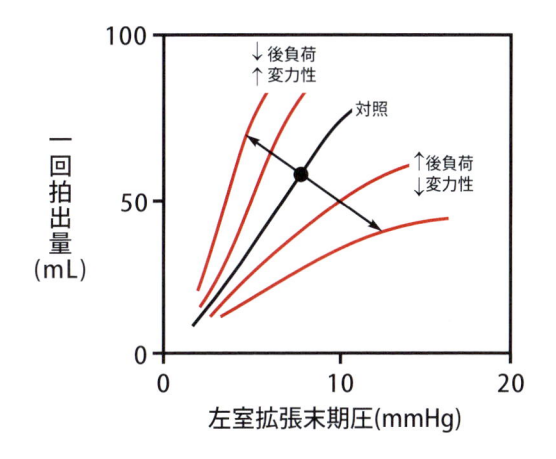

図4.25 Frank-Starling曲線における前負荷，後負荷，変力性の相互作用
後負荷の増加もしくは変力性の低下は曲線を下右方へ移動させる．一方，後負荷の減少もしくは変力性の増加は曲線を上左方へ移動させる．対角方向の矢印は後負荷と変力性の変化が一回拍出量と前負荷（左室拡張末期圧）をどの程度変化させるかを示している

拍出量は約60mLである．後負荷の減少や変力性の上昇はFrank-Starling曲線の上方移動をもたらす．

> **症例問題 4-3** Question
>
> ある患者が急に洞性頻脈になり，そのために，心室充満時間が短くなった．このため，動脈圧も低下した．左室の圧—容量ループを用いて，頻脈と低血圧が心室機能をどのように変化させるかを説明せよ．変力性は変化しないものとする．
>
> →解答は章末

心臓は一回拍出量を増やすことで反応し，一方で同時に拡張末期圧が減少する（つまり動作基準点がいくつかの曲線間で対角方向に移動する）．後負荷の増加もしくは変力性の低下に伴ってFrank-Starling曲線は下方移動し，一回拍出量の減少と二次的な拡張末期容量の増加をもたらす．

前負荷，後負荷もしくは変力性の変化の相互作用に関して，第9章の心不全，弁疾患などの心臓疾患の項でさらに述べる．

心筋酸素消費量

一回拍出量の変化が前負荷，後負荷，変力性のどの変化によってもたらされようと，心臓の酸素消費量が変化する．心拍数の変化も同様に心臓の酸素消費量に影響を与える．心臓は収縮・弛緩を繰り返すことで大量の酸素を消費している．これは，大量の酸素が収縮と弛緩により分解されたATPを再合成するために使われるからである．それゆえ，心筋収縮や収縮の頻度に影響するような因子が変化すると，酸素消費量が変化する．さらに，収縮に関与しない細胞においても，イオンポンプやその他の輸送機能にATPを使うので，その再合成に酸素を必要とする．

心筋酸素消費量をどのように測定するのか

酸素消費量は，1分あたりの酸素消費量と定義されている（すなわち，mLO$_2$/分），または組織100gあたりで表すこともある（mLO$_2$/分/100g）．心筋酸素消費量（M$\dot{V}$O$_2$）は冠動脈血流（CBF），動脈および静脈中の酸素含量（CaO$_2$とCvO$_2$）から，次に示す**Fickの法則**を用いて計算することができる．

式4-3 $M\dot{V}O_2 = CBF \cdot (CaO_2 - CvO_2)$

つまり心筋酸素消費量は，冠動脈血流と血中から摂取された酸素量（動静脈間酸素含量の差）を乗じたものである．血中酸素含量は通常mLO$_2$/100mL血液（もしくはvol％O$_2$）と表される．動脈血酸素含量は通常約20mLO$_2$/100mL血液である．正しく心筋酸素消費量を計算するためには，mLO$_2$/100mL血液の単位をmLO$_2$/mL血液に変換する必要がある．この変換によって動脈血酸素

含量は0.2mLO$_2$/mL血液となる．例えば，もし冠動脈血流が80mL/分/100gで動脈血酸素含量が0.2mLO$_2$/mL，静脈血酸素含量が0.1mLO$_2$/mLとすると，心筋酸素消費量M$\dot{V}$O$_2$は8mLO$_2$/分/100gとなる．この心筋酸素消費量の値は，安静時心拍数下で正常の動脈圧において消費される一般的な量である．激しい運動時には心筋酸素消費量は70mLO$_2$/分/100g以上まで上昇する．仮に収縮がない状態（例えば高濃度塩化カリウム下での心臓脱分極による停止など）では，心筋酸素消費量は2mLO$_2$/分/100gまで減少する．この値は収縮とは関係ない細胞機能のエネルギー消費量である．このように，心筋酸素消費量は心筋の機械的活動性の状態次第でかなり変化する．

心筋酸素消費量は前述の式により計算できるが，通常実験的な研究以外では，冠動脈血流や冠静脈酸素含量を計測するのは困難である．冠動脈血流は血流測定器を冠動脈上に置いて測定するか，冠静脈洞に熱希釈カテーテルを挿入することで計測することができる．動脈血酸素含量は末梢動脈から計測することができるが，静脈血酸素含量は経右房的に冠静脈洞にカテーテルを挿入しなければ計測することはできない．

計測が困難な場合，間接的に心筋酸素消費量を推定する指標が考えられている．さまざまな生理学的状態で満足できるような指標は存在しないが，臨床的に用いられる単純な指標として**圧－心拍数積（pressure-rate product）（二重積：double productとも呼ばれる）**がある．この係数は心拍数と収縮期動脈圧（ときどき収縮期動脈圧の代わりに平均動脈圧を使うこともある）を乗ずることで，非侵襲的に計測できる．圧－心拍数積では，心室によって発生する圧は大動脈圧とほぼ同じ（すなわち大動脈弁狭窄は存在しない）と仮定している．さまざまな実験において，圧－心拍数積と心筋酸素消費量の比較的良好な相関関係が示されている．例えば動脈圧・心拍数もしくはその両方が上昇すると，酸素消費量が上昇する．

> **練習問題 4-3** Question
>
> 実験的に，ある陽性変力作用薬を投与したところ冠動脈血流は50から150mL/分に増え，動－静脈酸素含量差（CaO$_2$ − CvO$_2$）は10から14mLO$_2$/100mL血液に増加した．この薬を投与したことによる心筋酸素消費量（M$\dot{V}$O$_2$）は何%増えるか計算せよ．
>
> →解答は章末

心筋酸素消費量に影響を与える因子

心筋酸素消費量を表す適切な指標を見つけることが困難なのは，心筋細胞の酸素消費には収縮の頻度や変力性，後負荷，前負荷などさまざまな因子が関わるからかもしれない（**表4-1**参照）．例えば，心拍数が2倍になるとおおよそ酸素消費量は2倍になる．なぜなら，心筋細胞は1分間に張力を発生させる回数が2倍になるからである．変力性の増加は酸素消費量を増加させる．これは張力発生速度も張力の大きさもともに増加するからであり，ATP加水分解と酸素消費の増加も生じている．後負荷の増加も心筋細胞によって作り出される張力が増加するため，酸素消費量を増加させる．前負荷（拡張末期容量）の増加による一回拍出量の増

表4-1　心筋酸素消費量を増加させる因子

↑心拍数
↑変力性
↑後負荷
↑前負荷[注]

注）前負荷の増加による酸素消費量の増加は他の因子によるものよりもはるかに小さい

加もまた酸素消費量を増加させる．

　前負荷の増加による酸素消費量は後負荷の増加（すなわち大動脈圧）によるものに比べて量的に小さい．これを理解するためには，心室壁応力，圧，心室内腔半径の関係性を理解する必要がある．前述のように（式4-2参照），心室壁応力（σ）は心室内圧（P）と心室内腔半径（r）を乗じたものを壁厚（h）で割ったものに比例する．

$$\sigma \propto \frac{P \cdot r}{h}$$

　心室壁応力は，個々の心筋細胞が収縮期に任意の心室内圧で発生する張力に関係している．つまり一定の心室内腔半径と壁厚において心筋細胞は，高い圧を発生させるために収縮力（すなわち心室壁応力）を増やさなければならない．仮に心室内腔半径が増加した場合，同程度の圧を生み出すためにはさらに収縮力を増やさなければならない．例えば，大動脈圧が上昇し血液を駆出するために通常より50％多く圧を発生させる必要がある場合，個々の心筋細胞が発生する心室壁応力も約50％増加する．これは心筋細胞における酸素消費量を50％増やす．なぜなら，酸素消費量の変化は心室壁応力の変化と密接に関係しているからである．またもう1つの例として，心室内腔半径が50％増加すると，圧に変化がなくても血液を駆出するための心室壁応力は50％増加する．一方，拡張末期容量が50％増え心室内圧と壁厚が変化しない場合，心室壁応力は14％程度しか増えない．この理由として，心室容量（V）が大きく変化しても，内腔半径（r）は少しの増加しか必要としないからである．

　心室の形が球体であると仮定すると，次の関係式が成り立つ．

$$V = \frac{4}{3}\pi \cdot r^3$$

　この式を変形すると，

$$r \propto \sqrt[3]{V}$$

　これを心室壁応力の関係式に代入する．

式4-4　$$\sigma \propto \frac{P \cdot \sqrt[3]{V}}{h}$$

　心室は収縮時に形が変化するため，心室の形を単一のモデルで説明することはできない．しかし，球形と仮定すると，心室容量の変化が心室壁応力と酸素消費量に及ぼす影響が小さい理由を都合よく説明できる．このモデルを使うと式4-4から，一定の心室内圧で拡張末期容量が50％増えると（つまり1.5倍になる）壁応力はほんの14％（1.5の立方根）の増加で済むが，心室内圧が50％増加すると壁応力は50％増加することになる．つまり，圧が増加した場合，心室内容量が同じ割合で増加したときにくらべて，壁応力の増加が約4倍になるということである．

　壁応力の計算式を酸素消費量と関連させて考えると，なぜ前負荷を増やすよりも発生させる圧を増やすほうが酸素消費量に及ぼす影響が大きいのかがわかる．しかしながら，心臓全体での酸素消費量を推定するには，この壁応力の関係式は使わない．その理由としては，壁応力は個々の心筋細胞が収縮期に圧を発生するために必要な張力を推定するものだからである．壁応力は個々の心筋細胞の酸素消費量を規定するが，心臓全体の酸素消費量はすべての心筋細胞の酸素消費量の合計だからである．

　厚い心筋壁をもつ肥大した心室では壁応力は小さいが，式4-4から推測されるほどには全酸素消費量を減少させない．実際には心筋量が多いために，特に心疾患により効率が低下している場合に酸素消費量が大きく増加するからである．効率の悪い心臓では単位酸素消費量あたりの仕事量が小さくなる（すなわち圧と一回拍出量が小さくなる）．

　このような概念は，冠動脈疾患患者の治療に意味

を有する．例えば，後負荷や心拍数，変力性を減少させる薬物は特に心筋酸素消費量を減らすのに効果的で，胸痛（すなわち狭心痛）を和らげる．胸痛は，心筋酸素需要に対する不十分な酸素供給のために起こる．虚血性心疾患患者は，重い荷物を持ちあげるような動脈圧の大きな上昇を招く運動を避けるように言われるはずである．反対に，虚血性心疾患患者はしばしば散歩のような軽ストレスの運動が奨励されている．それは，このような運動が前負荷，一回拍出量を増加させ，結果として心拍出量の増加につながるというFrank-Starling機序を利用するからである．このような患者は，ストレスがかかるような状況を最小限にすることが重要である．なぜならストレスは心臓や血管の交感神経を活性化し，心拍数や変力性，後負荷を上昇させ，それらすべてが心臓の酸素需要を増やすことになるからである．

本章のまとめ

- 心周期は大きく2つに分けられる．つまり拡張期と収縮期である．拡張期は心室が弛緩し，心房から血液が流入し充満する期間である．心室充満は主に受動的に起こり，心房収縮が心室充満の最終容量（拡張末期容量：EDV）に与える影響はさまざまである．収縮期は心室が収縮し，血液を駆出（一回拍出量：SV）する期間である．駆出後に心室内に残る血液を収縮末期容量（ESV）という．

- 通常聴取される心音（S_1とS_2）は弁の急激な閉鎖により発生する．

- 心室一回拍出量は，拡張末期容量と収縮末期容量の差である．心室駆出率は，一回拍出量を拡張末期容量で割ることで計算できる．

- 心拍出量は通常，一回拍出量の変化よりも心拍数に大きく影響される．しかし，心不全の時などには，一回拍出量の調節がうまくいかないため，心拍出量に対して悪影響をもたらす．

- 心室の前負荷は，心室充満（拡張末期容量）とサルコメア長に比例する．前負荷が増加すると，収縮力と一回拍出量が増加する．

- 心室に対する後負荷は壁応力により推定される．この壁応力は，心室内圧と心室内径の積を心室の壁厚で割ったものである．後負荷が増加すると，筋線維収縮速度が低下し，一回拍出量が減少する．

- 変力性は心筋細胞の特性であり，前負荷に関係なく張力の発生を変化させることができる．変力性が増加すると，任意の前負荷や後負荷で個々の筋線維における活性化張力が増加し，心室内圧，駆出速度，一回拍出量が増加する．

- 前負荷，後負荷，変力性は相互依存的である．つまり，通常1つ因子が変化すると，二次的に他の因子も変化する．

- 心筋酸素消費量は，Fickの法則を用いて計算できる．つまり，酸素消費量は冠動脈血流量と動静脈酸素含量の差の積と等しい．心筋酸素消費量は，動脈圧，心拍数，ならびに変力性に強く影響される．一方で，一回拍出量による影響は小さい．

復習問題 Q&A

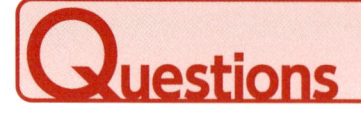

Questions — 各問題に対する最も適切な解答をひとつ選択せよ

1. 心室の急速充満期の間，
 a. ときどき心音S₄が聞こえる．
 b. 大動脈弁は開いている．
 c. 僧帽弁は開いている．
 d. 心室内圧は大動脈圧よりも高い．

2. 弁疾患者が，血管・心腔内圧の正常値と比較するために心臓カテーテル検査を受ける．次のうち正常な心臓で認められるのはどれか？
 a. 大動脈拡張期圧は肺動脈収縮期圧よりも低い．
 b. 左室拡張末期圧は平均右房圧よりも低い．
 c. 通常平均左房圧は右房平均圧よりも10mmHg未満程度高い．
 d. 肺動脈拡張期圧は平均右房圧よりも低い．

3. 次のうち右室前負荷を増やすのはどれか？
 a. 心房収縮性の減少．
 b. 血液量の減少．
 c. 心拍数の減少．
 d. 心室コンプライアンスの減少．

4. 78歳女性．既往に左心不全がある．横になった時に呼吸苦が出現した．この患者が横になった時に，心筋線維に何が起こって，右心拍出量と肺鬱血が増加したのか？
 a. 活性化張力の増加．
 b. 筋短縮程度の減少．
 c. 前負荷の減少．
 d. 短縮速度の低下．

5. 左室拡張末期圧を増やすのは次のうちどれか？
 a. 後負荷の減少．
 b. 静脈還流の減少．
 c. 変力性の増加．
 d. 心室肥大．

6. 67歳男性．労作時呼吸苦を訴えている．心エコーで一回拍出量は50mL，駆出率25％であった．次のうちこの患者の左心室の状態として考えられるのはどれか？
 a. 正常よりも拡張末期容量が増加している．
 b. 正常よりも収縮末期容量が減少している．
 c. 変力性が増加している．
 d. 前負荷が減少している．

7. 高血圧緊急症の患者がいる．この血圧の上昇が心臓に直接及ぼす影響は次のうちどれか？
 a. 左室収縮末期容量の減少．
 b. 筋線維の短縮速度の低下．
 c. 心室前負荷の減少．
 d. 一回拍出量の増加．

8. 心筋変力性の増加は，
 a. 左室収縮末期容量を増やす．
 b. 圧–容量ループの幅を広げる．
 c. 左室拡張末期容量を増やす．
 d. 力–速度関係曲線を左方移動させる．

9. 次のうち25％の増加で心筋酸素消費量の増加が最小なのはどれか？
 a. 心拍数．
 b. 心室拡張末期容量．
 c. 平均動脈圧．
 d. 心室内腔半径．

Answers

1. 正解は **c**．僧帽弁は心室充満の間ずっと開いている．心音S$_4$は心房収縮とともに起こり，多くは肥大した心臓で聴取されるので **a** は不正解．大動脈弁は駆出期のみに開くので **b** は不正解．心室内圧は急速駆出期のみ大動脈圧を越える，したがって **d** も不正解．

2. 正解は **c**．平均左心房圧は約8mmHgであり，平均右心房圧は4mmHgである．大動脈拡張期圧は約80mmHgで，肺動脈収縮期圧は約25mmHgであるから **a** は不正解．左房と左室拡張末期圧は通常，それぞれ右房，右室拡張末期圧よりも高い，したがって **b** は不正解．肺動脈拡張期圧は約10mmHgで右房圧は約4mmHgであるから **d** は不正解．

3. 正解は **c**．心拍数が減ると，充満時間が長くなる（拡張期が長くなる）．それゆえ心拍数が低下すると，前負荷が増える．心房変力性，血液量，心室コンプライアンスの低下は心室充満を減らし，結果として前負荷を減らすことになる．したがって **a**，**b**，**d** は不正解．

4. 正解は **a**．横になった時に静脈還流が増加し，前負荷が増える．これは，長さ依存性のアクチンとミオシンの活性化につながる．これにより，活性化張力が増えることとなる．これはFrank-Starling機序の根拠となっている．左心不全になると，右心室の心拍出量が増えたとしても，左心室の拍出は相応に増えないかもしれない．結果として，肺鬱血と呼吸困難を引き起こす．筋短縮の程度，前負荷，短縮速度の低下はすべて一回拍出量の減少へとつながる．したがって，**b**，**c**，**d** は不正解．

5. 正解は **d**．心室肥大は心室コンプライアンスを減らす．これにより，心室が充満した時の拡張末期圧は上昇する．後負荷の減少により収縮末期容量は減少し，二次的に拡張末期容量と圧が低下する．したがって，**a** は不正解．静脈還流の減少は心室充満を減少させ，拡張末期容量と圧を低下させるため，**b** は不正解．変力性の増加は収縮末期容量を減らし，二次的に拡張末期容量と圧の低下をきたす．したがって，**c** は不正解．

6. 正解は **a**．駆出率25％，一回拍出量50mLであるから，この患者の拡張末期容量は200mLである．これは正常の拡張末期容量（正常は150mL未満）よりも大きい．駆出率をパーセント表示するとき，駆出率＝（一回拍出量／拡張末期容量）×100で求める．したがって，拡張末期容量＝（一回拍出量／駆出率）×100と変換できる．この低い駆出率（正常は55％以上）は心不全（変力性の消失）を示唆しているので **b**，**c**，**d** は不正解．これにより一回拍出量は減少し，収縮末期容量の増加を来たす．収縮末期容量の増加により二次的に前負荷が増え，第9章で述べるその他の代償的メカニズムによって前負荷（拡張末期容量）が増加する．

7. 正解は **b**．動脈圧の増加は左室後負荷を増やす．これにより，張力–速度関係に示されるように，後負荷の増加により線維短縮速度は低下する．後負荷の増加により線維短縮速度は低下し，一回拍出量も減少する．これにより左室収縮末期容量と，二次的に前負荷（拡張末期容量）も増加することになる．したがって，**a**，**c**，**d** は不正解．

8. 正解は **b**．変力性の増加は一回拍出量を増やす．一回拍出量は圧–容量ループの横幅として示される．一定の後負荷における変力性の増加は，筋線維の短縮速度を増加させ一回拍出量を増やし，グラフ上では張力–速度関係を平行に上方へ移動させる．一回拍出量の増加は収縮末期容量を減らし，二次的に拡張末期容量（前負荷）を減らす．したがって，**a**，**c**，**d** は不正解．

9. 正解は **b**．拡張末期容量の増加は一回拍出量を増加させる．しかし，酸素消費量と壁応力，心室内圧，心室内腔半径の関係から，一回拍出量の変化が心筋酸素消費量の変化に与える影響は，心拍数，平均動脈圧，心室内腔半径の変化と比べると1/4程度である．このような理由から **a**，**c**，**d** は不正解．

練習問題と症例問題の解答 Answers

練習問題 4-1

一回拍出量＝心拍出量/心拍数である．一回拍出量は単位にmLを使っているので心拍出量（8.8L/分）はmL/分の単位（8,800mL/分）で表されなければならない．この値を心拍数110回/分で割ると，一回拍出量である80mL/回が計算できる．

練習問題 4-2

右室一回拍出量が左室一回拍出量60mL/回よりも0.1％多いので，右室一回拍出量を60mL/回と1.001を乗じて計算すると，60.06mL/回となる．左右心室の一回拍出量の差は0.06mL/回である．1時間の一回拍出量の差の合計は，心拍数が75回/分の時，心拍数（75回/分）×60（分/時間）×一回拍出量の差（0.06mL/回）で計算できる．この計算により270mLとなる．この量が右室と左室の一回拍出量の微量差の結果，たった1時間で肺内に増えた血液量である．

練習問題 4-3

心筋酸素消費量は**式4-3**（下記）から計算することができる．

$$M\dot{V}O_2 = CBF \cdot (CaO_2 - CvO_2)$$

対照の酸素消費量は，冠動脈血流50mL/分と動静脈血酸素含量の差0.1mLO₂/mL血液を乗じたもので，5mLO₂/分となる．動静脈血酸素含量の差の計算においては，単位をmLO₂/mL 100ml血液からmLO₂/mL血液に変換しなければならないことに注意する．実験における酸素消費量は，冠動脈血流量150mL/分と動静脈血酸素含量差0.14mLO₂/mL血液を乗じたもので，21mLO₂/分となる．これは320％酸素消費量が増加したことになる．（{(21－5)／5}×100）

症例問題 4-1

肥大した心室のコンプライアンスは低い．下図に示すように，拡張末期圧–容量曲線は左上方へ移動する．この移動によって心室充満の最後には，拡張末期容量の減少と拡張末期圧の上昇が起きる．変力性と動脈拡張期圧（後負荷）の大きな変化がなければ，収縮末期容量は正常なままだろう．圧–容量ループの横幅は狭く，つまり一回拍出量は減少している．

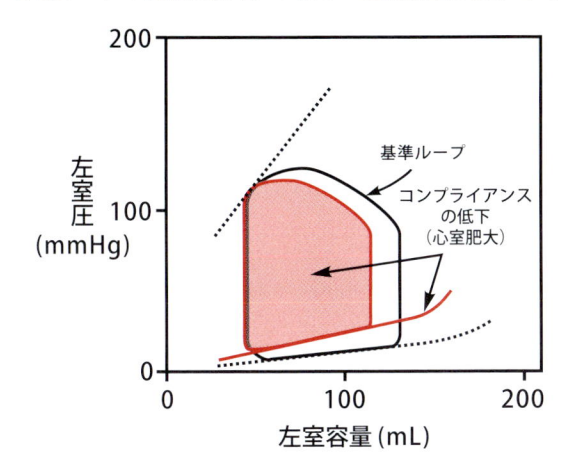

症例問題 4-2

体血管拡張薬は左室後負荷を減らす．これはStarling曲線を（変力性の喪失から起こる）心不全時の状態から左上方へ移す（図A参照）．これにより一回拍出量は増加，同時に前負荷（拡張末期圧）は点Aから点Bへ減少する．体血管拡張は拡張期動脈圧を低下させ，心室からの駆出をより早く速やかにし，収縮末期容量を小さくする（図B）．収縮末期容量の減少は，代償的に拡張末期容量の減少をもたらす．しかしながら，収縮末期容量の減少は拡張末期容量の減少よりも大きいので，一回拍出量は増える．一回拍出量が増え，拡張末期容量が減ることで駆出率は増える（駆出率＝一回拍出量／拡張末期容量）．

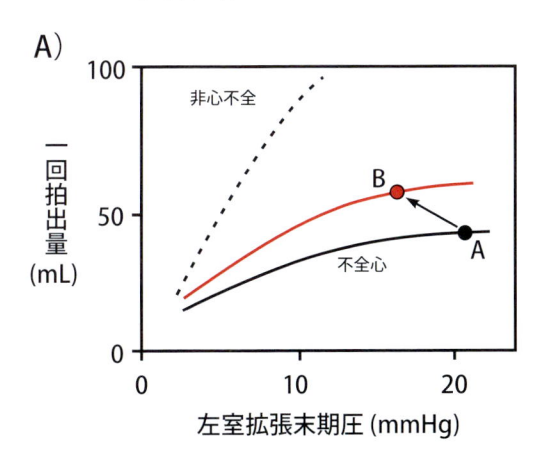

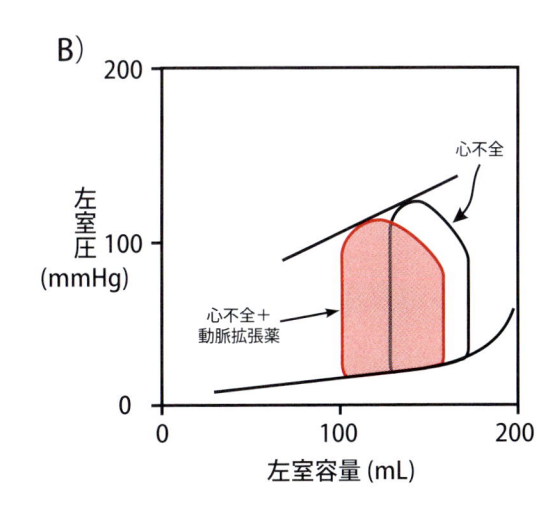

症例問題 4-3

頻脈による心室充満時間の減少は，拡張末期容量と一回拍出量の減少をもたらす．しかし，前負荷の変化だけでは収縮末期容量は変化しない．そこに動脈圧の低下が加わり，心室の後負荷が減る．後負荷の低下は独立して一回拍出量を増やし，収縮末期容量を減らす．さらに二次的に拡張末期容量も減らす．この二つの相乗効果によって正味の効果は，小さな収縮末期容量の減少を伴う大きな拡張末期容量の減少と大きな一回拍出量の減少となる．（収縮期・拡張期）低血圧のため，圧–容量ループの駆出期は低い圧から始まり，心室収縮期圧のピークも減少する．

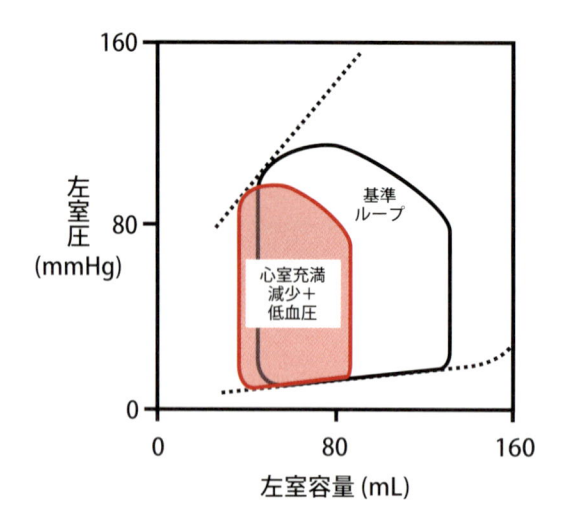

推奨文献

1) Braunwald E, Ross J, Sonnenblick EH. Mechanisms of Contraction of the Normal and Failing Heart. 2nd Ed. Boston: Little, Brown & Co., 1976.
2) Covell JW, Ross J. Systolic and diastolic function (mechanics) of the intact heart. In: Page E, Fozzard HA, Solaro RJ, eds. Handbook of Physiology, vol. 1. Bethesda: American Physiological Society, 2002; 741–785.
3) Fuchs F, Smith SH. Calcium, cross-bridges, and the Frank-Starling relationship. News Physiol Sci 2001;16:5–10.
4) Katz AM. Physiology of the Heart. 4th Ed. Philadelphia: Lippincott Williams & Wilkins, 2006.
5) Lilly LS. Pathophysiology of Heart Disease. 5th Ed. Philadelphia: Lippincott Williams & Wilkins, 2011.
6) Opie LH. The Heart: Physiology from Cell to Circulation. 4th Ed. Philadelphia: Lippincott Williams & Wilkins, 2004.
7) Sagawa K, Maughan L, Suga H, Sunagawa K. Cardiac Contraction and the Pressure-Volume Relationship. New York: Oxford University Press, 1988.
8) Solaro, RJ. Integration of Myocyte Response to Ca2+ with Cardiac Pump Regulation and Pump Dynamics. Am. J. Physiol. 1999;277(Adv. Physiol. Educ. 22): S155–S163.

Vascular Function

第5章 血管の機能

本章のねらい

1. 体内の血管ネットワークを構成する各種血管の名称を言うことでき，それぞれのおおまかな機能を説明できる．
2. 心拍出量，体血管抵抗，中心静脈圧の変化が平均動脈圧にどのような影響を与えるかを説明できる．
3. 動脈圧の脈圧がどのような因子によって決まるか説明できる．
4. 血管の半径，長さ，血液の粘稠度，灌流圧の変化が血流にどのように影響するか，定量的に説明できる．
5. 乱流によって圧と血流の関係がどのように変化するかを説明できる．
6. 直列あるいは並列の抵抗ネットワークから全抵抗を計算することができる．
7. なぜ小動脈や細動脈における圧の低下が他の血管におけるそれよりもはるかに大きいかを説明できる．
8. 血管の緊張度を定義しそれに影響する因子をあげることができる．
9. 血管内容量，静脈コンプライアンス，重力，呼吸，筋収縮などの因子が，それぞれ中心静脈圧にどのように影響をおよぼすか説明できる．
10. 心および体血管機能曲線を用いて，血管内容量，静脈コンプライアンス，血管抵抗，心機能の変化が，右房圧と心拍出量間の平衡にどのように影響するかを説明できる．

はじめに

血管系は，分配（distribution）と交換（exchange）という2つの基本的機能をもっている．分配とは，血液を臓器に運び臓器から運び去ることであり，交換とは，血液と組織の間でガス，栄養素，体液を移動させることである．本章では血管の解剖，および一般的な血行動態原理，とくに血圧の調節および血流の分配の原理に焦点をあてる．これらの生理学的制御のメカニズムに関しては，第6章および第7章でさらに詳しく述べ，交換機能に関しては第8章で述べる．

解剖と機能

血管ネットワーク

　左室から大動脈に向けて血液が駆出され，そこから動脈のネットワークを介して身体中に血液が分配される．動脈はより径の小さい血管に次々に枝分かれしていき，最終的に最小の血管単位である臓器や組織の毛細管に至る．毛細管は血管（静脈）に集められ，徐々に径が大きくなっていき，心臓に戻る．図5.1にこれらの血管のネットワーク（血管網）を示し，表5-1に血管の径および機能の比較をまとめた．各種の血管は主要な機能によって，分配機能や抵抗を決める機能を担う血管すなわちdistributing arteries（大動脈，大小の分配動脈），交換機能を担う血管すなわちexchange vessels（毛細管，径の小さい細静脈），血液量保持機能を担う容量血管，すなわちcapacitance vessels（径の大きな細静脈，静脈，大静脈）に分けることができる．

■ 分配・抵抗血管

　大動脈（aorta）は，心臓から動脈系に血液を分配する主要な血管であるという役割の他に，左室

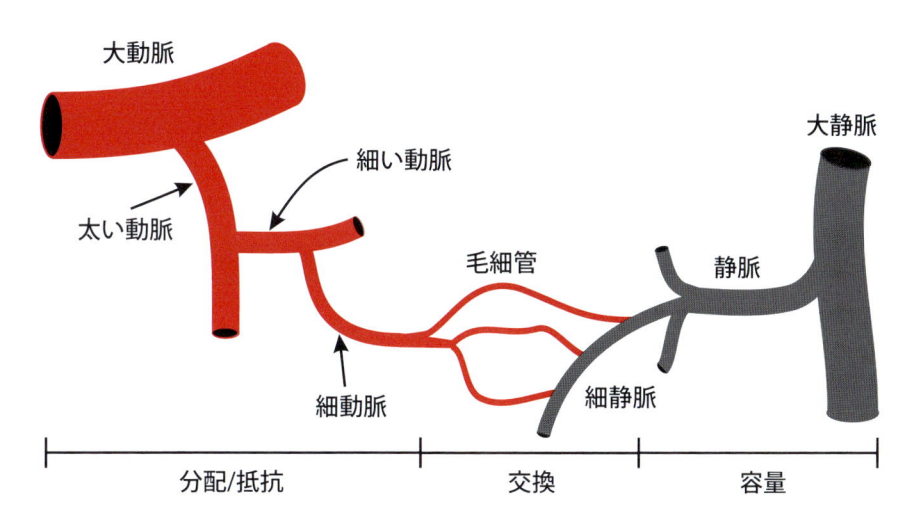

図5.1　循環系に見られる主な血管

表5-1　体循環における各種血管の径と機能

血管の種類	直径（mm）	機能
大動脈	25	拍動の減衰と血液の分配
太い動脈	1.0～10.0	血液の分配
小動脈	0.2～1.0	血液の分配と抵抗
細動脈	0.01～0.20	抵抗（圧/流量調節）
毛細管	0.006～0.010	物質交換
細静脈	0.01～0.20	物質交換，血液の収集，容量
静脈	0.2～10.0	容量機能（血流量）
大静脈	35	収集

から間欠的に血液を駆出することによって生じる拍動圧を減衰させる役割を果たす．減衰は大動脈コンプライアンスによって決まり，本章の後半でより詳しく扱う．大動脈の枝である（頸動脈，腸間膜動脈，腎動脈などの）**太い動脈**（large arteries）は，血液を各種の臓器や領域に分配する．このような太い動脈は収縮および拡張する能力があるものの，正常の生理学的な状態では血圧や血流量の調節において有意な役割を果たしていない．このような分配動脈が分布する各臓器に到達すると，**小動脈**（small arteries）に枝分かれし臓器内で血液を分配する．このような小動脈は分布を繰り返してどんどん細くなっていく．その径が200 μm 以下になると**細動脈**（arterioles）と呼ばれるようになる．小動脈と細動脈の間に明確な境界がないので，小動脈が細動脈に移行する地点について共通の認識が得られているわけではない．実際組織や臓器内で小動脈が細動脈になる分枝レベルについては研究者間で諸説ある．ただし，細動脈はわずか数層の血管平滑筋をもち，一般にその径が200 μm 以下であることに関してはほとんど異論がないと言ってよいだろう．

さらに，小動脈や細動脈は，臓器内の血圧と血流を調節する主要な**抵抗血管**（resistance vessels）であるという特徴をもつ．抵抗血管には自律神経系（とくに交感神経系）がきわめて密に分布し，神経活動の変化に伴って抵抗血管が収縮あるいは拡張する．また抵抗血管には，（カテコラミン，アンギオテンシンIIなどの）循環ホルモンが結合する受容体が豊富に存在し，血管径を変化させる（第3章および第6章を参照）．さらに抵抗血管は，血管周囲の組織や血管内皮で産生される各種の物質（例えばアデノシン，カリウムイオン，一酸化窒素）にも反応する．

■交換血管

細動脈の径がさらに小さくなると（＜10 μm）平滑筋がなくなる．平滑筋がなく血管内皮と基底膜だけで構成される血管を**毛細管**と呼ぶ．毛細管は循環系で最も細い血管であるが，体内に莫大な数の毛細管が存在するため断面積にすると最大になる．体内のすべての毛細管を流れる総血流量は，心臓から大動脈に駆出される血流量と同一であり，毛細管の総断面積は大動脈の1,000倍大きいので，毛細管内の血流速度（～0.05 cm/秒）は大動脈内の速度（～50 cm/秒）の1,000分の1程度になる．その理由は，流量（F）は平均速度と断面積（A）の積で表されるからである（F＝V・A）．この式を変形すると，平均動脈圧が断面積に反比例することがわかる（V＝F/A）．

毛細管は物質交換のために最大の表面積をもつ．酸素，二酸化炭素，水，電解質，蛋白質，代謝基質および副産物，ホルモンが，毛細管内皮を介して血漿と周囲組織の間質の間を往き来する（第8章参照）．つまり毛細管は，体内の主要な交換血管なのである．

毛細管が合流すると，細い毛細管後細静脈（postcapillary venules）になるがまだ平滑筋が存在しない．この毛細管後細静脈は透過性が高く，毛細管と同様に体液と大分子の交換血管としてはたらく．

■容量血管

細い毛細管後細静脈が合流しより太い細静脈（venules）になると，再度平滑筋が出現する．平滑筋を備えた細静脈は，抵抗血管のように拡張したり収縮する能力がある．このような細静脈径の変化によって毛細管圧や静脈内血液量が変化する．細静脈は合流してより太い静脈（veins）になる．総じて細静脈と静脈は，体内の主要な容量血管として大量の血液を蓄え，局所の血液量を調整して

いる．静脈の収縮によって静脈内の血液量が減少し，静脈圧が上昇し，右房圧と心室前負荷が変化し心拍出量が変化する．静脈は最終的に上下の大静脈（vena cavae）になり，右房に血液を送る役目を果たす．

圧と容量の分布

平均動脈圧は大動脈で最も高く（正常成人で95 mmHg程度），末梢に行けば行くほど低下していく（図5.2）．末梢に行くほど圧が下がるのは，血流に伴って血液内で（血液粘度に関連して）生じる摩擦および血液と血管壁の間で生じる摩擦によって，エネルギーが熱として失われていくからである．式5-1のように，例えば動脈の任意の2点間の圧の低下（ΔP）は，流量（F）と抵抗（R）に比例する．

式5-1 $\Delta P = F \cdot R$

式5-1は，すなわち電圧差（ΔV）（ΔPに相当）は電流（I）（Fに相当）と抵抗（R）の積で表されるオームの法則を，流体力学にあてはめたものである．一般に本式は，体内で非乱流，すなわち層流の状態で血液が流れるときに適用される．

大動脈や太い分配動脈は，流量に対して相対的に抵抗が低く，血液がこれらの血管を流れる間に圧エネルギー損失（ΔP）がほとんど生じないため，平均動脈圧はそれほど低下しない．対照的に，血液が（主要な抵抗血管である）小動脈や細動脈を流れる間，平均動脈圧は著明に低下する．その理由は，これらのいわゆる抵抗血管は流量に対して相対的に抵抗が高く，これらの血管を通過するときのΔPが大きいからである．実際，血管系全体で生じる圧低下の約50〜70％が抵抗血管内で起こる．血液が毛細管に到着するまでに，平均動脈圧は臓器により25〜30 mmHg程度になる．毛細管圧が相対的に低いことは重要で，もし圧が高ければ毛細管（および毛細管後細静脈）から大量の体

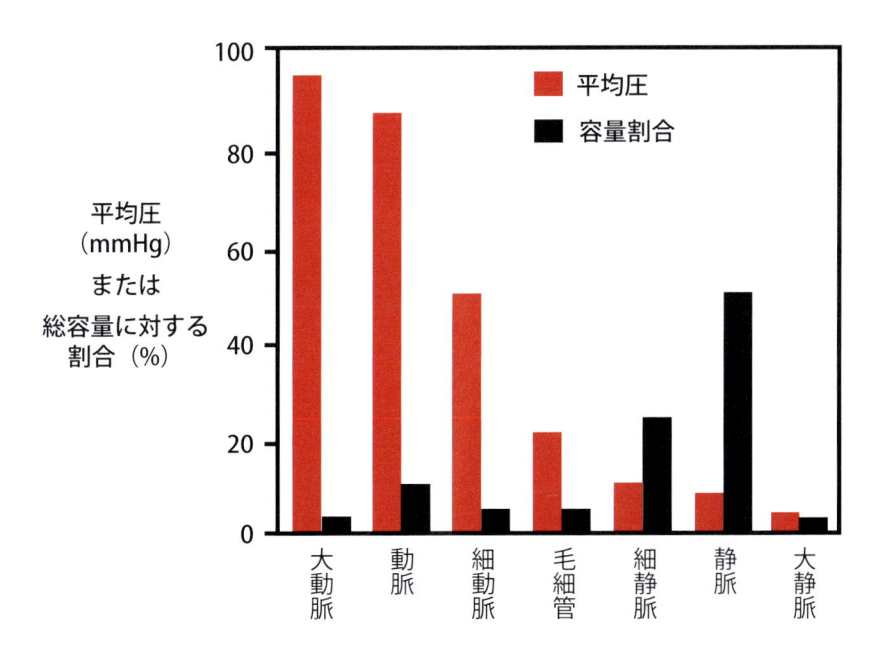

図5.2　体循環における圧と容量の分布
圧の最大の低下は，小動脈や細動脈を通過するときに起こる．一方，血液の大部分は静脈と細静脈に存在する

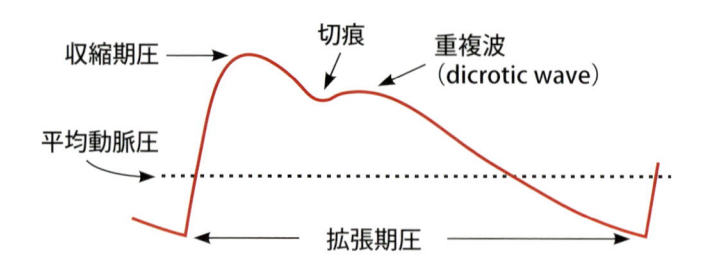

収縮期圧 切痕 重複波（dicrotic wave）
平均動脈圧
拡張期圧

脈圧＝収縮期圧－拡張期圧

図5.3 大動脈の圧拍動
脈圧は最大（収縮期）圧と最小（拡張期）圧の差である．平均動脈圧は，
拡張期圧に脈圧の3分の1を加えたものに近似できる

液が漏出し組織の浮腫をきたすであろう（第8章参照）．血液が静脈を流れ心臓に戻る過程で圧はさらに低下するが，小動脈や細動脈などの抵抗血管と比べ抵抗がはるかに小さいため，圧の低下は小さい．右房近傍の胸部大静脈内圧は，心周期や呼吸運動に伴い数ミリメーター水銀柱（mmHg）の変動を示すが，ほぼゼロに近い．

循環血液量のうち，その最大量（60〜80％）は静脈系に存在する．この点が静脈が容量血管（capacitance vessels）と呼ばれる所以である．動脈側・静脈側間の相対的な血液量は，血液総量，血管内圧，血管コンプライアンスによって相当変化する（後述）．血管コンプライアンスは静脈平滑筋がどの程度収縮しているかによって決まり，この収縮の程度は主として静脈に分布する交感神経によって調節されている．

動脈圧

左室から大動脈に血液が駆出されると特徴的な大動脈圧拍動（aortic pressure pulse）が作られる（図5.3）．大動脈拍の最大（＝ピーク）圧は，**収縮期圧**と呼ばれる．収縮期最高圧のすぐ後にノッチ（＝切痕）（dicrotic notch または重複切痕）が出現し，その後に圧が少し上昇した後，大動脈圧波形は最小圧すなわち**拡張期圧**に向かって下降していく．収縮期圧と拡張期圧の差が大動脈**脈圧**である．例えば収縮期圧が130 mmHgで拡張期圧が85 mmHgの場合，脈圧は45 mmHgになる．したがって，収縮期圧あるいは拡張期圧に影響する因子はすべて脈圧に影響を与えることになる．収縮期圧および拡張期圧は，上腕の血圧カフ（sphygmomanometer：血圧計）測定で得られる．これら収縮期圧も拡張期圧も臨床的にきわめて重要な数値であるが，どちらの数値も臓器に血液を灌流させるための駆動圧（driving pressure）の指標としては不十分である．この臓器駆動圧の指標として最も適切なのが平均動脈圧，すなわち単位時間あたりの平均圧である．平均動脈圧は，血管機能を評価する際に血行動態情報の1つとして必要な情報である．

平均動脈圧

大動脈圧拍動の形状（図5.3参照）により，**平均動脈圧**（幾何学的平均）値は収縮期圧と拡張期圧の単純な加算平均よりも小さい．安静時心拍数で，平均大動脈（あるいは動脈）圧（MAP）は，**式5-2**

のように拡張期圧（P_{dias}）と収縮期圧（P_{sys}）から推定可能である．

式5-2　$MAP \cong P_{dias} + \frac{1}{3}(P_{sys} - P_{dias})$

例えば，もし収縮期圧が120 mmHg，拡張期圧が80 mmHgとすると，平均動脈圧は93 mmHgになる．しかし頻脈の場合には，収縮期時間の短縮よりも拡張期時間の短縮が著明なため，動脈圧波形が変化して（狭くなって），平均動脈圧は収縮期圧と拡張期圧の加算平均に近づく．したがって，より正確な平均動脈圧の測定には，通常，動脈留置カテーテルを留置した上でアナログ電気集積回路かデジタル技術が必要になる．

平均動脈圧の正常値は状況により変化する．乳児では平均動脈圧は70 mmHgほどであるが，高齢者では100 mmHg程度であろう．加齢に伴い，一般に拡張期圧に比べ収縮期圧が上昇するので，脈圧は上昇する．男性と女性の平均動脈圧にはわずかな差があり，同年代の女性は男性に比べ若干低い．成人では，収縮期圧が120 mmHg以下（90 mmHg以上），拡張期圧が80 mmHg以下（60 mmHg以上）が正常と考えられ，平均動脈圧が95 mmHg以下に相当する．低血圧，高血圧に関しては第9章で述べる．

どのような因子が平均動脈圧に影響するだろうか．血液が抵抗の高い体循環系に駆出されるのにともない，動脈血管内で圧が発生する．式5-3のように平均動脈（大動脈）圧（MAP）は，心拍出量（CO），体血管抵抗（SVR），中心静脈圧（CVP）によって決まる．

式5-3　$MAP = (CO \cdot SVR) + CVP$

本式は式5-1すなわち$\Delta P = F \cdot R$をもとにしている．式5-3におけるΔPは，体循環系全体を通じた

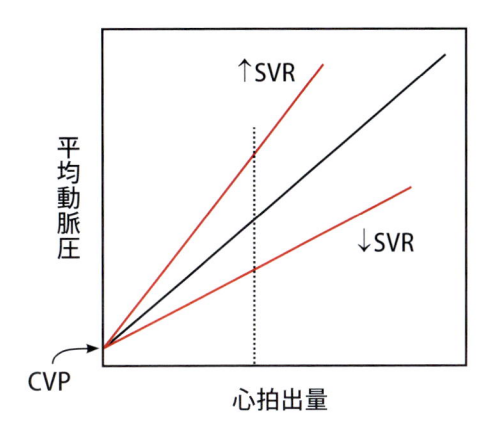

図5.4　心拍出量（CO），体血管抵抗（SVR），平均動脈圧（MAP），中心静脈圧（CVP）の関係
心拍出量が一定のとき，SVRが上昇するとMAPが上昇し（破線），SVRが低下するとMAPが低下する．本図は式5.3, MAP＝(CO・SVR)＋CVPに基づいている

圧低下，すなわちMAP－CVPで表され，COとSVRは，F（流量）とR（抵抗）に匹敵する．したがって，式5-3から，心拍出量，体血管抵抗，あるいは中心静脈圧が平均動脈圧に影響を与えることがわかる．もし心拍出量と体血管抵抗が同じ割合で反対方向に変化すると，平均動脈圧は変化しない．例えば，心拍出量が2分の1に減少して体血管抵抗が2倍になれば，平均動脈圧は変わらない．

図5.4は，式5-3に基づき心拍出量が増加すると平均動脈圧も直線的に上昇することを示している（抵抗と静脈圧が一定であると仮定して）．体血管抵抗が上昇（直線の傾きの上昇）すると，任意の心拍出量において動脈圧が上昇する．反対に，抵抗の減少により，任意の心拍出量において動脈圧が低下する．

心拍出量，体血管抵抗，静脈圧ともに常に変化し，相互に依存する関係にある（つまり，1つの変数が変化するとその他のどの変数にも変化が現れる）．詳細は後述するが，例えば体血管抵抗が上昇すると心後負荷が上昇し，心拍出量が減少し，CVPが変化する．それだけでなく，心臓や循環を外因性にコントロールするメカニズムもこれらの変数

に影響を与える．例えば，（起立時のように）心拍出量が突然20％低下した場合，血圧を一定に維持しようと圧受容体反射がはたらき，体血管抵抗が上昇して，平均動脈圧の低下が20％未満に抑えられる（第6章参照）．

大動脈脈圧

血液が大動脈を介して分配動脈に流入するにしたがい，動脈圧波形の形状に変化が起こる．動脈圧拍動が心臓から遠ざかるにつれ，収縮期圧が上昇し拡張期圧が低下する．動脈圧拍動の形状がなぜ変化するかは，（1）遠位動脈コンプライアンスの低下，（2）反射波，とくに動脈の分岐点で生じる反射波が，順行性に伝搬する脈波に重なることなど，いくつかの因子が関与している．さらに，動脈圧拍動が分配動脈内を伝わっていくと，それらの動脈の抵抗のために平均動脈圧は低下していく．しかし，分配動脈の抵抗は相対的には低いので，平均動脈圧の低下はわずか（数mmHg）である．したがって，動脈圧の測定値は測定箇所により異なる．動脈圧を，上肢で血圧計（つまり血圧測定カフ）を用いて測定した場合，得られた数値は上腕動脈内の圧を表している．しかし，ここで測定された血圧は，大動脈の収縮期圧や拡張期圧，あるいはその他の分配動脈で測定した値と同一ではない．

大動脈のコンプライアンスと心室一回拍出量が脈圧を決定する．**コンプライアンス**は容量と圧の関係により定義され，コンプライアンス（C）はそれらの関係の傾き，言い換えれば任意の圧において，容量変化（ΔV）を圧変化（ΔP）で割った値を指す．

式5-4　　$C = \dfrac{\Delta V}{\Delta P}$　または　$\Delta V = C \cdot \Delta P$

したがって，きわめてコンプライアンスが高い血管では，任意の容量の上昇に対する圧の上昇は小さい．反対に，コンプライアンスの低い血管（つまり"固い"血管）では，任意の容量の増加に対する圧の上昇が相対的に大きくなる．

血管コンプライアンスは，血管壁における弾性線維（elastin fiber），平滑筋およびコラーゲンの相対的割合によって決まる（図3.7参照）．弾性線維が壁の伸展に対して最も抵抗が小さいが，コラーゲンは最も抵抗が大きい．大動脈のような血管は平滑筋やコラーゲンより弾性線維が豊富で，相対的に壁の伸展に対する抵抗も小さいので，平滑筋が豊富で弾性線維が少ない筋性動脈よりコンプライアンスが高い．

大動脈が相対的に高いコンプライアンスをもつため，拍動性の左室駆出は減衰し，脈圧が減少する．もし大動脈が固い管なら，1回の心室駆出に伴う脈圧は非常に大きくなる．しかし，大動脈のコンプライアンスは高いので，血液の大動脈への駆出に伴い，大動脈壁が伸展し大動脈内に増加した血液量にうまく適応する．大動脈の拡張に伴う容積変化の範囲において，圧の増加分は，大動脈容積の増加分をコンプライアンスで割った値になる（図5.5A）．大動脈容積の任意の変化において，コンプライアンスが低い大動脈ほど圧の増加（つまり脈圧）が大きくなる（図5.5B）．加齢や動脈硬化により大動脈コンプライアンスが低下し，大動脈脈圧が上昇する．高齢者で大動脈脈圧が60mmHg以上になることも珍しくないが，中年以下の成人の大動脈脈圧は安静時心拍数で40〜45mmHgである．

コンプライアンスの変化は脈圧にのみ影響を与え，平均圧には影響せず，この平均圧は心拍出量と体血管抵抗に変化がなければ変化しない．一方，一回拍出量が変化すると心拍出量も変化するので，通常，脈圧ばかりでなく平均大動脈圧にも影響する．例えば，変力性の増加によって一回拍出量と

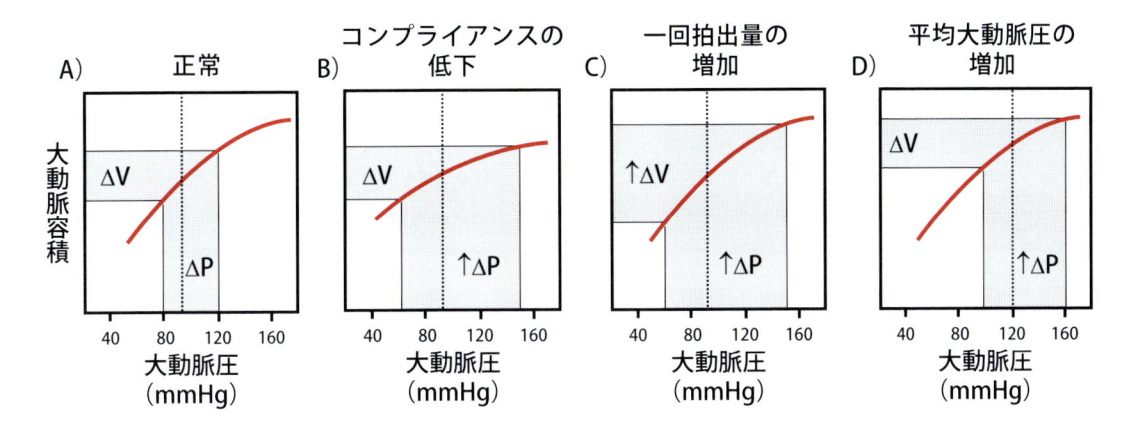

図5.5 一回拍出量，大動脈コンプライアンス，平均大動脈圧が大動脈脈圧に与える影響
A）一回拍出量（ΔV）が一定なら，脈圧（ΔP）は大動脈コンプライアンスで決まる（赤線）．B）一回拍出量が一定なら，大動脈コンプライアンス（赤線の傾き）の低下により脈圧が増加する．C）一回拍出量の増加により脈圧が増加する．D）大動脈圧や容積が大きいと大動脈コンプライアンスが低くなるので，平均大動脈圧が高くなれば（破線），同じ一回拍出量でも脈圧はより大きくなる．A～C：平均大動脈圧を一定と仮定している

　心拍出量が増加すると，脈圧も平均動脈圧も上昇する．しかし，一回拍出量は変化するが心拍出量に変化を認めない場合（例えば，一回拍出量が増加したが心拍数が減少した場合），脈圧は変化するが平均動脈圧は変わらない（図5.5C）．

　容量と圧の関係（コンプライアンス曲線；図5.5の赤線）は直線関係ではないので，大動脈コンプライアンスに単一の値が存在するわけではない．大動脈容量と圧が高い場合には，曲線の傾きが減少し，コンプライアンスが低下する（図5.5Dを参照）．したがって，一回拍出量が一定とすると，平均動脈圧が高くなればコンプライアンスが低下し，結果として脈圧が増加する．

　要するに，大動脈脈圧は，心室一回拍出量と大動脈コンプライアンスによって決まる（図5.6）．一回拍出量に影響を与える因子（例えば心室前負荷，後負荷，変力性，心拍数），あるいは大動脈コンプライアンスに影響を与える因子（年齢，動脈硬化，高血圧）によって大動脈脈圧は変化する．一拍ごとの脈圧の変化は一回拍出量の変化によって起こる．それに対し，慢性的に長期にわたり脈圧が増

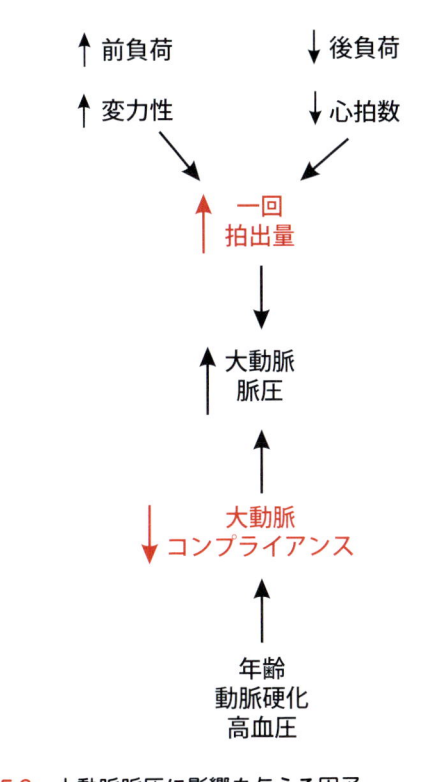

図5.6 大動脈脈圧に影響を与える因子
脈圧は，一回拍出量を増加させるか大動脈コンプライアンスを減少させる因子により増加する

加している場合は，大動脈コンプライアンスの低下による場合が多い．

血行動態（圧，流量，抵抗）

血行動態という用語は，循環系において血流量（blood flow）を調節する物理的要素に関して記述したものである．臓器を流れる血流量は，流量を生み出す圧較差（ΔP）を，血流に対する抵抗（R）で割ると得られるが（**式5-5**），これは**式5-1**を変形させたものである．臓器の血流を生み出す圧較差（すなわち灌流圧：perfusion pressure）は，動脈圧から静脈圧を引いたものである．個々の血管における圧較差は，血管に沿った任意の2つのポイント間の圧の差を意味する．

式5-5 $F = \dfrac{\Delta P}{R}$

各種のフィードバック機構によって，正常では動脈圧と静脈圧がそれぞれ狭い範囲に調節されているので，臓器血流量は主として抵抗の変化によって決まる．したがって，個々の血管や血管網において，何が抵抗を決定しているか理解しておくことは重要である．

血管長，径，血液粘度が血流抵抗に与える影響

3つの因子，すなわち血管長（L），血液粘度（η），血管直径（または半径，r）が，単一血管内の血流に対する抵抗を決める．この関係は**式5-6**のように表せる．

式5-6 $R \propto \dfrac{\eta \cdot L}{r^4}$

抵抗は血管長に比例する．したがって，半径が同一で長さが2倍の血管では抵抗が2倍になる．体内では個々の血管長に有意な差を認めないので，血管長の差が抵抗に与える影響はわずかである．

抵抗は血液粘度に比例する．血流に伴い，血漿中の液体分子と浮遊する物質（例えば赤血球）が相互に作用し，摩擦が生じる．血液粘度は，このような血液内の摩擦と相関する．また，血液と血管内皮間の摩擦も関与する．つまり，粘度は血流に対抗する力と考えられる．血液粘度が2倍になれば抵抗も2倍になり，このときもし圧が一定であれば血流量が2分の1になる．通常の体温で血漿の粘度は水のそれと比べて1.8倍である．全血の粘度は，赤血球や蛋白質があるので，水のそれと比べて約3倍から4倍である．血液粘度は通常大きく変化しないが，ヘマトクリットや温度の変化や，灌流の状態（低流量状態）に影響を受け変化する．ヘマトクリットは全血中の血球成分が占める容量を割合としてパーセントで表したものである．もしヘマトクリットが通常の40%から60%に上昇すれば〔この状態は多血症（polycythemia）と呼ばれる〕，血液粘度は約2倍になる．血液温が低下すれば，1℃につき約2%粘度が上昇する．また，血流速度も粘度に影響を与える．例えばショック時のように，微小循環において非常に血流が少ない低灌流の状態では，血液粘度は数倍になることがある．低灌流状態では，細胞−細胞間，蛋白−細胞間の粘着作用が強くなり，結果として赤血球同士の粘着が起こり，血液粘度が上昇する．

式5-6における3つの独立変数のうち，抵抗を決める上で量的に最も重要な変数が血管径である．半径と抵抗は反比例の関係にあるので，半径が大きくなれば抵抗は減少する．正確に言えば，<u>抵抗</u>

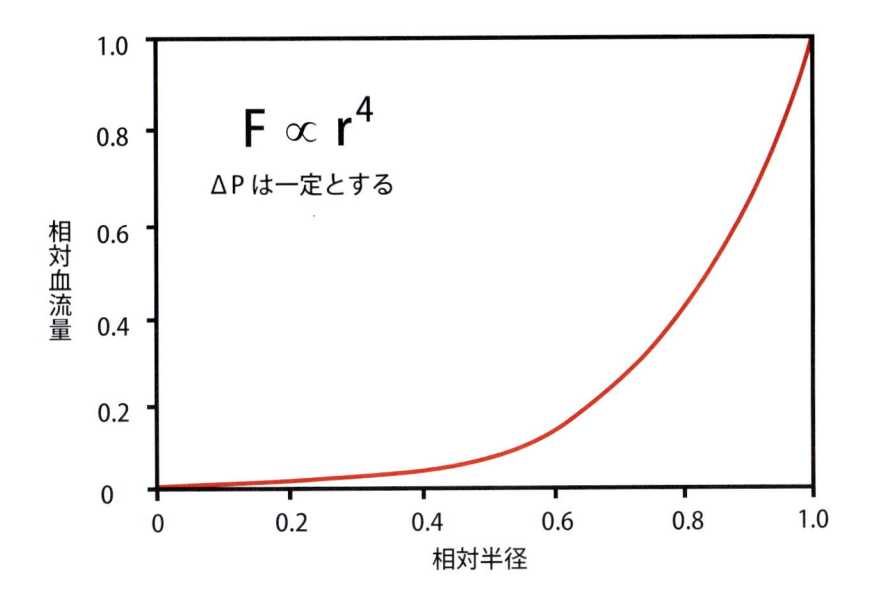

図5.7 単一血管の半径の変化が血流に及ぼす影響
Poiseuilleの法則によってこの量的関係を表す曲線が得られる．灌流圧（ΔP）を一定とすると，血流は半径の4乗に比例するので，半径（r）が減少すると，著明に抵抗が上昇し，血流（F）が減少する

は半径の4乗に反比例して変化するのである．例えば半径が2倍になれば，抵抗は16分の1になるのである．したがって，血管抵抗は半径の変化にきわめて敏感であるということができる．半径と直径は比例関係にあるので，**式5-6**のように直径の代わりに半径を用いることができる．

抵抗を表す式（**式5-6**）と血流，圧，抵抗の関係を表す式（F = ΔP/R；**式5-5**）をまとめると，以下の式が得られる．

式5-7 $F \propto \dfrac{\Delta P \cdot r^4}{\eta \cdot L}$

この関係（Poiseuilleの法則；Poiseuille's equation）は，フランスの医師であるPoiseuilleによってはじめて（1846年に）提唱された．正式な式には，分子にπ，分母に数字の8（定数）が含まれる．**式5-7**は，血流が灌流圧，半径，血管長，粘度によってどのように決まるかを表現している．しかし，体内では，血流は必ずしも正確にこの関係にしたがって決まるわけではない点に注意が必要である．それは本式が，(1) 血管が十分に長く，直線で，固い管である，(2) 血液がニュートン流体，すなわち粘度が一定で血流に依存しない流体として振る舞う，(3) 血液が安定した層流（非乱流）の状態で流れるという仮定のもとに成立するからである．これらの仮定は体内で常に成立するわけではないが，この関係の重要性が失われるわけではなく，実際，本式のおかげで，抵抗や血流に対し血管径が与える影響が大きいことや，血管や血液粘度の生理的・病的変化が圧や血流にどのように影響を与えるか，概念的に理解しやすくなっている．

単一血管における血流と半径の関係（**式5-7**）をグラフとして表した（**図5.7**）．ここでは，血流は層流であり，灌流圧，粘度，血管長が一定であると仮定している．血流は半径の4乗に比例するので，相対半径が1.0（基準値）から減少するにつれ血流が著しく低下するのがわかる．例えば，半径が正常の2分の1（相対半径が0.5）になると，血

流は16分の1，すなわち正常の6％まで減少する．この図によって，わずかな血管径の変化が血流に（もし血流が一定で圧が変化できると仮定した場合は圧に）重大な影響を与えることが，たちどころに理解できる．

> **練習問題 5-1** Question
> 摘出され，カニューレが挿入された細動脈に酸素化された生理食塩水を一定の流量で流したところ，細動脈の両端の圧差（圧較差）が2 mmHgであった．薬剤により血管径を50％減少させると，圧較差はどうなるか？
> →解答は章末

層流と乱流

Poiseuilleの法則（式5-7）および圧，血流，抵抗の関係を単純化して表した式（式5-1および式5-5）はすべて血流が層流，非乱流であるという仮定のもとに成立する．層流は，大多数の血管にあてはまる正常な血流の状態である．層流は，血管を流れる血液が求心性に層を形成するのが特徴である（図5.8上）．血液のとなり合う層が血管内を秩序良く流れる層流によって，となりあう層の間や，血流層と血管壁との粘性作用によって生じるエネルギー損失を最小限にすることができる．乱流は，層流が破綻したときに生じる（図5.8下）．乱流は，狭窄のある（狭くなった）心臓の弁や動脈の遠位，太い動脈の分岐点，（例えば運動中などの）心駆出速度が高いときの上行大動脈などで観察できる．太い動脈の乱流は〔内頚動脈雑音（carotid bruit）などの〕特徴的な音を生じ，聴診器で聴取可能である．血流速度が高くなれば乱流が強くなるので，狭窄のある弁や血管を介する血流量が増加するほど雑音が大きくなる．

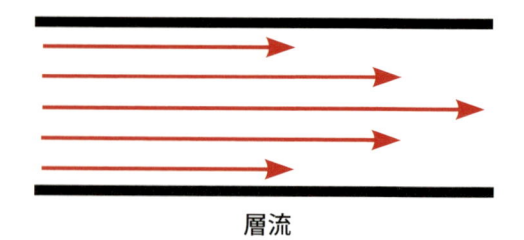

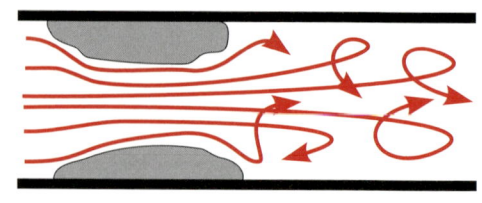

図5.8 層流と乱流
層流では血管軸に平行に，血管内皮側から徐々に速度が速くなり最速層が中央にあるような求心性に配列された層を形成して滑らかに血液が流れる．（例えば動脈硬化プラークによって）層流が破綻すると乱流となる．ここでは，血液は求心性の平行層を形成せず，しばしば渦を作りながら，異なる様式で流れるようになる

乱流によってエネルギー損失が大きくなり，Poiseuilleの法則（式5-7）で予測される以上に圧が低下する．例えば図5.9のように，狭窄によりすでに軽度に乱流を示す血流の流量が2倍に増えると，狭窄部を通過した後の圧の低下が3倍ないし4倍に強調され，乱流も増加する．Poiseuilleの法則では，層流では圧の低下は血流に比例するので，狭窄部を通過後の圧の低下は2倍になると予測する（図5.10参照）．しかし乱流では，血流と灌流圧の関係が変化し，Poiseuilleの法則をもとにした直線的な比例関係が成り立たなくなる．言い換えれば，同一の血流速度で血液を流そうとすると，乱流が存在する場合にはより高い灌流圧が必要である．一方，血流に変化がなければ，乱流によるエネルギー損失が大きいので，狭窄部を通過後の圧の低下が，抵抗成分としての血管径と血管長から予測されるよりも大きくなる．

通常の血流量

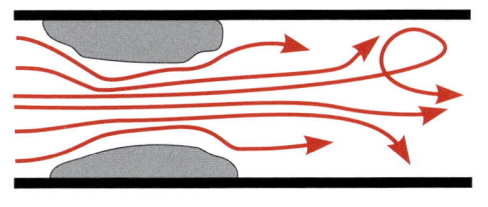

ΔP=10 mmHg

2倍の血流量

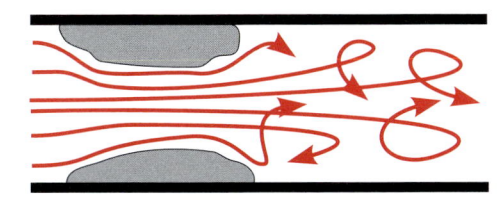

ΔP=35 mmHg

図5.9　血流が乱流に及ぼす影響
狭窄部位を流れる血流が2倍になると，乱流が増加して圧の低下（ΔP）が非常に大きくなる．この図から，血流が2倍になれば，ΔPがPoiseuilleの法則で予測される2倍以上の，3倍ないし4倍の低下を示すことがわかる

血管網の直列配置，並列配置

　Poiseuilleの法則は単一血管にしか適応できないことを覚えておく必要がある．例えば仮に腎臓内の単一の細動脈が直径で50％収縮したと仮定すると，その血管自体の血管抵抗は16倍に上昇するが，腎臓全体の血流抵抗が16倍になることはない．総腎血管抵抗の変化は小さく，おそらく無視しうる程度であろう．これは，複雑な血管網において，単一の細動脈は多数存在する抵抗血管の1つに過ぎず，臓器全体の血管抵抗のごくわずかでしかないので，血管抵抗に与える影響もほとんどないからである．このような複雑な血管配置構造を理解するためには，血管配置が直列や並列など，どのような配置になっているかという観点から，血管網

の構造を調べる必要がある．

　臓器およびその循環の並列配置（図1.2参照）に関しては，並列血管網は全血管抵抗を減らすという観点が重要である．抵抗が並列に配置された場合，総抵抗の逆数が個々の抵抗の逆数の和に等しい．例えば，3つの並列の抵抗（R_1，R_2，R_3）の総抵抗（R_T）は，

$$\frac{1}{R_T} = \frac{1}{R_1} + \frac{1}{R_2} + \frac{1}{R_3}$$

と表すことができるが，R_Tについて解くと，

式5-8　$R_T = \dfrac{1}{\dfrac{1}{R_1} + \dfrac{1}{R_2} + \dfrac{1}{R_3}}$

となる．式5-8からは，2つの重要な原理が浮かび上がる．まず第一の原理は，抵抗が並列にならんだ血管網の総抵抗は，最も抵抗の低い単一の血管より低い，つまり並列血管は抵抗を減らす効果が大きいということである．例えば，$R_1=5$，$R_2=10$，$R_3=20$として式を解くと$R_T=2.86$となり，個々の抵抗の最小値よりも小さい．並列血管の抵抗を計算してみると，臓器や微小血管網の全血管抵抗に占める毛細管の割合が相対的に小さいことが理解できる．毛細管は，血管単体としてみると血管径が小さく最も抵抗が大きいが，並列血管として大きなネットワークを形成する．結果として，血管群としての毛細管の抵抗は小さくなる．第二の原理は，多数の並列血管が存在すると，その一部の血管の抵抗が変化しても，全血管抵抗に与える影響はほとんどないということである．

　臓器内の血管配置には直列と並列の両方が存在する．図5.11のように，動脈，細動脈，毛細管，細静脈，静脈が，血管の区域ごとに直列に配置されている．動脈を流れる血液は，すべてその下流の血管群を通って流れて行く．直列配置されたそれぞれの血管区域内では，多数の並列血管が存在

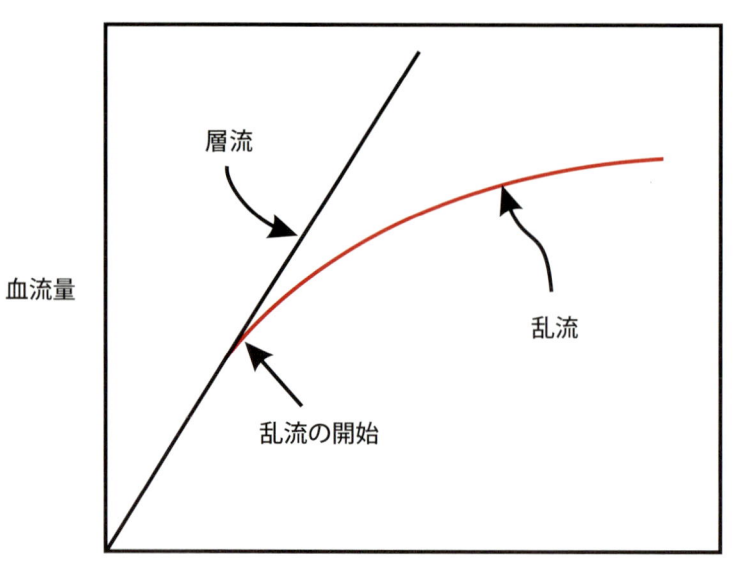

図5.10　圧-流量関係に対する乱流の影響
乱流によって，同じ灌流圧であれば血流が減少し，同じ血流を保とうとすれば，より高い圧が必要になる

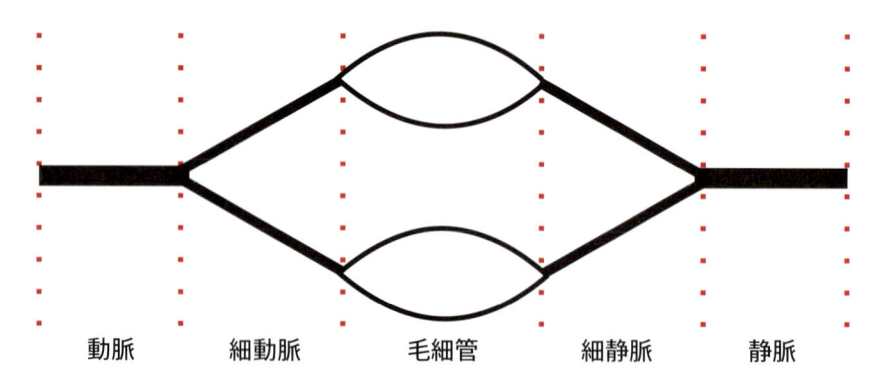

図5.11　臓器内の循環モデル
各血管区域が直列に配置され，各血管区域内では血管が並列に配置されている

する場合がある（例えば1つの細動脈はいくつかの並列毛細管が連結する）．どの血管区域（例えば細動脈）も，血管長，半径，並列血管数で決まる抵抗を生じる．

直列配置された血管網の全血管抵抗（R_T）は，個々の血管区域の抵抗の和に等しい．図5.11の循環モデルにおける全血管抵抗は，下記で表される．

式5-9　$R_T = R_A + R_a + R_c + R_v + R_V$
（A：動脈，a：細動脈，c：毛細管，v：細静脈，V：静脈）

各区域抵抗の総抵抗に対する比，すなわち相対血管抵抗よって，1つの区域の抵抗の変化が総抵抗にどのように影響するかが決まる．この原則を理解するために，上記の循環モデルの5つの区域それ

それに，相対血管抵抗値を割り当ててみよう．相対血管抵抗として，典型的な各血管床で観察されるのと同様な数値をあてはめてみる．

$R_A = 1$, $R_a = 70$, $R_c = 20$, $R_v = 8$, $R_V = 1$;

とすると，

$R_T = 1 + 70 + 20 + 8 + 1 = 100$

になる．

もし，R_Aが4倍に上昇する（相対血管抵抗が4になる）とR_Tは103に上昇，すなわち3％上昇するのみである．しかし，R_aが4倍に上昇する（相対血管抵抗が280になる）とR_Tは310に上昇，すなわち210％も上昇するのである．このモデルにおいて，R_Aは血流を臓器に分配する（例えば腎動脈のような）太い動脈から生じるもので，R_aは臓器内部の小動脈，細動脈，すなわち血管抵抗の主要な発生場所から生じるものである．この経験的モデルからわかることは，<u>小動脈や細動脈の抵抗変化が全血管抵抗に及ぼす影響に比較すると，太い動脈の抵抗変化が全血管抵抗に与える影響は相対的にわずかである</u>ということである．臓器血流や体血管抵抗を調節する主要な血管は小動脈や細動脈であると言われる根拠はここに存在する．

上記の解析によって，太い分配血管は血管径が60％ないし70％以上減少するまで臓器血流に有意な影響を及ぼさない理由も理解できる．この現象を**臨界狭窄**（critical stenosis）と呼ぶ．この臨界狭窄の概念は，抵抗は半径の4乗に反比例するとするPoiseuilleの法則と一見矛盾するように見え，確かにPoiseuilleの法則によれば，血管径の50％減少によって血管抵抗は16倍に増加（1,500％増加）しなければならないが，実際には，太い動脈の抵抗が総抵抗の通常1％しかないので，全血管抵抗は15％しか上昇しない．

練習問題5-2 Question

親細動脈は2本の細い細動脈に分枝している．相対値で，親細動脈の抵抗を1，娘血管それぞれの抵抗を4とする．親血管とその分枝を合わせた合計の抵抗はいくらになるか？

→解答は章末

症例問題5-1 Question

運動負荷心電図でST低下を認め，冠動脈疾患の存在が疑われた患者が，その後に冠動脈造影を行い，左主幹動脈（第7章，図7.6参照）に50％狭窄を認めた．もし安静時の血流動態下で左主幹動脈の抵抗が総冠動脈抵抗の1％を占めるとすると，50％狭窄によって全冠動脈抵抗はどの程度増加するか．狭窄部より遠位の血管の抵抗に変化はないものとする．抵抗の増加分をパーセントで表しなさい．

→解答は章末

体血管抵抗の調節

体血管抵抗（systemic vascular resistance: SVR）は全末梢抵抗（total peripheral resistance: TPR）とも呼ばれ，肺血管を除いたすべての体血管を流れる血流に対する抵抗を指す．体血管抵抗は，血液粘度にも影響を受けるものの，主として血管径の変化で決まる．全身的な血管収縮を引き起こすような状態は体血管抵抗を上昇させ，血管拡張を引き起こすような状態は体血管抵抗を低下させる．例えば交感神経刺激によって体血管抵抗が上昇する場合，上昇の程度は，交感神経の亢進の程度，血管の反応性，関与する血管床の数など

で決まる．

体血管抵抗の計算

体血管抵抗（SVR）は，既知の心拍出量（CO），平均動脈圧（MAP），中心静脈圧（CVP）から得られる．この計算は，式5-3を以下のように変形すれば得られる．

式5-10　　$SVR = \dfrac{(MAP - CVP)}{CO}$

体血管抵抗は平均動脈圧と心拍出量で計算されるが，実際の値はこれらのどちらの変数にも依存しない（ただし圧に影響を受ける：以下参照）．体血管抵抗は，血管径，血管長，血管の解剖学的な配置，血液粘度によって決まる．血管は柔軟な構造物なので，血管内圧の上昇によって血管は拡張し，抵抗の増加を相殺する方向にはたらく．しかし，血管内圧の上昇に伴って起こる抵抗の低下は，圧そのものによって起こるのではなく，血管径の受動的な拡大によるものである．体血管抵抗は，計算式上は式5-10のように従属（計算から得られる）変数であるが，生理学的に言えば，正常では体血管抵抗と心拍出量が独立変数で，平均動脈圧が従属変数である．すなわち，平均動脈圧は，体血管抵抗と心拍出量の変化に応じて変化するのである．

体血管抵抗には，mmHg / mL・分⁻¹（末梢抵抗単位 peripheral resistance unit：PRU）または dynes・秒 / cm⁵ という単位が用いられ（ここでは圧の単位として mmHg のかわりに dynes/cm² が用いられる；1 mmHg = 1,330 dynes / cm²），血流には cm³/秒 という単位が用いられる．PRU を用いて抵抗を計算する場合には，圧の単位は mmHg，心拍出量の単位は mL /分である．

> **練習問題5-3**　Question
>
> 心拍出量を30％増加させ，平均動脈圧を10％低下させる薬剤がある．この薬剤を投与した場合，体血管抵抗は何％変化するか．この薬剤は血管拡張薬か血管収縮薬か．CVPはゼロで変化しないと仮定する．
>
> →解答は章末

血管緊張

正常な生理的状態で，体血管抵抗の調節に最も重要なはたらきをしているのは，毛細管近位の抵抗血管（小動脈と細動脈）径の変化である．正常では，抵抗血管はある程度収縮した状態にある．このような部分的な血管収縮は血管緊張（vascular tone）と呼ばれ，血管壁内の平滑筋の収縮によって作り出される．このような部分的な収縮状態から血管がさらに収縮して，抵抗を高めることができるし，平滑筋の弛緩により抵抗を下げることもできる．静脈系の血管も同様にある程度の血管緊張を維持している．

外因性の作用，内因性の作用双方のはたらきにより，平滑筋の賦活化の程度が決まる（図5.12）．交感神経やホルモンのように臓器や組織の外部に由来するものが外因性機構で，血管内や血管周囲組織に由来するものが内因性機構である．内因性機構には，血管内皮由来因子，平滑筋の筋原性緊張，局所産生ホルモンおよび組織代謝産物がある．これらの外因性，内因性機構の中には，血管収縮を促進するもの（例えば交感神経系，アンギオテンシンⅡ，エンドセリン-1など）がある一方で，平滑筋の弛緩と血管拡張を促進するもの（例えば血管内皮由来の一酸化窒素，アデノシンや水素イオンのような組織代謝産物など）がある．したがって，どの瞬間においても血管収縮作用と血管拡張

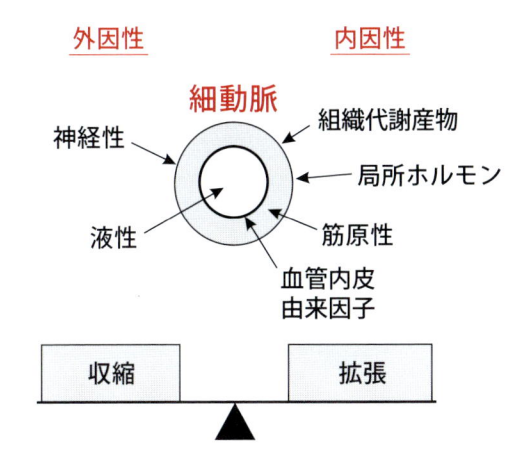

図5.12 血管緊張
血管緊張は血管収縮作用と血管拡張作用の両者のバランスによって決まる．外因性作用は組織外に由来し，内因性作用は血管自身や周囲組織に由来する

作用が競合し血管緊張が決定されていると言える．血管緊張調節の外因性，内因性メカニズムについては第6章，第7章でより詳しく述べる．

　一般に，血管収縮は体血管抵抗や動脈圧を維持するために重要な役割を果たし，血管拡張は臓器の血流調節のためにはたらく．例えば，起立時に低血圧を防ぐ必要がある場合には，（主として交感神経系のはたらきで）血管収縮メカニズムが賦活化され，抵抗血管が収縮し体血管抵抗を上昇させるという反応が起こる．もし（例えば運動中の筋肉のように）臓器により多くの血流，酸素供給が必要な場合には，血管拡張メカニズムが働いて血管収縮よりも血管拡張が優勢になるような反応が起こる．すなわち，血管収縮と血管拡張の競合は，動脈圧維持と臓器灌流の競合と言い換えることができる．

静脈圧

　静脈圧は静脈コンパートメント内の平均血圧を表す一般的な用語である．より特異的な用語としての**中心静脈圧**（central venous pressure：CVP）は，右房に近接した胸部大静脈の血圧を指す．中心静脈圧は，右室の充満圧，ひいては第4章で述べたFrank-Starling機序を介して心室一回拍出量を左右する重要なパラメーターである．

静脈血液量とコンプライアンス

　CVPは，心拍出量，呼吸運動，骨格筋収縮（とくに下肢および腹部の筋肉），交感神経による血管緊張，重力などの複数の因子に影響を受ける．これらすべての因子は，式5-11のように，静脈血液量（ΔV_V）あるいは静脈コンプライアンス（C_V）のどちらかを変化させることにより，究極的にCVP（ΔP_V）を変化させる．

式5-11　$\Delta P_V \propto \dfrac{\Delta V_V}{C_V}$

式5-11はコンプライアンスを定義した式（式5-4）の変形で，コンプライアンス（ここでは静脈コンプライアンス）は静脈容量の変化を静脈圧の変化で割ったものである．したがって静脈血液量が増えると，静脈コンプライアンスの程度に応じて静脈圧が上昇する．また，例えば静脈交感神経刺激によって静脈コンプライアンスが低下すると，静脈圧は上昇する．

　式5-11の関係は，図5.13のように，静脈血圧をX軸に静脈血液量をY軸としてグラフとして表すこともできる．曲線が異なるのは，静脈緊張度が異なることを意味し，曲線上の任意の点におけ

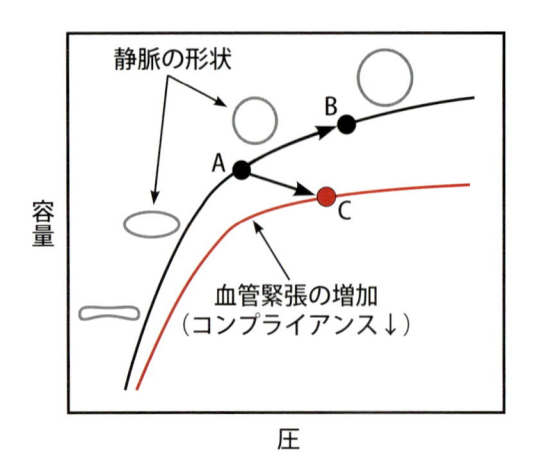

図5.13 静脈コンプライアンス曲線
静脈は，圧が低いところでは虚脱するので，静脈コンプライアンス（曲線の接線の傾き）は非常に高い．圧が上昇すると，静脈断面はより円形に近づき壁が引き伸ばされ，結果としてコンプライアンスが低下する（傾きが減少する）．A点を圧と容量の基準点とする．B点は血液量の増加によって，コンプライアンス曲線に沿って圧が上昇する様子を示している．C点は，例えば静脈交感神経刺激によって静脈緊張が高く（コンプライアンスが低く）なったときに，静脈血液量が減るとともに圧が上昇する様子を示している

る接線の傾きはコンプライアンスを表す．1つの曲線に着目すると，静脈血液量が増加すると静脈圧が上昇することが明らかである（A点→B点）．容量の増加に伴いどの程度圧が上昇するかは，圧容量曲線の傾き（すなわちコンプライアンス）に依存する．動脈と同様（図5.5），容量と圧の関係は直線ではない（図5.13）．コンプライアンス曲線（$\Delta V / \Delta P$）の傾きは，容量や圧の低いところでは大きく，容量や圧の大きいところでは小さい．この理由は，静脈圧が非常に低いと大きな静脈が虚脱するからである．圧が上昇すると，虚脱していた静脈は円筒上になり，横断面で円形に近づくようになる．静脈の形状が円筒状になるまでは血管壁の伸展は無視できる程度である．したがって，圧の変化が小さい割に容量変化が大きいのは，血管壁が伸展するからではなく血管の形状が変化するからである．圧が高く静脈が円筒状になると，壁の構造と（とくに膠原線維，平滑筋，弾性線維などの）成分がその伸展を妨げ，圧が上昇しても血管壁の伸展の分だけしか容量は増加しない．したがって，容量と圧が大きいところでは，圧の変化に対する容量の変化（すなわちコンプライアンス）は小さい．

静脈壁内の平滑筋は，ある程度緊張が維持された状態にある．動脈や細動脈と同様に，静脈平滑筋の収縮を司る主要な因子は交感神経刺激であり，基礎状態でもその活動が認められる．交感神経活動の変化によって静脈平滑筋の収縮状態に変化が起き，静脈緊張が変化する．このとき，図5.13に示されているように，圧-容量関係（つまりコンプライアンス曲線）に変化が生じる．例えば，交感神経が賦活化されるとコンプライアンス曲線が右方に移動し，任意の容量においてその傾き（コンプライアンス）が減少する（図5.13のA点→C点）．このような静脈コンプライアンス曲線の右斜め方向への移動によって，静脈容積は減少し静脈圧は上昇する．静脈緊張を減少させる（例えばニトロ拡張薬のような）薬剤は，コンプライアンス曲線を左方移動させ，静脈圧を低下させつつ静脈容積を増加させる．

中心静脈圧と静脈還流に影響する機械的因子

CVPに影響する因子のうちいくつかは分類上，機械的（物理的）因子と呼ばれ，その中には重力，呼吸運動，骨格筋収縮が含まれる．重力によって受動的にCVPと容量が変化したり，呼吸運動と筋収縮によって，血液が中心静脈コンパートメントに戻るのを能動的に促進したり阻害したりすることにより，CVPと容量が変化する．

■重力

　CVPと静脈還流に対する重力の影響は大きい．人が横たわっているとき（仰臥位のとき）には，体血管の高さは心臓の静水圧レベルに近く，その結果，頭部，胸部，腹部，下肢に比較的均一に血液が分布する．仰臥位では，CVPは平均すると2 mmHg程度であり，下肢の静脈圧はCVPより数mmHgしか高くない．仰臥位から立位に体位を変えると，重力が血管容量にはたらいて，下肢に血液が貯留する（図5.14）．静脈コンプライアンスは動脈のそれと比べてはるかに高いので，血液が下肢に移動するとその静脈圧と容積が増加する．実際下肢の静脈圧は，立位時には重力の影響で静水圧が上昇し90 mmHgにも達することがある．血液が胸部から下肢に移動すると，胸部静脈血液量およびCVPが減少する．その結果，右房の充満圧（前負荷）が低下し，Frank-Starling機序によって結果的に一回拍出量が減少する．ひきつづいて左室に対する肺静脈還流が減少し，左室一回拍出量が低下し，結果として心拍出量が減少し，動脈圧が低下する．もし，立位により体動脈圧が20 mmHg以上低下するのなら，**起立性低血圧**（orthostatic hypotensionまたはpostural hypotension）と呼ばれる状態である．このとき，脳灌流が低下して目眩や一過性意識消失（失神）が起こることがある．正常では，圧受容体反射により末梢血管が収縮し心臓が刺激されて（心拍数と変力性が増加して）動脈圧がもとに戻る（第6章参照）．さらに，次の節で述べるように，立位での（例えば歩行などの）下肢運動により静脈還流が増加し，下肢の

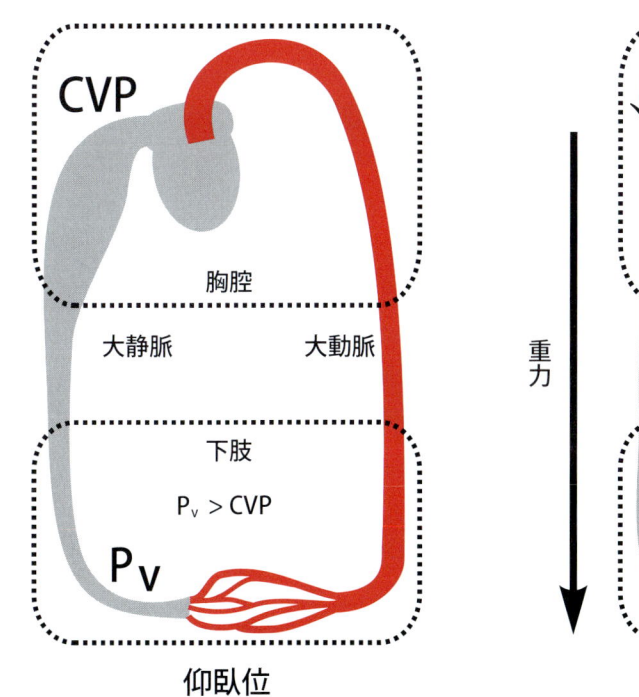

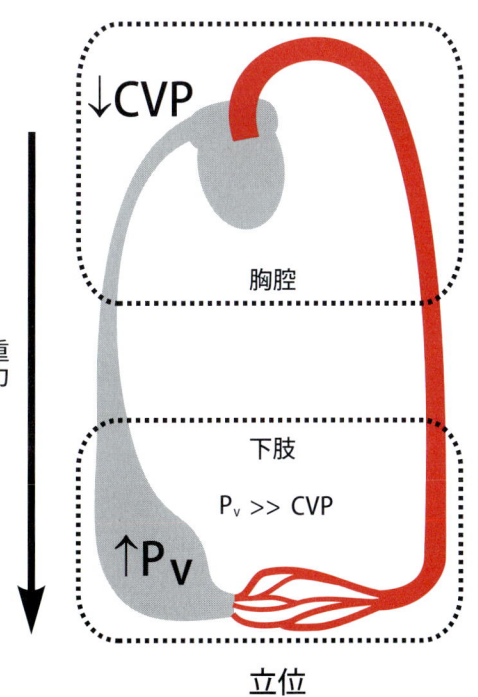

第5章　血管の機能

図5.14　CVPと下肢静脈圧（P_V）に与える重力の影響
水平（臥位）では，胸腔内血液量およびCVPは相対的に大きく，P_VはCVPより数mmHgしか高くない．一方，立位では，重力によって下肢の静脈圧が大幅に上昇し，コンプライアンスの高い静脈が拡張しその容積が増大する．血液が下肢静脈に移動することにより，胸腔内血液量と圧が減少する．CVP：中心静脈圧，P_V：静脈圧

静脈圧が低下しCVPは回復する方向に動く.

　静脈容量に対する重力の影響は，心臓より下に位置する手を頭部より上に挙上させ，手背の静脈の前後の変化を観察することにより確認できる．手を心臓より上に位置させると，手背静脈に負の静水圧がはたらいてその内圧が減少し，血管が虚脱する．その状態から突然心臓より手を下に下げると，静水圧が正になり静脈圧が上昇し静脈が拡張して，血管は再度充満する．

■ 骨格筋ポンプ

　静脈，とくに四肢静脈には一方向性の弁が存在し，心臓への血流を促し，逆流を防ぐ．下肢の深部静脈は大きな筋群に囲まれ，筋の収縮に伴い静脈が圧迫される．このような筋収縮による静脈圧迫でその内圧が高まり，上流の弁が閉鎖され下流の弁が開放され，ポンプのように機能する（図5.15）．このようなポンプ機構は，運動中の静脈還流を促す重要な役割を果たしている．下肢筋肉の律動的な収縮は，静脈還流を促し，足や下肢の静脈圧や毛細管圧を下げることで，立位における重力に対抗するのに役立つ．例えば，人が立位で動かないでいると足首で測定した静脈圧は90 mmHgにも達するが，歩行を開始し数歩すると，静脈圧は30 mmHgから40 mmHgに低下する．静脈が拡張した状態（静脈瘤）では静脈弁が機能不全に陥り，筋収縮によるポンプの効果が落ちる．このような筋ポンプ効果の減弱によって静脈還流が阻害されるばかりでなく，下肢の静脈血液量および圧が増加し，毛細管圧が上昇して浮腫が起こる可能性がある（第8章参照）．

■ 呼吸運動（胸腹部あるいは呼吸ポンプ）

　腹部大静脈から右房への静脈還流は，腹部大静脈と右房の圧較差，および，主として胸部大静脈の径で決まる血流抵抗に左右される．したがって，

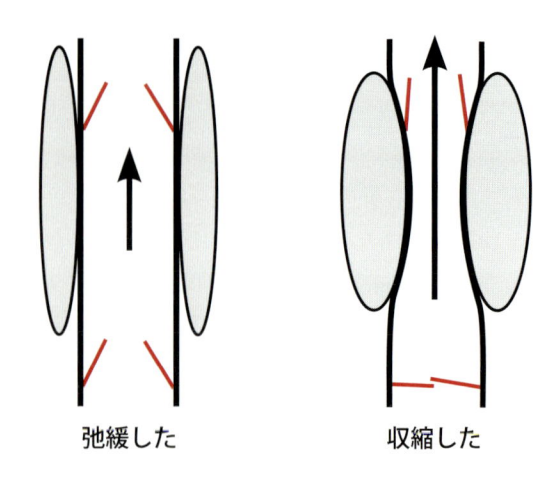

図5.15 特に下肢では，骨格筋の律動的な収縮により静脈が圧迫され，さらに一方弁システムがうまくはたらいて血液が心臓に送られる

右房圧が上昇すると静脈還流が阻害され，右房圧が低下すると静脈還流が促進される．このような静脈還流の変化は，Frank-Starling機序を介して一回拍出量に大きく影響する．

　右房および胸部大静脈の圧と容量は，これらの構造周囲の**胸腔内圧**（intrapleural pressure）に依存する．胸腔内圧は，胸壁と肺の間の圧であり，通常陰圧（大気圧以下）である．吸気時には，胸郭が広がり横隔膜が下降する（図5.16の胸壁と横隔膜上にある太い赤矢印）．このとき胸腔内圧（P_{pl}）はさらに陰圧になり，肺，心房腔，心室腔，大静脈の拡張をきたす（図5.16の小さい赤矢印）．これらの拡張によって心内圧と血管内圧が下がる．吸気で右房圧が低下すると，心臓への静脈還流のための圧較差が増加する．呼気では反対のことが起こる．吸気・呼気を合わせた呼吸運動による正味の効果として，呼吸回数を増やしより深い呼吸を行うことにより静脈還流が増加して一回拍出量が増加する．

　逆説的に見えるかもしれないが，吸気による右房圧の低下は，右房や右室の前負荷の増加や，一回拍出量の増加に関与する．胸腔内圧の低下によっ

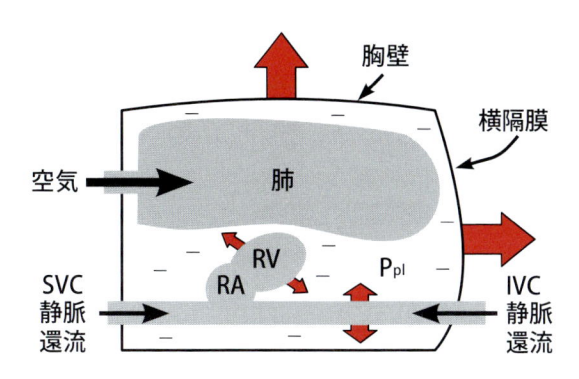

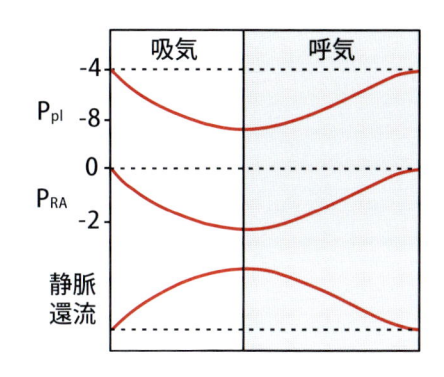

図5.16　静脈還流に対する呼吸の影響
左図：吸気時には，胸郭が広がり横隔膜が下降して胸腔内圧（P_{pl}）が低下する（太い赤矢印）．上下大静脈（SVC，IVC），右房（RA），右室（RV）の経壁圧が増大し，これらが拡大する．静脈還流が促進され，右心房や右心室への前負荷が増加する．右図：吸気時，P_{pl}および右房圧（P_{RA}）の陰圧が強くなり（より陰圧になり），静脈還流が増加する．呼気時，P_{pl}およびP_{RA}の陰圧が弱くなり，静脈還流が減少する．P_{pl}およびP_{RA}の数値の単位はmmHgである

て心チャンバーの**経壁圧**（transmural pressure）が増大するからである．経壁圧は，心チャンバー内の圧と心チャンバー外の圧（P_{pl}）の差である．経壁圧が増大すると心チャンバー容積が増加して，サルコメア長が増加し，心筋前負荷が増加する．例えば，呼気終末で正常の胸腔内圧を−4 mmHg，右房圧を0 mmHgとすると，経壁圧（心房を拡張しようとする圧）は4 mmHgである．吸気時には胸腔内圧が−8 mmHgに低下し，右房圧が−2 mmHgに低下すると，経壁圧は4 mmHgから6 mmHgに増加し，チャンバー容積は大きくなる．同時に，心房内の圧が低下するので，腹部大静脈から右房への静脈還流が増加する．同様に吸気時には，右心室の経壁圧の増加と前負荷の増加が起こる．吸気時にサルコメア長が増加し，Frank-Starling機序にしたがって右室一回拍出量が増大する．また，吸気時の胸腔内圧の変化は左房や左室にも影響を与える．しかし，肺が拡張し肺血管床が血液リザーバーのはたらきをする（肺内血液量が増加する）ので，吸気時に左室充満は増強されない．しかし呼気時に，血液が肺血管から左房や左室に押し出されて，左室充満と一回拍出量は増加する．呼吸による影響を正味の効果として考えると，呼吸回数と呼吸の大きさを増やすと静脈還流が促進されて心拍出量が増加すると言える．

もし声門を閉じたまま努力性に呼出すると（**Valsalva手技**），胸腔内圧の陽圧が非常に大きくなるため経壁圧が陰圧になり，胸部大静脈が虚脱する．静脈還流に対する抵抗が劇的に上昇し，静脈還流が減少する．同時に，心室壁を介する経壁圧も低下するため，チャンバー内の圧は上昇するが（とくにコンプライアンスの高い右室で著明に）心室容量は大きく減少する．チャンバー容量（すなわち前負荷）が減少すると，Frank-Starling機序にしたがって心室一回拍出量が減少する．同様な変化は，排便時に息んだり，息を止めながら重いものを持ち上げるときに起こる．

中心静脈圧に影響を与える因子のまとめ

前述のようにCVPは，心臓の充満，および（Frank-Starling機序にしたがって）心室一回拍出量の維持に重要な役割を果たしている．CVPを上昇させる因子は心拍出量を増加させ，CVPを低下させる因子は心拍出量を減少させる．第8章で述べ

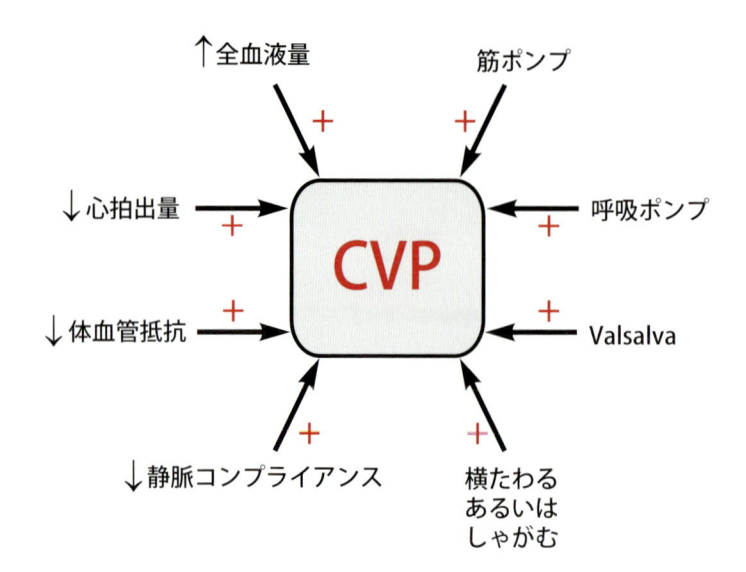

図5.17 中心静脈圧（CVP）を変化させる因子のまとめ
（＋）CVPを上昇させる[訳注1]

るが，CVPの上昇は末梢の浮腫の成因にもなる．したがって，以下の種々の状況がCVPにどのような影響を与えるか理解することは重要である（図5.17参照）．

1. 腎不全やレニン・アンギオテンシン・アルドステロン系の活性化（第6章参照）において認められる総血液量の増加（hypervolemia）により，胸部血液量が増加し，CVPが上昇する．
2. 心拍数の低下（例えば徐脈）や一回拍出量の減少（例えば心室不全）で心拍出量が低下すると，血液が動脈循環に押し出されにくくなり，静脈循環にうっ滞する（静脈容量が増える）．結果として胸部血液量が増加してCVPが上昇する．
3. 動脈が選択的に拡張すると体血管抵抗が低下し，動脈系から静脈コンパートメントに流入する血液が増加し，結果として静脈容量とCVPが上昇する．一方，動脈容量と動脈圧は低下する（後述）．
4. 交感神経系の賦活化や循環血液中の血管収縮物質（例えばカテコラミン，アンギオテンシンII）によって末梢静脈が収縮（静脈コンプライアンスが低下）し，その結果，血液が末梢静脈から胸部コンパートメントに移動し，CVPが上昇する．
5. 立位から臥位や胸膝位に体位変換すると，重力による下肢の静脈血貯留が減少し，胸部血液量とCVPが上昇する．
6. （Valsalva手技のように）高い抵抗に対抗して努力性呼気を行うと胸部大静脈が外から圧迫され（機能的なコンプライアンスが減少し），結果としてCVPが上昇する．
7. 呼吸運動（胸腹部ポンプ）が活発になると胸部への静脈還流が促進され，運動で心拍出量が上昇しているときに，CVPを維持するようにはたらく．
8. 律動的な筋収縮（筋ポンプ）は，とくに運動中の下肢に認められ，静脈を圧迫して胸部コンパートメントへの静脈還流を促し，CVPを上昇させる．

訳注1：原書ではここに「（−）CVPを低下させる」という記述があるが，図中に示すべき「（−）」はないと思われる．

静脈還流と心拍出量

静脈還流と心拍出量のバランス

　静脈還流とは，心臓へ戻る血流量のことである．前述したように，腹部大静脈から右心房への静脈還流は，腹部大静脈と右心房の圧較差を，大静脈の血管抵抗で割ることで求めることができる．しかしこの分析は，静脈系のごく短い区域しか対象にしておらず，毛細管からの静脈還流がどのような因子によって決まるかは不明なままである．毛細管からの静脈還流は，平均毛細管圧と右房圧の差を，毛細管後のすべての血管抵抗で割ったものである．ここで，静脈還流を介してすべての体血流が心臓にもどるとすると，静脈還流は平均大動脈圧と右房圧の差を体血管抵抗で割ったものになる．したがって，静脈還流を決めるための変数として用いる圧と抵抗は，特定の局所の静脈還流を知りたいのか，すべての体循環を通って心臓にもどる血流を静脈還流とみなすかで変わってくる．

　注目すべき重要なものとして，<u>定常状態では，時間あたりの平均でみれば，静脈還流は心拍出量と等しい</u>という概念がある．これは根本的に心血管系は閉鎖系であるという理由による．厳密には，体液が腎臓から尿として失われたり，水分が皮膚から蒸発したり，水分が消化管から循環系に移行するので，心血管系は閉鎖系とは言えない．しかし，定常状態では，循環に加わる体液と離れていく体液の間に均衡が保たれている．したがって，体循環は閉鎖系としてとらえた方がよく，心拍出量と静脈還流は等しいとみなせるのである．突然走り始めたときなどのように，筋ポンプや胸腹部ポンプによって静脈還流が増加して一過性に均衡が破られることがあるが，Frank-Starling機序と交感神経による心臓刺激によって心拍出量が増加し，走り出してまもなく心拍出量と静脈還流が再び新しいレベルで平衡に達する．

体血管機能曲線

　体循環を流れる血流は，心臓を離れる血流（心拍出量）であれ心臓にもどってくる血流（静脈還流）であれ，すべて心機能と体血管機能の両方で決まる．以下に詳細を述べるが，生理的状態において心拍出量は体血管機能に依存する．心拍出量は，体血管機能がどのような状態にあるかによって大きく左右される．したがって，体血管機能がどのように心拍出量や静脈還流（あるいは，定常状態では心拍出量と静脈還流は等しいので全体血流量：total systemic blood flow）に影響するかを理解することは重要である．

　体血管機能が体血流量にどのように影響するかを理解してもらうには，体血管および心機能曲線を使うのが最適である．心拍出量と体血管機能の関係の概念的な解明を進めたのは，1950年代から1960年代に詳細な研究を行ったArthur Guytonらである．体血管機能曲線の概念を十分に理解するためには，まず心拍出量，平均大動脈圧，右房圧の関係を理解しなければならない．図5.18を見ると，心拍出量が5 L/分のときに，右房圧がゼロに近く，平均大動脈圧は95 mmHgであることがわかる．実験的に心拍出量を低下させると右房圧が上昇し，大動脈圧が低下する．大動脈圧の低下は，平均大動脈圧，心拍出量，体血管抵抗の関係を反映する（式5-3参照）．心拍出量がゼロに近づくにつれ，右房圧が上昇し平均大動脈圧が低下し，最終的に両者の圧が等しくなり，体血流が止まる．すべての血流が止まると，体循環のすべての圧が等しくなる．体血流量がゼロのときの圧，すなわち**平均循環充満圧**（mean circulatory filling pressure）は約7 mmHgである．この値は，実験的に圧受容体反射を抑制すると観察でき，交感神経系の賦活化による血管平滑筋の収縮と血管コンプライアンスの低下により上昇する．

心拍出量の低下に応じて右房圧が上昇する理由は，静脈から動脈コンパートメントに心臓によって時間あたりに押し出される血液が減少するからである．その結果，動脈血液量および圧が低下し，静脈血液量および圧が上昇して，右房圧は上昇する．心拍が完全に停止し体循環の血流がゼロになると，すべての血管に共通する血管内圧は，総血液量と血管コンプライアンスの関数になる．

最後に，図5.18からわかるように，例えば心拍数を増やして心拍出量を5 L / 分以上に増加させようとしても，心拍出量はそれ以上に増加しないことに注目すべきである．その理由は，右房圧がゼロ以下になり，腹部から胸部に移行する横隔膜レベルで大静脈が虚脱するからである．その結果，大静脈の抵抗が上昇して胸部への静脈還流に制限がかかり，心拍出量が増えなくなる．

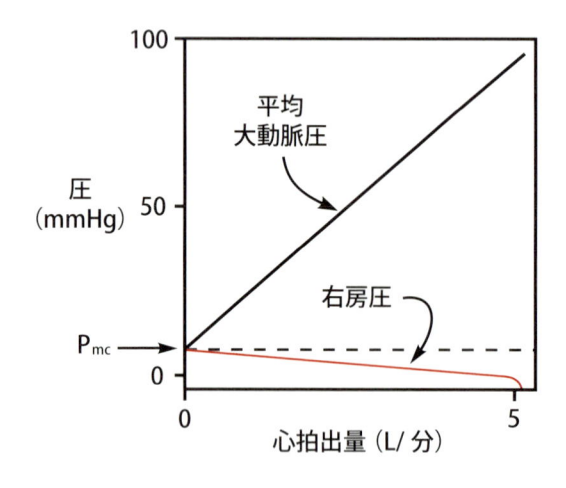

図5.18 心拍出量が平均大動脈圧と右房圧に与える影響
心拍出量が低下すると右房圧が上昇し，大動脈圧が低下する．心拍出量がゼロになるとどちらの圧も平衡に達し，平均循環充満圧に等しくなる（P_{mc}）

心拍出量が正常値からゼロに至る間，大動脈圧と右房圧が相対的にどのように変化するかは，静脈と動脈のコンプライアンスの比によって決まる．静脈コンプライアンス（C_V）は静脈容量変化（ΔV_V）を静脈圧変化（ΔP_V）で割ったものに等しく，動脈コンプライアンス（C_A）は動脈容量変化（ΔV_A）を動脈圧変化（ΔP_A）で割ったものに等しいとすれば，静脈対動脈のコンプライアンス比（C_V / C_A）は以下のような式で表すことができる．

式5-12　$$\frac{C_V}{C_A} = \frac{\Delta V_V / \Delta P_V}{\Delta V_A / \Delta P_A}$$

心拍が停止すれば，動脈血液量の減分（ΔV_A）は静脈血液量の増分（ΔV_V）に等しい．ΔV_AはΔV_Vに等しいので，式5-12は以下のような関係に単純化できる．

式5-13　$$\frac{C_V}{C_A} \propto \frac{\Delta P_A}{\Delta P_V}$$

式5-13は，心拍が停止した状態では，静脈対動脈のコンプライアンス比は，動脈対静脈の圧変化比に比例することを表している．この比は通常10から20の範囲で，例えば静脈対動脈のコンプライアンス比が15とすると，平均大動脈圧が15 mmHg低下するごとに右房圧が1 mmHg上昇するということである．

図5.18の右房圧曲線をもとに，右房圧をX軸に心拍出量とY軸にプロットし直すと，図5.19のような関係が成り立つ（A, B両図の黒曲線）．これは**体血管機能曲線**（systemic vascular function curve）と呼ばれる曲線である．この曲線は，（心拍出量を独立変数として）心拍出量が右房圧にどのような影響を及ぼすか，もしくは（右房圧を独立変数として）右房圧が静脈還流にどのように影響するかという観点からとらえることができる．後者の視点で考えるときには，体血管機能曲線を静

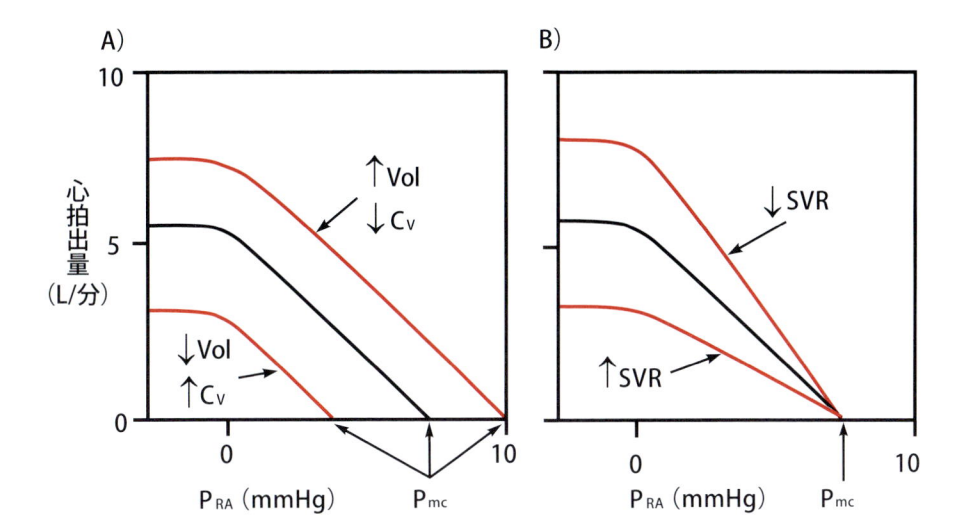

図5.19 体血管機能曲線
図Aは，心拍出量の変化によって右房圧（P_{RA}）および平均循環充満圧（P_{mc}）がどのように影響を受けるかを表す．血液量（Vol）および静脈コンプライアンス（C_V）の変化により，曲線が平行移動しP_{mc}が変化する．図Bは，体血管抵抗（SVR）の変化によって，P_{mc}が変化せずに体血管機能曲線の傾きがどのように変化するかを表す

脈還流曲線と呼ぶことがある．

　図5.19の曲線とX軸との交点の値が平均循環充満圧で，血流が停止したときの全血管におよぶ共通の圧のことである．この平均循環充満圧は，血管コンプライアンスと血液量に依存する（図5.19A）．血液量の増加あるいは静脈コンプライアンスの低下により曲線は右方に移動し，平均循環充満圧は上昇する．血液量の減少あるいは静脈コンプライアンスの上昇により曲線は左方に移動し，平均循環充満圧は低下する．したがって，心拍出量が一定の場合，総血液量の増加に伴い（もしくは静脈コンプライアンスの低下に伴い）右房圧が上昇する．

　体血管抵抗が低下すると，平均循環充満圧に明らかな変化がないまま曲線の傾きが増加する（図5.19B）．体血管抵抗が上昇すると，一定の平均循環充満圧を維持したまま曲線の傾きが減少する．したがって，心拍出量が一定の場合，体血管抵抗が低下すると右房圧が上昇し，体血管抵抗が上昇すると右房圧が低下する．このような変化を概念としてとらえることは難しいかもしれないが，以下の説明によって理解が進むかもしれない．心拍出量が一定のまま細い抵抗血管が拡張すると，細動脈から毛細管や静脈に流れる血流速度は速くなる．その結果，動脈系に入って行く血流速度（心拍出量）と動脈系から出ていく血流速度の間に一時的な不均衡が生じる（時間あたりに動脈系に入る血液以上の血液が動脈系から出ていく）．静脈容量の増加によって静脈圧と右房圧が上昇する．その結果，毛細管からの右房への静脈還流に必要な圧較差が減少し，新たな平衡状態が形成されて動脈系に入る血流量と出ていく血流量の間に再び均衡が取れるようになる．この新しい平衡状態では，前値に比べて静脈容量と静脈圧が上昇し，動脈容量と動脈圧が低下している．心拍が突然停止したとしても，平均循環充満圧は体血管抵抗が低下する前と比べてほとんど変わらないであろう．これは，総血管コンプライアンスはほぼ静脈コンプライアンスで

決まるので，動脈径が増加訳注2して（動脈コンプライアンスが上昇して）も，総血管コンプライアンスにはほとんど影響が生じないからである．

心機能曲線

Frank-Starling曲線によれば，右房圧の上昇によって心拍出量が増加する．この曲線を，体血管機能曲線と同様に右房圧をX軸（独立変数），心拍出量をY軸（従属変数）として描くことができる（図5.20）．この曲線は，図4.21のFrank-Starling曲線に類似している．心機能曲線は単一の曲線ではなく，むしろ変力性の状態や後負荷で決まる曲線の集まりと呼ぶべきものである（第4章参照）．心拍数の変化も心機能曲線を移動させるが，図4.21で一回拍出量が従属変数であるのと異なり，心拍出量が従属変数だからである．心機能が正常な場合の曲線では，心拍出量は約5 L／分でそのとき右房圧はほぼ0 mmHgである．心拍数の増加，変力性の増強，後負荷の減少などにより心機能が向上すると，心機能曲線が左上方に移動する．右房圧が同じ0 mmHgでも心拍出量が増加する．逆に心拍数の減少，変力性抑制，後負荷上昇などにより心機能が抑制されると，任意の右房圧における心拍出量が減少する．しかし，<u>心機能が変化したときに心拍出量がどの程度変化するかは，大部分は体血管機能で決まる</u>．したがって，心臓ばかりでなく体血管機能もよく検討し評価すべきである．

心機能曲線と体血管機能曲線の相互作用

体血管機能曲線あるいは心機能曲線をそれぞれ単独に用いていも，体循環力学の全体像はつかみにくいが，両者の曲線を組み合せると心機能と血管機能がいかに効率よく協働しているか理解できる．

心機能曲線と血管機能曲線を同一のグラフ上に描くと（図5.21），心機能曲線と血管機能曲線が一点で交差する（A点）．この交点が，心機能と血管機能の両者の関係が平衡に達した点である．曲線のどちらかあるいは両方が移動するまで，この平衡を保ちながら心臓は機能しつづける．例えば，心臓交感神経の刺激により心拍数と変力性が増加しても，心拍出量はわずかに増加し，同時に右房圧の若干の低下を認めるのみであろう（B点）．これは，前述のように，交感神経による心臓刺激のみでは右房圧が負になってしまい，心拍出量の有意な増加を認めないからである訳注3．しかし，同時に静脈血管に対する交感神経刺激により静脈コンプライアンスが低下すれば，心拍出量は著明に増加する（C点）．さらに，静脈コンプライアンスの低下に伴い体血管抵抗も低下すれば，心拍出量はさ

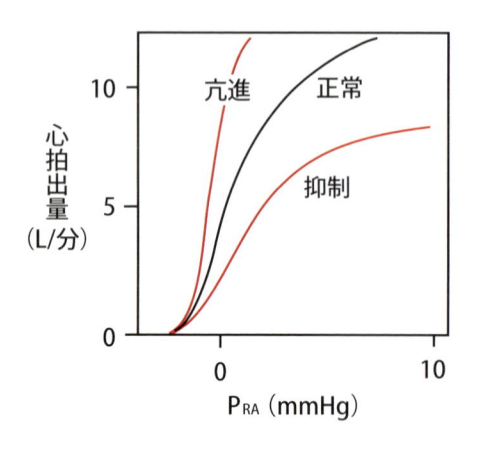

図5.20　心機能曲線
心拍出量を右房圧（P_{RA}）の関数としてプロットした．心機能が正常な場合（黒線），亢進した場合（赤線），抑制された場合（赤線）の曲線が，それぞれ描かれている．心機能は心拍出量として測定され，心拍数の増加，変力性の増強，後負荷の低下などにより向上する（曲線が左上方に移動する）

訳注2：原文では「減少」となっているが，増加の間違いであろう．

訳注3：p.136の左段下から8行目参照．

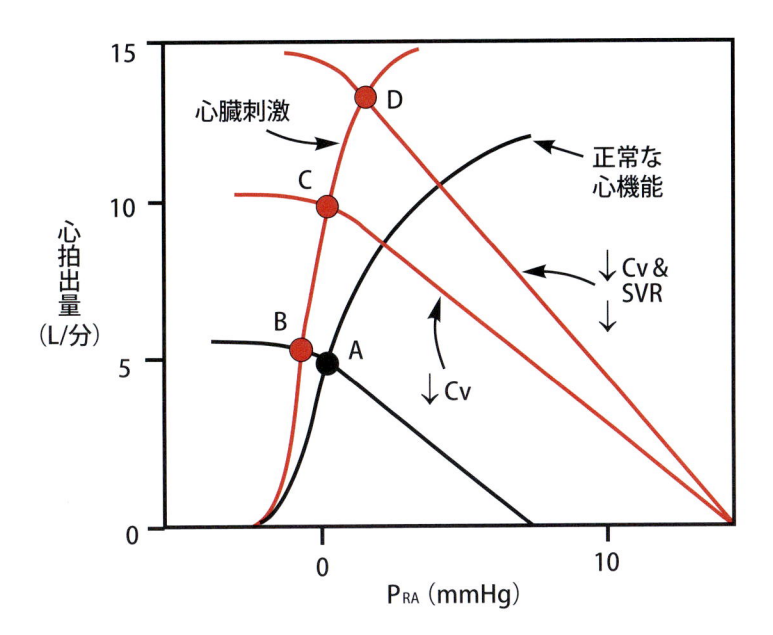

図5.21　心機能曲線と体血管機能曲線の組み合わせ：運動の影響
右房圧（P_{RA}）をX軸に，心拍出量をY軸にプロットし，心機能と体血管機能が変化するとどのような影響が表れるかを示す．A点は，正常な心機能曲線と体血管機能曲線の交点で，両者が正常に機能していることを表す．交感神経による心臓刺激単独によって交点がAからBに移動する．心臓刺激と静脈コンプライアンス（C_V）低下の組み合わせによって交点がCに移動する．運動中と同じような状況であるが，さらにSVRが低下すると交点は新たにDになる

らに増加すると予想される（D点）．運動時に認められるように，静脈コンプライアンスと体血管抵抗が変化すると，心拍出量が大きく増加する．この例からもわかるように，交感神経による心臓刺激によって心拍出量が有意に増加するためには，血管機能の変化によって静脈還流が増加し右房圧（心室充満）が維持される必要があるのである．したがって，<u>正常心では血管機能を司る因子が心拍出量を制限している</u>と言えよう．

　一方，心不全のような病的状態では心機能が静脈還流を制限する．心不全では，心室変力性が低下し，総血液量が増え，体血管抵抗が上昇している（第9章参照）．このとき心室変力性の低下と総血液量増加によって，心房・心室の圧および容量（前負荷）は増加する．するとFrank-Starling機序がはたらいて変力性の低下をある程度代償することができる．<u>図5.22</u>のような心機能曲線と体血管機能曲線を用いて，心不全における変化を考えることができる．この図では，A点が心機能が正常な状態，B点が心機能が低下したが体血管機能による代償がはたらかない状態，すなわち心拍出量が大幅に減少し右房圧が上昇した状態が示されている．代償性に総血液量と体血管抵抗が上昇し，同時に静脈コンプライアンスが低下することによって，体血管機能曲線が右方に移動し，その傾きも減少する．両曲線の新しい交点（C）は，右房圧の大幅な上昇という犠牲を払いつつ，不完全ながら心拍出量が代償された状態を示している．これは，右房圧が上昇することで心室前負荷を増やし，Frank-Starling機序にしたがって一回拍出量を増やそうとする代償機構である．

　まとめると，体循環を流れる総血流量は，心機能および体血管機能の両者に依存する．正常心では，交感神経により心臓が刺激されても心拍出量

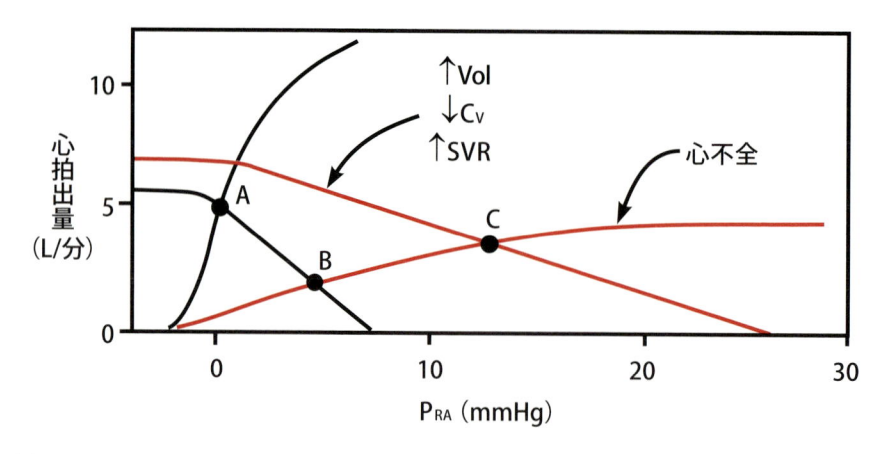

図5.22　心機能曲線と体血管機能曲線の組み合わせ：慢性心不全の影響
変力性が低下し心機能のみ抑制されると，交点は，正常心機能を示すA点からB点に移動する．代償性に総血液量（Vol）と体血管抵抗（SVR）が上昇し，同時に静脈コンプライアンス（C_V）が低下して，体血管機能曲線が右方に移動し，その傾きも減少する．両曲線の新しい交点（C）は，右房圧の大幅な上昇という犠牲を払いつつ，不完全ながら心拍出量が代償された結果を示している

の増加はわずかである．静脈コンプライアンスや体血管抵抗の低下などの体血管機能の変化が加わってはじめて心拍出量の有意な増加が可能になる．体血管機能の変化がなければ，静脈還流とそれによる心室充満が心拍出量を決める最大の因子となる．

本章のまとめ

- 動脈圧と臓器血流は，主として抵抗血管すなわち小動脈と細動脈によって調節されている．毛細管は物質交換の主要な舞台であり，大部分の血液が容量血管である静脈系に存在する．

- 平均動脈圧は，心拍出量と体血管抵抗の積に中心静脈圧を加えたものである．

- 大動脈脈圧は，主として心室の一回拍出量および大動脈コンプライアンスによって決まる．

- 血管抵抗は，血管径の4乗に反比例し，血管長と血液粘度に比例する．血管径が抵抗を決める最も重要な因子である．

- 血管床が並列に配置されることにより体全体の血管抵抗が低下する．さらに，このような配置のおかげで，1つの血管床の抵抗の変化がその他の血管床の圧や流量に与える影響が最小限になる．

- 太い動脈の抵抗の変化が血管床全体の抵抗に与える影響はわずかである．なぜなら，これらの血管の抵抗が血管床全体の抵抗に占める割合がわずかだからである．一方，小動脈および細動脈が全血管抵抗に与える影響は大きい．

- 動脈および静脈は，通常適度に収縮した状態にあり（すなわち，血管緊張が保たれ），この緊張度は，血管収縮と血管拡張の両者のバランスによって決まる．

- 中心静脈圧は，胸部血液量および静脈コンプライアンスの変化に伴い変化する．重力，呼吸運動，周期的に収縮する骨格筋のポンプ作用は，中心静脈圧に影響を与える重要な因子である．

- 心および体血管機能曲線に示されているように，心拍出量は体血管機能の変化に強く影響される．正常では，心拍出量は心拍出量を規定する因子自体よりも，主として体血管機能を規定する因子によって決まる．

復習問題 Q&A

Questions
各問題に対する最も適切な解答をひとつ選択せよ

1. 血管ネットワークにおける各種の血管に関して最も適切なものは以下のうちどれか？
   a. 細動脈は個々の血管の抵抗が最も大きいので、圧の低下が最大になる血管群である．
   b. 毛細管は、臓器内で最大の抵抗を生む血管群である．
   c. 毛細管と細静脈は体液の交換が行われる主要な場所である．
   d. 太い動脈は血流と圧の調節が行われる最も重要な血管である．

2. 高校のクロスカントリー・チームに所属する17歳男性の血圧が115/60，安静時心拍数が55/分であった．この脈圧の上昇に関する説明として最も近いものはどれか？
   a. 平均動脈圧の低下．
   b. 一回拍出量の上昇．
   c. 大動脈コンプライアンスの上昇．
   d. 体血管抵抗の低下．

3. 冠動脈疾患患者に対し心拍数を10％低下させるが一回拍出量を変化させない薬剤が投与されている．さらに，その薬剤は平均動脈圧を10％低下させることがわかっている．中心静脈圧が0であると仮定したとき，この薬剤の投与によって以下のどのような状況が生じるか？
   a. 体血管抵抗が10％減少する．
   b. 心拍出量は変化しない．
   c. 体血管抵抗は変化しない．
   d. 体血管が拡張して血圧が低下する．

4. 体外に取り出された単一の血管に一定の灌流圧で血液を流した場合、以下のうち何を行うと血流量が最大になるか？
   a. 血液温を10℃低下させる．
   b. 灌流圧を100％増加させる．
   c. 血液粘度を100％増加させる．
   d. 血管径を50％増加させる．

5. 心拍出量を4,500 mL/分，平均動脈圧を94 mmHg，右房圧を4 mmHgとすると、（末梢抵抗単位すなわちmmHg/mL/分で表す）体血管抵抗はいくらになるか？
   a. 0.02
   b. 20
   c. 50
   d. 4.05×10^5

6. 最近高血圧と診断された患者に、右腎動脈の50％狭窄が発見された．腎動脈抵抗は全腎抵抗の1％とし、腎臓内の血管抵抗は一定とすると、右腎に流れる血流はどの程度低下するか？
   a. 50％．
   b. 20％未満．
   c. 8倍．
   d. 16倍．

7. 自動車事故による外傷で救急外来に来院した患者の動脈圧が急激に低下し、中心静脈圧が上昇した．このような血行動態変化の機序として以下のうち最も適切なものを選べ．
   a. 心拍出量の急激な低下．
   b. 体静脈コンプライアンスの上昇．
   c. 血液量の減少．
   d. 交感神経系の活性化．

8. 右房への静脈還流に関して以下のうち最も適切なものを選べ．
   a. 心拍出量が増加すると減少する．
   b. 静脈系の交感神経系が活性化されると減少する．

第5章 血管の機能

c. 声門を閉じた努力呼気時に上昇する．
d. 吸気時に上昇する．

Q9. 平均循環充満圧が上昇するのは以下のうちどの場合か？
a. 静脈コンプライアンスの低下．
b. 体血管抵抗の上昇．
c. 血液量の減少．
d. 心拍出量の上昇．

Q10. 正常心で心拍出量と右房圧が同時に上昇するのは以下のうちどの場合か？
a. 血液量の減少．
b. 体血管抵抗の低下．
c. 心拍数の上昇．
d. 静脈コンプライアンスの上昇．

Answers

A1. 正解は **c**．毛細管と細静脈が最も体液に対する透過性が高い．個々の血管としては，細動脈ではなく毛細管が径が最小で最も抵抗が高い血管であるため **a** は誤り．血管群としては，多数の毛細管が並走するため，結果として臓器全体の抵抗は減少するので **b** は誤り．主として小動脈や細動脈が圧と血流を調節する血管であるため **d** は誤り．

A2. 正解は **b**．健康な若年成人であり，病的な大動脈コンプライアンスの低下や，脈圧の上昇があるとは考えにくく，むしろ一回拍出量の上昇を伴う状態が考えやすいだろう．運動選手であるため安静時心拍数が低く，おそらく心室変力性も上昇し，一回拍出量が上昇しているのであろう．大動脈コンプライアンスの上昇は血圧や容量の低下に伴って起こり，結果として脈圧は減少するので **a** は誤り．大動脈コンプライアンスの上昇は脈圧の減少をもたらすので **c** は誤り．平均動脈圧が低下して脈圧が減少する場合を除き，体血管抵抗の低下は脈圧に影響を与えないので **d** は誤り．

A3. 正解は **c**．**a** と **b** は誤り．一回拍出量が変化せずに心拍数が10%低下すれば，心拍出量は10%低下する．また，この薬剤により平均動脈圧が10%低下するとあり，（中心静脈圧が0のときに）平均動脈圧は心拍出量と体血管抵抗の積になるので，体血管抵抗は変化しない．もし体血管床が拡張すれば，体血管抵抗が変化するはずなので **d** も誤り．

A4. 正解は **d**．血管径が50%増加すれば，血流量は約5倍になるはずである．なぜなら，取り出された単一の血管では（圧較差の変化は無視しうると仮定して）流量が半径（または直径）の4乗に比例するからである．温度の低下は血液粘度を増加させ，結果として流量が低下するはずであるので **a** は誤り．灌流圧を100%増加させると，流量は2倍になるの

でbは誤り．流量は血液粘度に反比例するのでcは誤り．

5. 正解は **a**．体血管抵抗は，動脈圧から静脈圧を引いて（mmHg）心拍出量（mL/分）で割ったものに等しいからである．

6. 正解は **b**．腎動脈は腎臓に対する分配動脈であり，腎臓に直列に接続する．腎動脈径が50％減少すると抵抗は16倍になるが，腎動脈抵抗は全腎抵抗の約1％なので全腎抵抗は約15％しか増加しない．したがって，F ＝ ΔP/RでRは1.15倍になるので，［灌流圧は一定（ΔP ＝ 0）と仮定して］血流量（F）は約13％低下する．その上患者は高血圧があるので灌流圧は上昇していると考えられ，血流量の低下はおそらく13％未満であろう．

7. 正解は **a**．心拍出量の低下により，動脈圧が低下するとともに血液が静脈循環に停滞し，中心静脈圧が上昇するからである．体静脈コンプライアンスの上昇および血液量の減少により中心静脈圧が低下するので，bとcは誤り．全般的な交感神経系の活性化により体血管抵抗と心拍出量が上昇し，動脈圧は上昇すると考えられるのでdは誤り．

8. 正解は **d**．なぜなら，吸気時に胸腔内圧が低下するため，右房容積が増大し右房圧は低下し，静脈還流は増加するからである．循環系は閉鎖回路であり，心拍出量の増加は静脈還流の増加を伴うのでaは誤り．静脈系の交感神経活動の低下により静脈は弛緩し，コンプライアンスが上昇する．結果として前負荷が減少し，心拍出量と静脈還流が減少するので，bは誤り．Valsalva手技によって胸腔内圧が上昇し，大静脈が圧迫され，静脈還流が減少するので，cは誤り．

9. 正解は **a**．静脈コンプライアンスの低下によって体機能曲線が右にシフトし，結果として平均循環充満圧（X軸との交点の値，すなわちX切片）が上昇する．体血管抵抗の変化により体機能曲線の傾きが変化するが，X切片は変化しないのでbは誤り．血液量減少により体機能曲線は左方移動し，結果として平均循環充満圧が低下するのでcは誤り．平均循環充満圧は，定義上，心拍出量をゼロとしたときの血管内圧であるので，心拍出量に依存しない．したがってdは誤り．

10. 正解は **b**．体血管抵抗が低下すると体機能曲線の傾きが上昇し，結果として心拍出量と右房圧が上昇する．血液量の減少と静脈コンプライアンスの上昇によって，体機能曲線が左にシフトし，右房圧と心拍出量が低下するので，aおよびdは誤り．心拍数上昇による心拍出量の増加分はわずかで，右房圧は低下するのでcは誤り．

練習問題と症例問題の解答

練習問題 5-1

流量が一定であれば，$\Delta P \propto \Delta R$ である（式5-1より）．また $R \propto 1/r^4$ である（式5-6より）．したがって $\Delta P \propto 1/r^4$ となる．この関係を用いると，直径（あるいは比例関係にある半径）が50％減少する（半径が基礎値の1/2になる）と，ΔP は16倍（1/2の4乗の逆数）になる．したがって，血管の両端に生じる圧較差は，新たに32 mmHg（2 mmHg×16）になる．

練習問題 5-2

この問題では，2つの細い娘細動脈（R_D）は並列に配置され，親細動脈（R_P）とは直列に配置されている．したがって，総抵抗（R_T）は次式によって求められる．

$$R_T = R_P + \cfrac{1}{\cfrac{1}{R_D}+\cfrac{1}{R_D}}$$

与えられている相対抵抗値を代入すると以下の結果が得られる．

$$R_T = 1 + \cfrac{1}{\cfrac{1}{4}+\cfrac{1}{4}} = 3$$

練習問題 5-3

式5-10からSVRは

$$SVR = \frac{(MAP - CVP)}{CO}$$

であり，CVPがゼロなので

$$SVR = \frac{MAP}{CO}$$

と単純化できる．MAPが10％低下し，COが30％増加するので

$$SVR = \frac{0.9\, MAP}{1.3\, CO} = 0.69 * \frac{MAP}{CO} \quad \text{訳注3}$$

と表すことができる．SVRは31％低下したことになり（100－69＝31），薬剤は血管拡張薬であることがわかる．

症例問題 5-1

全冠動脈抵抗（R_T）は，直列に配置された抵抗要素の合計である．左主冠動脈抵抗（R_L）は残りの抵抗要素（R_X）と直列に配列されているので，$R_T = R_L + R_X$ と表すことができる．正常では，R_L は R_T の1％であり，$R_T = 0.01\,(R_T) + 0.99\,(R_T) = 1\,(R_T)$ であるから，$R_L = 0.01\,(R_T)$，$R_X = 0.99\,(R_T)$

訳注3：原書では＊MAP/COが抜けていたが，訳者が加えた．

となる．一方，$R \propto 1/r^4$なので，血管径の50％の減少があるとR_Lは16倍増加する．つまり狭窄部位の抵抗は正常の16倍であり，$R_L = 16 \ (0.01) \ R_T$，つまり$R_L = 0.16R_T$になる．まとめると，$R_T = 0.16 \ (R_T) + 0.99 \ (R_T)$，すなわち$R_T = 1.15 \ (R_T)$であり，これは左主冠動脈抵抗が（16倍に上昇し）1,500％増加するのに，全冠動脈抵抗は15％［(1.15 − 1.00)×100］しか増加しないことを意味する．

推奨文献

1) Belloni FL. Teaching the principles of hemodynamics. Am J Physiol 1999;277 (Adv Physiol Educ 1999;22:S187–S202.
2) Berne RM, Levy MN. Cardiovascular Physiology. 8th Ed. Philadelphia: Mosby, 2001.
3) Burton, AC. Physiology and Biophysics of the Circulation. 2nd Ed. Chicago: Year Book Medical Publishers, 1972.
4) Folkow B, Neil E. Circulation. New York: Oxford University Press, 1971.
5) Guyton AC, Jones CE, Coleman TG. Circulatory Physiology: Cardiac Output and its Regulation. 2nd Ed. Philadelphia: W.B. Saunders, 1973.
6) Rhoades RA, Bell DR. Medical Physiology: Principles for Clinical Medicine. 3rd Ed. Philadelphia: Lippincott Williams & Wilkins, 2009.

第6章 心臓および循環の神経体液性調節

Neurohumoral Control of the Heart and Circulation

本章のねらい

1. 交感神経，副交感神経の起点ならびに心臓や循環への分布について説明できる．
2. 心臓ならびに血管における α ならびに β アドレナリン受容体ならびにムスカリン受容体がどこにあって，どのように機能しているかを説明できる．
3. 頸動脈洞，大動脈，心肺の圧受容体から延髄にいたるまで，それらの所在と求心性線維のつながりについて説明できる．
4. 頸動脈洞の圧受容体が，動脈圧（平均血圧ならびに脈圧）の変化に対してどのように反応するか，また圧受容体の活動の変化が，交感神経および副交感神経の心臓や循環に対する出力にどのように影響を与えているかを説明できる．
5. a）末梢および中枢化学受容体の所在，b）低酸素血症，高二酸化炭素血症，ならびにアシドーシスに対してどのように反応するか，c）こうした刺激が，自律神経による心臓や循環の調節にどのように影響するかについて説明できる．
6. カテコラミン，レニン，アルドステロン，心房性ナトリウム利尿ペプチド，バソプレシンの分泌を促進する要因を列挙することができる．
7. 交感神経系，循環カテコラミン，アンギオテンシンⅡ，アルドステロン，心房性ナトリウム利尿ペプチド，バソプレシンがどのように作用して相互に血圧を調節しているかを説明できる．

はじめに

自律神経ならびに循環ホルモンは，心臓および血管機能を調節するのに重要な役割を果たしている．このしくみは，血圧（圧受容体）や血液量（容量受容体），血液化学（化学受容体），ならびに血漿浸透圧（浸透圧受容体）を監視するセンサーによって調節されている．圧受容体などの末梢のセンサーは動脈，静脈，心臓内部に存在する．これらのセンサーから求心性の神経線維が中枢に向かって伸びており，中枢でその活動が監視されて，動脈圧の「既定値」と比較される．既定値からのずれにより神経体液性の遠心性調節システムが選択的に活性化されたり，不活化されたりする．中枢神経の中にあるセンサー（中枢化学受容体，浸透圧受容体）も神経体液性の状態を調節する脳内の部位と相互に作用する．こうしたセンサーは神経体液性のしくみと協調して，臓器の灌流に適切

な動脈圧になるようにはたらいている．以下の節では，いくつかの個別の神経体液性のメカニズムについて記載しているが，こうした複数のメカニズムが相互に作用して心血管系の恒常性を支えている．

自律神経による調節

心臓と血管の自律神経支配

心血管機能の自律神経による調節は，中枢神経により制御されている．脳幹にある延髄，視床下部，ならび大脳皮質が協調して自律神経機能を調節している（図6.1）．**延髄**内には副交感神経（迷走神経）ならびに交感神経の遠心性神経細胞が含まれており，心臓と血管を調節している．例えば，運動中，あるいは身体が皮膚への血流を調整し体温調節をする際などには，**視床下部**（とくに室傍核ならびに背内側核）が作用を統合して，延髄の神経活動を修飾している．**大脳皮質**や辺縁系，中脳などの高次中枢は，視床下部，延髄と連携している．こうした高次中枢は，感情的なストレス時（例えば恐怖や心配などによって引き起こされる）に心血管機能を変化させる．

中枢神経は，末梢のセンサーや脳内のセンサーから感覚（求心性）入力を受け取る．呼吸器の伸展受容体とともに，末梢の圧受容体，化学受容体からの求心性線維は延髄の**孤束核**（nucleus tractus solitarius：NTS）に入る（図6.2参照）．孤束核内の神経細胞由来の抑制性介在ニューロンは，交感神経細胞を含む他の延髄の部位にも広がっている．さらに，孤束核からでた興奮性介在ニューロンは，副交感神経（迷走神経）細胞を含む延髄の部位にも広がる．このため，孤束核の活動増加により，迷走神経の遠心性神経活動を促進し，交感神経の遠心性活動を抑制することになる．孤束核は視床下部にも線維を出しており，視床下部からの入力も受けている．血液温を監視する視床下

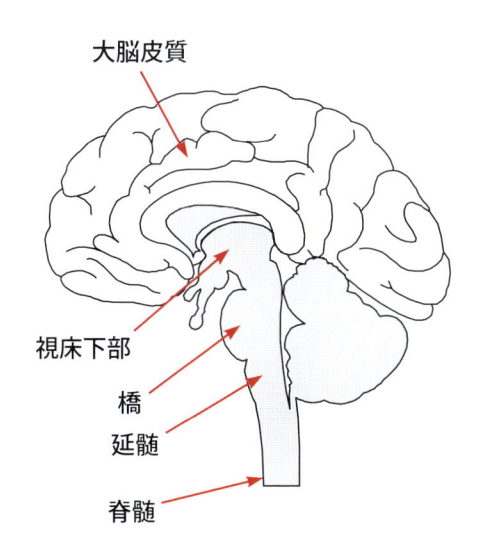

図6.1　心血管の調節に関わる中枢神経の部位
心血管系の調整の主な場所は延髄にある．視床下部は心血管の反応を協調させる統合部位として作用する．大脳皮質などの高次中枢も心血管機能に影響を与える

部のセンサー（温度受容体）は，皮膚循環への交感神経出力を調整する延髄の部位にも線維を出している．

■ 副交感神経支配

心臓を支配している副交感神経線維は，延髄にある細胞体に由来する（図6.1および図6.2参照）．この細胞体は，**迷走神経背側核（dorsal vagal nucleus：DVN）** と**疑核（nucleus ambiguus：NA）** と呼ばれるニューロンの集まりにある．これらの核の活動増加により，洞房（SA）結節の発火を減少させたり（陰性変時作用），房室結節の伝導を遅くしたり（陰性変伝導作用）する．正常の安静時には，こうしたニューロンの緊張度が高く活発になっていて，このため，心臓をいわゆる「**迷走神経緊張**」という状態にして，安静時の心拍数を洞房結節のペースメーカーの内因性の発火率よりもはるかに遅くしている．求心性の神経，とくに末梢の圧受容体から孤束核を経て延髄に入る神経は，こうした迷走神経ニューロンの活動性を変化させる．孤束核由来の興奮性介在ニューロンは，通常は緊張性の圧受容体活動によって興奮させられるが，これが迷走神経活動を刺激する．

遠心性迷走神経線維（節前線維） は，第Ⅹ脳神経として延髄を出て（図6.3参照），左右の迷走神経内を走って心臓に向かう．この神経から出た枝

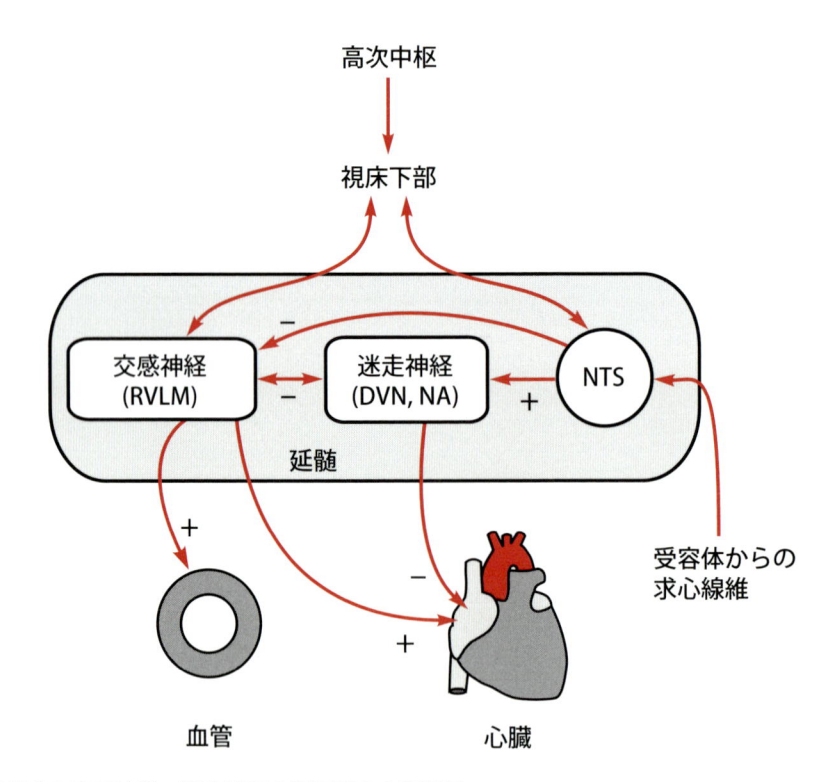

図6.2　中枢神経内の交感神経，迷走神経の相互接合の解説図
受容体求心性神経線維（例えば，圧受容体から）は延髄の孤束核（NTS）に入り，吻側延髄腹外側野（RVLM）の交感神経ニューロンに抑制性の介在ニューロンを送り，迷走神経背側核（DVN）や疑核（NA）にある迷走神経ニューロンには興奮性の介在ニューロンを送っている．延髄は視床下部や高次脳中枢からの入力も受けている．血管や心臓での交感神経活性化（＋）により，平滑筋の収縮（血管収縮），心拍数の増加（陽性変時作用），心臓内での伝導速度亢進（陽性変伝導作用），収縮性の増加（陽性変力作用）が生じる．心臓の迷走神経の活性化により，心臓の変時作用，変伝導作用，変力作用は減少（－）する

が心臓内の洞房結節や房室結節，刺激伝導系，心房の心筋細胞，冠動脈などの特定の部位を支配している．節前遠心性線維は標的の組織内あるいは付近にシナプス吻合し，小さな神経節を形成し，そこから，短い**節後線維**が出て特定の組織の部位を支配している．右の迷走神経は通常は洞房結節を支配している主たる迷走神経の枝である．左の迷走神経は主に房室結節を支配している．これは実験的に証明できる．右の迷走神経を電気刺激すると徐脈（あるいは洞房結節性心停止）になるが，心電図上P-R間隔は比較的少ししか延長しないことから，房室結節にはほとんど影響を与えていないことがわかる．対照的に，左の迷走神経を刺激すると通常は，著明な房室ブロックになるが（第2章参照），心拍数には影響をほとんど与えない．しかし，こうした迷走神経刺激に対する反応は，左右の迷走神経が重なり合っていることから，個人間に有意な差がある．

迷走神経遠心線維のなかには，特定の臓器の血管を支配して，直接，間接的に血管拡張させているものもある．組織（例えば生殖器の勃起組織）によっては副交感神経の活性化による直接の血管拡

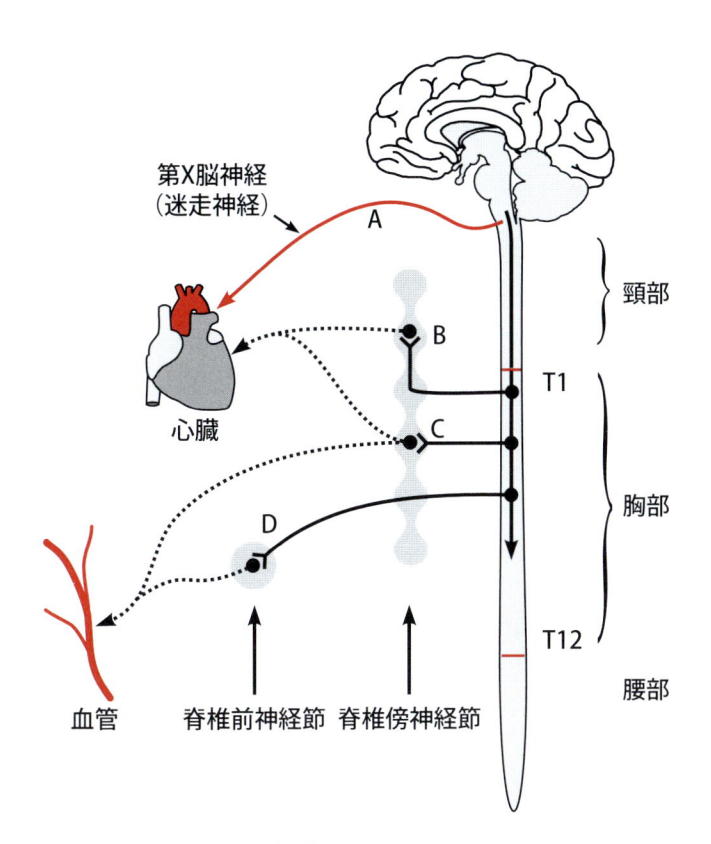

図6.3　交感神経と迷走神経の心臓と血管支配の組織図
第X脳神経（迷走神経：副交感神経）は脳幹を起点としている．節前線維（赤の実線，A）は心臓にたどり着くと，そこで心臓を支配する短い節後線維の細胞体とシナプスする．節前交感神経（黒の実線）は脊椎の胸腰椎のレベルに由来する．この線維のうち脊髄の両側にある脊椎傍神経節（交感神経鎖）に入るもの（B），その神経節の中で入ってきたレベルより上に走行してシナプスするもの（B），それより下に走行してシナプスするもの，そのレベルを走行してシナプスするもの（C）がある．頸部神経節由来の節後線維（黒点線）は主に心臓を支配するが，胸部神経節由来の神経節は，血管や心臓を支配する．下位胸椎や上位腰椎レベルからの節前線維は，一般的には椎骨前神経節にシナプスし（D），そこから節後線維となって血管へ走行している

張は，アセチルコリンの分泌によって生じ，血管内皮のムスカリン受容体に結合すると，一酸化窒素が生成されて血管拡張が生じる（第3章参照）．また臓器（胃消化管循環など）によっては，血管以外の組織の刺激で，ブラジキニンなどの血管拡張性物質が産生されて，これが，血管の受容体に結合して血管拡張を生じる．迷走神経刺激により，間接的に血管拡張が生じる．<u>現存の副交感神経は主に特定の組織の血流を調整するのに役立っていて，体血管抵抗ならびに動脈圧の調整には大きな役割は果たしていないことを覚えていなくてはならない</u>．

■ 交感神経支配

　心臓と血管機能を調節する交感神経は延髄のニューロン由来で，なかでも重要なものは**吻側延髄腹外側野**（rostral ventrolateral medulla：RVLM）にある．これらのニューロンの活動が増加すると，心臓の刺激と体血管の収縮が生じる．RVLMの交感神経ニューロンは自律的な活動電位があり，心臓と血管を一定の緊張度で刺激している．そのため，急に心臓と血管の交感神経を不活化すると，通常は心臓の心拍数は減少し，血管拡張が生じる．安静時に心拍数が低い状態では，交感神経の不活化による心臓への影響は比較的少ない．そうした心臓では，迷走神経の緊張度が高く，交感神経の緊張度が低いからである．逆に，大部分の臓器循環においては，交感神経緊張度が比較的高いので，交感神経の緊張が突然なくなると，有意な血管拡張が生じ，血圧が下がる．

　交感神経ニューロンの軸索は延髄を出ると，脊髄を通って下降し，脊髄の中間質外側柱でシナプスして，特定の胸腰椎（T1-L2）のレベルで外に出る（図6.3）．これらの節前線維は（副交感神経節前線維に比較して短いが），脊髄の両側にある**交感神経脊椎傍神経節**（頸部，星状，胸腰椎交感神経鎖）の中でシナプスするか，または腹部（腹腔，上腸管，下腸管神経節）にある**椎骨前神経節**でシナプスする（図6.3）．線維の中には副腎に走行しそこでシナプスするものもある．交感神経節後線維は標的の臓器まで走行し（副交感神経節後線維に比べて長い），動脈ならびに静脈を支配するが，毛細管は支配していない．こうした遠心性線維の小さな枝は血管の外膜にみられる．交感神経線維にある小隆起である**神経結節**は，神経伝達物質を放出する場所となっている．

　心臓を支配する交感神経節後線維は，洞房結節，房室結節，刺激伝導系，心筋細胞，ならびに冠動脈も支配している．交感神経活性化により，心拍数が上昇し，刺激伝導が促進され，収縮性が増加する（表6-1）．血管においては，交感神経活性化により抵抗血管，容量血管ともに直接収縮し，これにより，体血管抵抗（そして血圧）が上昇し，静脈の容量が減少（これにより静脈圧を上昇）する（表6-1参照）．第7章で示したように，心臓への交感神経活性化が生じると，冠動脈は逆に拡張する．これは，心臓の活動増加による代謝性の冠動脈拡張が生じて，これが交感神経による直接の血管収縮作用を上回るからである．

　抵抗血管を支配する交感神経活性化は，多くの臓器の血管緊張度に大きな影響を与えている．これは，交感神経の影響を急に除去する（例えば，αアドレナリン受容体を薬物で遮断する）と証明することができる．これにより，血流は増加するのだが，その増加量は交感神経の緊張の程度，ならびにその臓器での血流を一定に維持しようとする自己調節能の強さに依存している（第7章参照）．例えば，前腕の循環におけるαアドレナリン受容体が薬物で遮断されると，血流は2倍から3倍に増加する．しかし，やがては内因性の自己調節能により正常の血管緊張と血流に戻ることになる．

　第7章でさらに解説しているが，交感神経活性

表6-1　交感神経ならびに副交感神経の心臓および血管機能に対する影響

	交感神経	副交感神経
心臓		
変時性（心拍数）	＋＋＋	－－－
変力性（収縮性）	＋＋＋	－注1
変伝導性（伝導速度）	＋＋	－－－
血管（血管収縮）		
抵抗血管（動脈，細動脈）	＋＋＋	－注2
容量血管（静脈，細静脈）	＋＋＋	○

相対的な反応の大きさ（＋：増加，－：減少，○：影響なし）を＋および－の数によって示している．
注1）心室より心房において顕著
注2）血管拡張作用は生殖器のような特定の臓器においてのみ

化に対する血管の反応は，臓器により異なっている．しかし，全身の循環系の交感神経活性が起こると動脈圧は上昇し，臓器の灌流は脳と心臓を除いて減少する．

■ **交感神経と迷走神経の相対する活性化**

通常，延髄の交感神経（RVLM）の活性化と迷走神経の出力を調整する核の活性化は，相対して行われている．起立時に血圧が低下する場合，この相対活性の例がみられる．（本章の後半で述べる）圧受容体反射により，RVLMに交感神経出力増加を引き起こし，心臓では心拍数が増加し，収縮性が増加し，体血管は収縮する．こうした心臓および血管の反応は正常血圧の回復に役立つ．RVLMにおける交感神経ニューロンが活性化されている間，迷走神経背側核ならびに孤束核由来の副交感神経の迷走神経作用は減少している．これは非常に重要なことで，心臓への迷走神経の影響があると，交感神経の活性が上がっても心拍数は有効に増加しないからである．これは，<u>迷走神経の影響のほうが交感神経の影響より心臓に対しては優位であるためである</u>．

視床下部は，延髄への入力を制御することで心血管系の反応を統括，調節することができる．いくつかの研究で背側正中の視床下部を電気的に刺激することにより，運動時や「**逃避闘争反応**」で生じる自律神経の反応に似た反応を引き起こすことができることが示されている．こうした協調のある反応には，交感神経を介する頻脈，変力作用の増強，カテコラミンの放出，体血管の収縮などが含まれる．こうした反応は，視床下部によるRVLM内の交感神経ニューロンの活性化ならびに迷走神経核の抑制により生じる．

高次大脳皮質からの入力によっても自律神経機能は影響を受ける．例えば，突然の恐怖や感情により迷走神経活性化が生じて徐脈，交感神経による血管緊張の消失，失神（**血管迷走神経失神**）が起こることがある．恐怖や心配は交感神経活性化を生じて，頻脈，変力作用増強，高血圧を起こすこともある．長期間の感情的なストレスによって慢性的に交感神経が活性化されると，持続性の高血圧，心肥大，不整脈が生じることもある．

■ **心臓，血管における自律神経の受容体**

心臓への遠心性交感神経の活性化により，神経伝達物質であるノルエピネフリンが放出され，おもに洞房，房室結節や伝導系，心筋にあるβ_1アドレナリン受容体に結合する（図6.4参照）．心臓にはシナプス後性のβ_2アドレナリン受容体もあるが，通常はβ_1アドレナリン受容体ほど重要ではない．

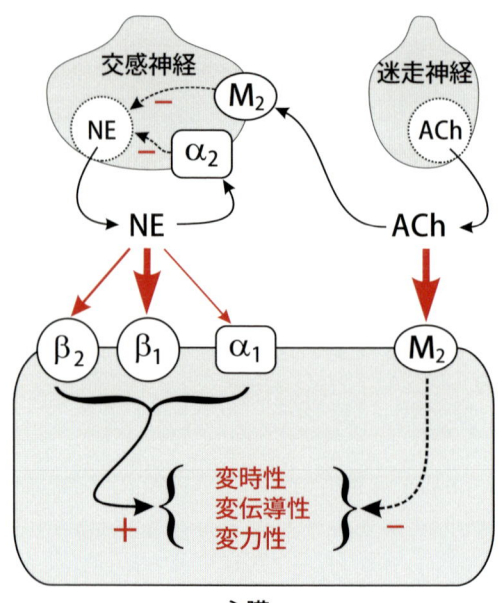

図6.4　心臓のアドレナリンならびにムスカリン受容体
交感神経終末から放出されたノルエピネフリン（NE）は，シナプス後アドレナリン受容体に結合して（機能的な重要度は$\beta_1 > \beta_2 > \alpha_1$）変力性，変時性，変伝導性を増加促進（＋）する．シナプス前α_2アドレナリン受容体は，フィードバック機構によりノルエピネフリンの放出を抑制する．副交感神経（迷走神経）はアセチルコリン（ACh）を放出し，シナプス後のM_2受容体に結合し，変力性，変時性，変伝導性を減少（－）させる．アセチルコリンは交感神経終末のシナプス前ムスカリン受容体（M_2）にも結合し，ノルエピネフリン放出を抑制する

βアドレナリン受容体は第3章に解説したように，Gs蛋白/cAMPのシグナル伝達経路に組み込まれている．心臓組織には，ノルエピネフリンに結合するシナプス後α_1アドレナリン受容体も存在しており，これはGq蛋白/IP_3経路で心臓を刺激する（第3章参照）．放出されたノルエピネフリンは，交感神経終末に存在するシナプス前α_2受容体にも結合する．この受容体は負のフィードバック機構を通してノルエピネフリンの放出を抑制する．

シナプス後迷走神経線維が活性化されると，神経伝達物質のアセチルコリンが放出される．心臓においては，この神経伝達物質は，主として洞房結節，房室結節や心房の心筋にあるムスカリン受容体（M_2）に結合する（図6.4）．この受容体は，Gi蛋白/cAMPのシグナル伝達経路に組み込まれており（3章参照），（心室より心房において顕著に）変時性，変伝導性，変力性を減弱させる．放出されたアセチルコリンは，交感神経終末付近にみられるシナプス前M_2ムスカリン受容体にも結合し，ノルエピネフリンの放出を抑制する．

血管においては，交感神経終末から放出されたノルエピネフリンは，主にシナプス後α_1アドレナリン受容体に結合し，平滑筋の収縮を生じて血管を収縮させる（図6.5参照）．多くの血管では，一般的にα_1アドレナリン受容体の方が重要なサブタイプであるが，ノルエピネフリンが小動脈や細動脈に存在するシナプス後のα_2アドレナリン受容体に結合しても同様の反応が生じる．こうしたαアドレナリン受容体は，第3章で述べたように，Gq蛋白/IP_3シグナル伝達経路に組み込まれている．さらに，ノルエピネフリンはシナプス前α_2アドレナリン受容体にも結合し，負のフィードバック機構

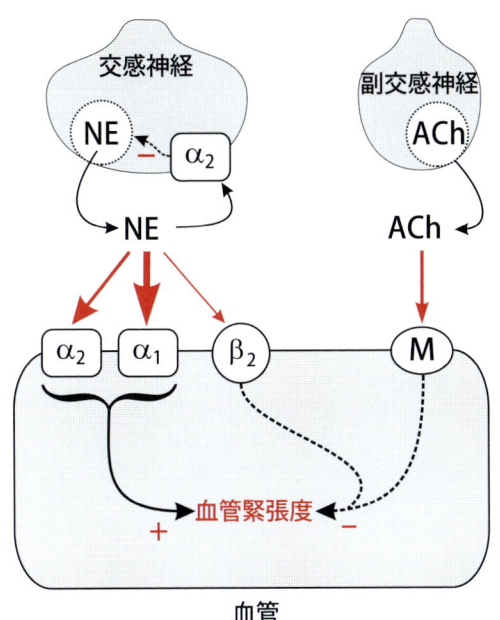

図6.5 血管のアドレナリン受容体とムスカリン受容体

交感神経終末から放出されたノルエピネフリン（NE）はシナプス後アドレナリン受容体に結合する．（機能的な重要度は$α_1 > α_2 > β_2$）．シナプス後αアドレナリン受容体に結合するノルエピネフリンは，血管の緊張度を増加（血管収縮）し（＋），逆に$β_2$アドレナリン受容体に結合すると，血管緊張度は減少（血管拡張）（－）する．少数の臓器（生殖器など）では，副交感神経から放出されたアセチルコリンがムスカリン（M）受容体に結合し，内皮依存性の血管拡張を生じる

として，ノルエピネフリンの放出を調整している．

　血管には，αアドレナリン受容体に加えて，シナプス後$β_2$アドレナリン受容体もある．シナプス後$β_2$アドレナリン受容体がノルエピネフリンにより活性化されると（循環エピネフリンによる影響の方が重要である），反対作用のαアドレナリン受容体を介する血管収縮がない状態では，血管拡張を生じる．実験的に$β_2$アドレナリン受容体による血管拡張を観察するには，完全にαアドレナリン受容体を遮断した状態で，血管交感神経を刺激するとよい．通常，このノルエピネフリンの$β_2$アドレナリン受容体を介した血管拡張作用は小さく，同時に刺激されているαアドレナリン受容体による血管収縮作用の方が圧倒的に優位にみられる．

　多くの血管は，迷走神経による支配はほとんどあるいは全くないが，冠動脈のムスカリン受容体は，迷走神経活性化に反応して血管拡張を生じ，生殖器勃起性組織においても同様に迷走神経により放出されたアセチルコリンに反応して血管拡張が生じる（図6.5）．

動脈圧の圧受容体によるフィードバック調整

　前述のように，交感神経は，体血管抵抗と心機能，ゆえに動脈圧を調節するのに重要な役割を果たしている．しかし，身体はどのようにして体血管抵抗と心拍出量を調節し，血圧を維持して臓器の適切な灌流を保証しているのだろうか．

　動脈圧は，心血管系のなかで戦略的な位置にある圧センサー（すなわち圧受容体）を組み込んだ負のフィードバック機構により調節されている．**動脈圧受容体**は頸動脈洞（内外頸動脈の分岐部）と大動脈弓部に存在している（図6.6）．舌咽神経

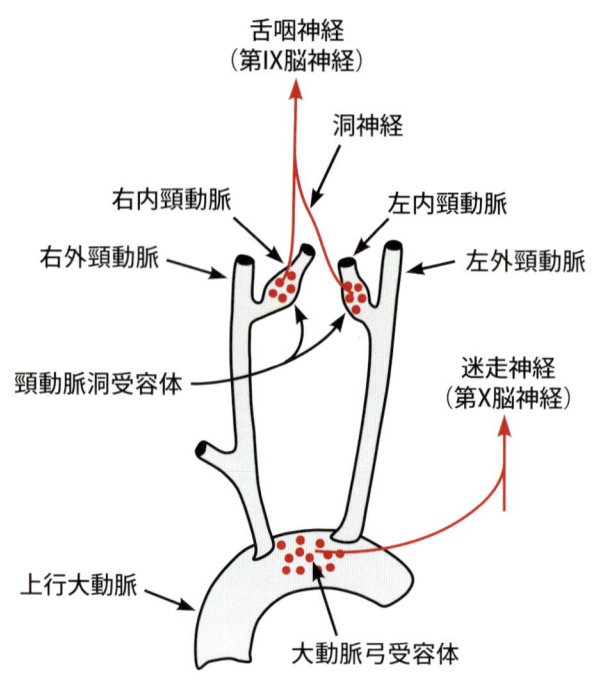

図6.6　動脈圧受容体の位置と支配
頸動脈洞受容体は外頸動脈との合流部位の直上の内頸動脈にある．この受容体はHeringの洞神経に支配されており，この神経は，舌咽神経（第IX脳神経）と合流して延髄に入る．大動脈弓受容体からの求心性の神経は迷走神経（第X脳神経）に合流して延髄に入る

（第IX脳神経）の枝である頸動脈洞神経（Hering神経）が頸動脈洞を支配している．頸動脈洞からの求心性線維は，舌咽神経を走行し脳幹へ入り，孤束核でシナプスする．すでに述べたように，孤束核がRVLMおよび，延髄疑核内の交感神経ニューロンの活動に影響を与える．大動脈弓部の圧受容体は大動脈神経により支配されているが，その神経は迷走神経（第X脳神経）に合流してから孤束核へ走行する．

動脈の圧受容体は，動脈圧の上昇によって血管壁が伸展されると発火する（図6.7）．動脈圧が上昇すると，個々の受容体と神経の発火頻度が増える．個々の受容体は圧の変化に対する独自の閾値と感受性をもっている．このため，圧が上昇すると活性化される受容体の数が増加するようになっている．概して，頸動脈洞の受容体は60から180mmHg程度の範囲の圧に対応している．この

ため，動脈圧が正常域から下降すると，頸動脈洞圧受容体の発火頻度が低下する．逆に，動脈圧が上昇すると，受容体発火頻度が増加する．

圧受容体は圧変化率ならびに平均血圧に敏感である．ある一定の平均血圧でも，動脈の脈圧が減少すると発火頻度が減少する．これは出血性ショックのように，心室の前負荷が減少し心拍数が上昇し，一回拍出量が減少して脈圧（同時に平均血圧）が減少するような状態で重要である．このようにして平均血圧の低下時には，脈圧の減少により圧受容体反射が増強される．図6.7にあるように，圧受容体の発火頻度を代表している曲線はある一定の脈圧での発火の集積値である．脈圧が減少すると，曲線は右にシフトして，どの平均血圧においても発火を減少させることになる．

最大の頸動脈洞感受性（図6.7の反応曲線の傾きが最大の点）は正常の平均動脈圧の「セットポ

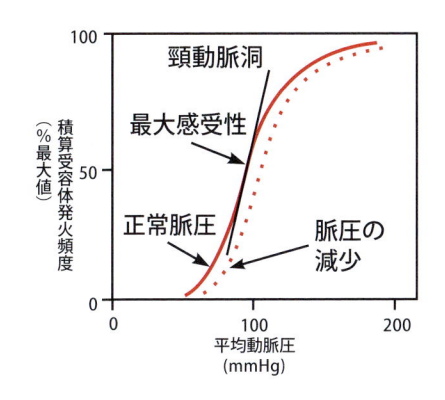

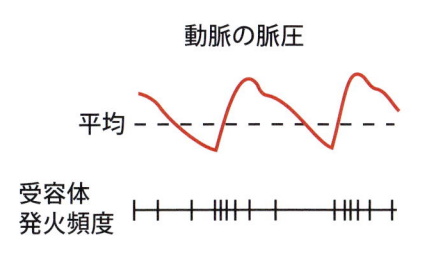

図6.7　頸動脈洞発火頻度の積算値に対する動脈圧の影響
左図：受容体活性化の閾値はおよそ60mmHgであり，最大発火頻度はおよそ180mmHgで生じる．最大の受容体感受性は正常の平均動脈圧で生じている．脈圧の減少とともに，受容体発火頻度—反応曲線は右にシフトしている．すなわち，脈圧の減少により，同じ平均動脈圧でも発火頻度が低下する．右図：拍動圧に対する受容体の発火頻度．心臓の収縮期に動脈圧が急速に上昇すると受容体の発火も急速に増加している

イント」すなわち既定値（およそ95mmHg）付近になっている．このため，この既定値からのわずかなズレが生じると圧受容体の発火頻度に大きな変化を生じさせることになる．この既定値や受容体反応曲線は固定されているわけではない．高血圧，心不全，他疾患によっては，この曲線の慢性的なシフトが生じる．高血圧では，例えば，曲線は右にシフトして，それにより，どの平均血圧においても発火頻度は減少している．この圧受容体反応のリセットは，受容体のレベルでも脳幹においても生じる．動脈硬化があると，頸動脈洞レベルの頸動脈はより硬くなり，そのために，動脈圧の変化に対して伸展されにくくなる．このために，受容体の感度が減少することになる．運動中には，延髄ならびに視床下部の制御中枢が，圧受容体の発火頻度がある一定レベルになるよう，自律神経の遠心性反応を調整することで，動脈圧を高いレベルにリセットしている．

　大動脈弓にある受容体も頸動脈洞の受容体と同様に機能するが，発火の閾値がより高く，感度は低くなっている．そのため，大動脈弓の圧受容体は，2次的な圧受容体として作用しており，通常は頸動脈洞の圧受容体が主として機能している．

　圧受容体反射がどのように働くかを理解するために，急に起立したときの動脈圧（平均圧，脈圧またはその両方）の低下に反応して生じる事象を考えてみる（図6.8）．仰臥位から急に起立したと仮定すると，重力の影響で，心臓より下の静脈血は，特に下肢にうっ滞することになる（第5章参照）．このために，静脈還流，中心静脈圧，心室の前負荷が減少するので，心拍出量ならびに動脈圧が低下することになる．圧受容体の伸展刺激が減少すると，圧受容体の発火頻度が減少し，孤束核活性が低下する．RVLM内の核は交感神経出力が増加することによって反応し，体血管抵抗が上昇（血管収縮）し心拍出量も増加（心拍数と変力作用を増加）する．延髄からの迷走神経出力の減少も，心拍数の上昇に寄与している．

　圧受容体の発火は，延髄からの交感神経出力に対して，通常は緊張性の抑制的な影響を及ぼしていることに注意してほしい．このため，低血圧による圧受容体発火の減少は，交感神経出力の抑制を外すことになる（つまり，交感神経活性を増加する）．体血管抵抗と心拍出量増加による組み合わ

155

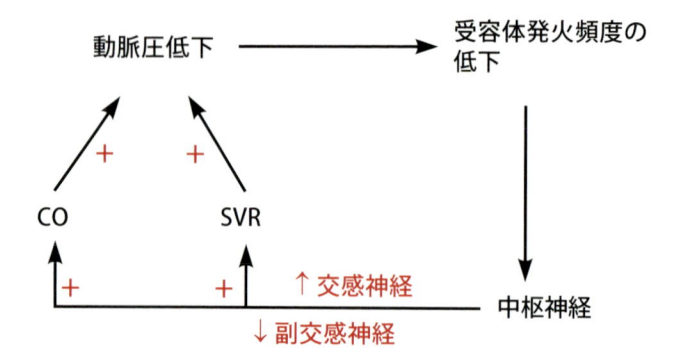

図6.8　圧受容体のフィードバック回路
仰臥位から急に起立する際に生じる急な動脈圧の低下は，圧受容体の発火を減少させ，交感神経の活性化，副交感神経の抑制をする．この自律神経バランスの変化が心拍出量（CO）ならびに体血管抵抗（SVR）を増加（＋）させ，血圧が回復する

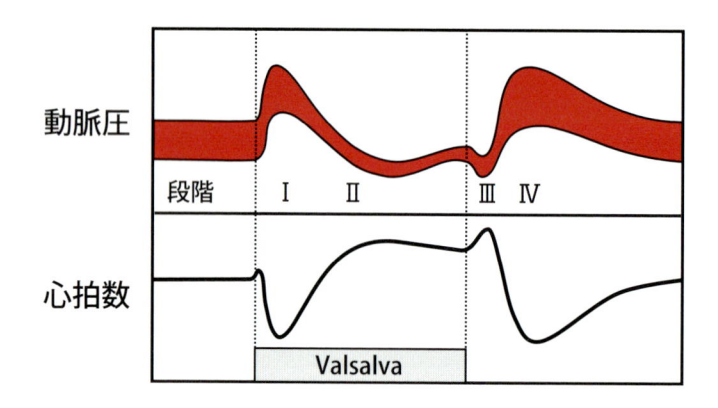

図6.9　Valsalva手技中の圧受容体の反応
第1段階では，強制呼気の開始時，大動脈の圧迫により大動脈圧が上昇し，心拍数は反射性に減少する．第2段階では，胸郭内の静脈も圧迫されて，静脈還流ならびに心拍出量が減るので大動脈圧は低下する．また同時に反射性の頻脈も生じる．呼吸がもとに戻ると第3段階が始まり，（大動脈の圧迫が解除されて）わずかな一過性の血圧低下と心拍数の上昇がみられるのが特徴である．第4段階では大動脈圧は上昇する（心拍数は反射性に減少する）が，これは，心拍出量が正常に戻る一方で，体血管抵抗は第2段階で生じた交感神経活性により上昇したままのためである

せの効果で，動脈圧が上昇し既定値まで戻る．

頸動脈洞反射は，頸動脈洞付近の首をこすること（頸動脈洞マッサージ）によっても活性化できる．この受容体の機械的な刺激により，発火は増加し，延髄からの交感神経出力は減少，副交感神経出力は増加する．これはしばしば，心臓への迷走神経効果を高めて特定の種類の不整脈を止めることに用いられる．

圧受容体反射活用の別の例としては，Valsalva手技がある．これは，時に人間の自律神経反射による心血管系機能の調整を評価するのに用いられる．これを行うには，被験者に声門を閉じた状態で最大の強制呼気努力をしてもらい，最低10秒は維持してもらう．胸郭の収縮により肺を圧迫することで，胸腔内圧（胸郭と肺の表面の膜の間の圧—図5.16参照）が大きく上昇し，胸郭内の血管が圧迫される．動脈の圧迫により一過性の動脈圧の上昇が起こる（図6.9の第1段階）．この結果，

圧受容体が活性化され，反射性の徐脈が生じる．胸郭内の大静脈も圧迫され，心臓への静脈還流も阻害され，心拍出量ならびに動脈圧の低下が起こる（第2段階）．動脈圧が低下すると，圧受容体反射により，心拍数が上昇する．一回拍出量の減少は脈圧が低下していることからも説明がつく．数秒後には，動脈圧は（平均圧，脈圧ともに）低下，心拍数は上昇する．被験者が呼吸を再開すると，大動脈の圧迫が突然なくなるので，大動脈の圧は，一過性にわずかに低下し，さらに心拍数の反射性の上昇が生じる（第3段階）．大静脈の圧迫がなくなると，静脈還流が急に増加し，数秒後には心拍出量が急激に増加し，動脈圧の一過性の上昇につながる（第4段階）．動脈圧は第4段階では正常圧を越えてしまうが，それは圧受容体反射によって第2段階で体血管抵抗が上昇しているからである．動脈圧の一過性の上昇に反応して，第4段階では心拍数は反射性に減少する．

　動脈の圧受容体に加えて，心臓の大静脈−心房結合部位には，伸展受容体（**心肺受容体**）が存在していて，心房の充満や収縮に反応している．この緊張性に活性化した受容体には迷走神経の有髄求心線維が入っている．静脈還流が増加して伸展度が増加すると，ある条件下では，延髄から洞房結節への交感神経遠心線維活性の増加により，心拍数が増加する．この反応は，**Bainbridge反射**と呼ばれ，もともとの心拍数が低いときに心拍数を増加させる．

　血液量と静脈圧の上昇は他のタイプの心肺受容体を刺激して，下垂体後葉からの抗利尿ホルモン（antidiuretic hormone：ADH，バソプレシン）の分泌を減少させる．循環ADHの減少により利尿が起こり，血液容量と静脈圧が減少する．血液量が脱水あるいは出血などで失われれば，これらの受容体はADH分泌を増加させて，腎臓による水分の排泄を少なくする．

　心房および心室全体に無髄迷走神経求心線維がみられる．この迷走神経求心枝につながる受容体は伸展に反応しており，心房圧や心室圧の上昇により受容体の発火頻度が上昇するようになっている．この受容体の交感神経ならびに迷走神経出力に対する影響は，動脈の圧受容体の場合に似ている．しかし状況により，この受容体が動脈の圧受容体機能に対抗する場合も，補強する場合もある．心不全では，心房，心室の充満圧は増加しているが，動脈圧は低下している．この状況では，房室の受容体による発火頻度の上昇は，動脈の圧受容体の発火頻度減少に対抗している．出血時は，房室の圧，動脈圧はともに減少している．このため，房室受容体も動脈圧受容体も発火頻度が減少しており，双方が補強しあうことになる．

> **練習問題6-1** Question
> 頸動脈洞の圧受容体は，総頸動脈両側で閉塞している際にはどう反応するだろうか？両側の総頸動脈閉塞に，心血管系はどう反応するか？この反応は，両側の迷走神経切断によりどう変化するか？この反応は薬理学的なβアドレナリン受容体の遮断によりどう変化するか？
> →解答は章末

化学受容体

　化学受容体は動脈（末梢化学受容体）ならびに延髄内（中枢化学受容体）にあり，血液のPO_2（酸素分圧），PCO_2（二酸化炭素分圧），またはpH（水素イオン濃度の対数）をモニタしている．主な機能は，呼吸活動を調節して，動脈血中のPO_2，PCO_2，pHを狭い生理学的な範囲内に維持することである．しかし，化学受容体活性は，直接的に延髄の心血管中枢に影響を与えることによ

り，また間接的に肺の伸展受容体の活性を変化させることを通じて，心血管系機能に対して影響を与えている．呼吸によるガス交換が障害されたり，低酸素環境，脳虚血，循環虚脱などで，化学受容体の活性が上がり，RVLM内のニューロンを活性化することで心臓や血管への交感神経出力が増える．

末梢化学受容体は2つの場所にある．**頸動脈小体**は内頸動脈と分岐点付近の外頸動脈上にある．頸動脈小体からの求心性線維は洞神経に合流したのち，舌咽神経に入り延髄の孤束核内でシナプスする．頸動脈小体は，動脈血PO_2の低下（低酸素血症）や動脈血PCO_2の上昇（高二酸化炭素血症）あるいは水素イオン濃度の上昇（アシドーシス）に反応して発火頻度が増加する．活性化するPO_2の閾値は，およそ80mmHg（正常の動脈血PO_2は約95mmHg）である．PCO_2はその正常値である40mmHgを少しでも超えて上昇したり，pHが7.4を下回ることでも発火頻度は増加する．さらに，頸動脈小体の発火は，低血圧やショックなどで頸動脈小体の灌流が減った際にも促進される．この灌流減少による反応は，動脈血のPO_2，PCO_2，pHの変化がなくとも生じる．このメカニズムとしては，頸動脈小体への不十分な酸素供給から生じる細胞性低酸素症（うっ滞性低酸素症）が関与しているかもしれない．別の場所の末梢化学受容体である**大動脈小体**は大動脈弓にあり，頸動脈小体と同様に機能している．孤束核への求心性線維は迷走神経求心線維とともに走行している．

中枢性化学受容体は延髄にあり，心血管ならびに呼吸活動を調節している．この受容体は，高二酸化炭素血症やアシドーシスには反応して発火が増加するが，低酸素症には直接反応しない．血液から脳脊髄液へと拡散した二酸化炭素が，重炭酸緩衝系により水素イオンを作り出す．受容体発火を刺激するのは，二酸化炭素よりは水素イオンである．

被験者が21％の酸素含有の混合ガスの代わりに，10％酸素混合ガスを呼吸させられると，（主に末梢の）化学受容体活性が呼吸活動を増加させ，心臓や体血管への交感神経活性を刺激して，動脈圧を上昇させる．しかし，呼吸数，深さを変えられないようにすると，交感神経を介する昇圧反応により二次性に心臓への迷走神経活性化が起こり徐脈となる．これにより，低酸素症の際に通常みられる頻脈は，呼吸刺激と肺伸展受容体の活性化によるものであることがわかる．高二酸化炭素血症とアシドーシスに対する心血管系の反応も同様に，部分的には呼吸性の反応に依存している．

心臓，循環に影響を与えるその他の自律神経反射

すでに述べた圧受容体と化学受容体反射に加えて，いくつか他にも心血管機能に影響を与える反射がある．

1. **虚血脳反射** 重篤な低血圧（平均血圧で60mmHg以下）や脳血管の閉塞があるときなどで脳への不十分な血流（脳虚血）が生じると，強力な交感神経活性化が生じ，体循環の収縮が起こる．平均血圧は，重篤な脳虚血時には200mmHgを優に超えることもある．これは脳灌流を回復させようとする身体の最後の努力ともいえる．出血性脳卒中や脳外傷などの際に生じる頭蓋内圧の上昇により脳幹内の虚血が生じることがある．これにより，強力な交感神経由来の昇圧反応（**Cushing反射**）が起こり，しばしば圧受容体を介して徐脈になる．

2. **痛み反射** 心筋虚血（不十分な冠動脈血流）や心筋梗塞にともなう胸痛により，広範な交感神経活性化が起こり，血圧の上昇，頻脈，

発汗増加などが生じる．虚血の障害により心拍出量が大幅に低下することになると，交感神経の活性化があっても血圧は低下することもある．外傷や内臓牽引などによる深部痛により，副交感神経活性の増加と交感神経活性の低下が起こり，低血圧あるいは循環虚脱が生じることがある．別の痛み反射の例としては，**寒冷昇圧反応**がある．手や足を氷冷の水に漬けると，交感神経の活性化で動脈圧が上昇する．このテストは，ときに患者の自律神経機能，ならびに血管の反応性を評価するために臨床的にも利用される．

3. **Bezold-Jarisch反射** この反射は心臓や冠動脈内の特定のタイプの化学受容体を刺激することで生じる反射で，迷走神経の遠心性，求心性線維を介して徐脈と低血圧を生じる．この反射はときに色素や，他の化学的な薬品を冠動脈造影中に冠動脈に注入する際にみられる．心室虚血，とくに右冠動脈閉塞による虚血の際にもこの反射が誘発される．

4. **肺，筋肉の伸展受容体** 肺の膨張により気道や呼吸筋の伸展受容体が活性化され，延髄の交感神経中枢が抑制され，動脈圧が低下する．心拍数は反射性に上昇する．この受容体の働きで，呼吸運動に連動する心拍数と動脈圧の周期的な変動が生じる．足の筋肉，腱にも張力と長さの変化を感知する受容体がある．関節を間接的にまたは直接的に動かすと心臓や循環に対する交感神経を刺激して，運動への心血管系の反応を補強するのに役立っている．

5. **温度反射** 外気温の変化が皮膚の寒冷または温感温度受容体によって感知されると，皮膚血流と発汗が反射的に変化する．同様に，核心温の変化が視床下部の温度受容体で感知されて，皮膚循環への交感神経活性を変化させ

る．例えば，皮膚表面の温度または視床下部の血液温の低下が起こると皮膚血管の収縮が起こる．

体液性（ホルモン性）調節

自律神経に加えて，多くの循環因子（体液性物質）も心血管機能に影響を与えている．体液性因子のなかには，直接心臓や血管に影響を与えている因子もあれば，血液量を変化させることで間接的に心血管機能を変化させている因子もある．主な循環因子としては，循環カテコラミン，レニン−アンギオテンシン−アルドステロン系，心房ナトリウム利尿ホルモン，抗利尿ホルモン（バソプレシン）がある．本章では触れていないが，他にも多くのホルモンや循環物質（サイロキシン，エストロゲン，インスリン，成長ホルモンなど）が，直接または間接的に心血管系へ影響を及ぼしている．

循環カテコラミン

循環カテコラミンは2つの部位に由来する．副腎髄質は，支配を受ける節前の交感神経が活性化されると，カテコラミン（80％はエピネフリン，20％はノルエピネフリン）を分泌する．これはストレス時（運動，心不全，出血，感情的なストレス，興奮，痛みなど）に生じる．血管を支配している交感神経も，循環カテコラミン（主にノルエピネフリン）のもうひとつの供給源になっている．通常は交感神経によって分泌されるノルエピネフリンは，神経に取り込まれて代謝される（ニューロン以外の組織に取り込まれるものもある）．しかし，分泌されたノルエピネフリンのうち，ごくわずかな

量は，血液に拡散していき身体を循環する．交感神経の活性化の程度が大きいと，血液中にあふれてくるノルエピネフリンの量も劇的に増加する．

循環エピネフリンの心血管系に対する直接作用は，臓器によるアドレナリン受容体の分布の違い，エピネフリンの異なる受容体への親和性の違いに依存して発揮される．エピネフリンはβ_1，β_2，α_1，α_2アドレナリン受容体に結合するが，エピネフリンのβアドレナリン受容体への親和性はαアドレナリン受容体への親和性よりはるかに強い．血漿濃度が低い時にはβアドレナリン受容体に優位に結合するのは，この受容体への親和性の違いのためである．このため，エピネフリンの血漿濃度が低濃度から中等度のときには，心拍数，変力性，変伝導性が（主にβ_1アドレナリン受容体を介して）刺激される．エピネフリンが低濃度では，（特に骨格筋の）小動脈や細動脈上のβ_2アドレナリン受容体に結合し血管拡張を起こす．

血行動態をモニタしながら，低用量のエピネフリンを静脈から投与すると，心拍数（そして心拍出量）は増加し体血管抵抗は低下するが，平均動脈圧はほとんど変化しない（図6.10）．血漿濃度が高いと，エピネフリンはβアドレナリン受容体と同時にαアドレナリン受容体にも結合するので，エピネフリンの心血管系への作用は異なってくる．エピネフリンの濃度を上げると，心臓への刺激がさらに強まると同時に，血管平滑筋のαアドレナリン受容体を介する活性化により血管収縮が生じる．これにより，動脈圧は上昇（昇圧反応を起こす）するが，これは心拍出量と体血管抵抗の双方の上昇によるものである．しかし，循環エピネフリンが相当に高濃度になっても，体血管抵抗は正常よりそれほど高くはならないか，ときに低下することさえある．これは，エピネフリンがβ_2アドレナリン受容体に依然として結合していることにより，αアドレナリン受容体を介する血管収縮作用が減弱されているからである．薬理学的にβ_2アドレナリン受容体を遮断すると，高濃度のエピネフリンは，β_2アドレナリン受容体の血管拡張の影響がなくなるので体血管抵抗を大幅に上昇させる．

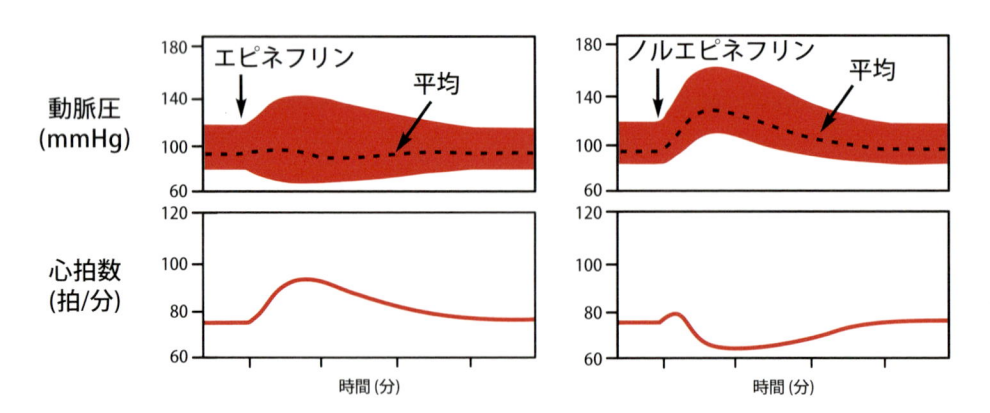

図6.10　エピネフリンとノルエピネフリンを静脈投与した際の動脈圧と心拍数に対する効果
エピネフリンを低用量で投与すると（左図）心拍数と動脈圧の脈圧が増加する（収縮期圧は上昇，拡張期圧は低下，平均圧はほとんど変化なし）．この変化は，血漿濃度が低い時にはエピネフリンは，（心臓を刺激する）β_1アドレナリン受容体，（血管を拡張させる）β_2アドレナリン受容体に優位に結合するためである．平均血圧はほとんど変化しないのは，体血管抵抗の低下によって心拍出量の増加による効果が相殺されるからである．ノルエピネフリン（右図）は，平均動脈圧も脈圧も上昇させる．心拍数は（β_1アドレナリン受容体刺激により）一時的に増加するが，その後は，圧受容器反射による心臓への迷走神経の遠心性線維の活性により心拍数は減少する．平均動脈圧が上昇するのは，ノルエピネフリンがα_1アドレナリン受容体に結合して体血管抵抗を上昇させるからである

循環ノルエピネフリンは，β_1，β_2，α_1，α_2アドレナリン受容体に結合することで心臓にも体血管にも影響を与える．しかし，ノルエピネフリンのβ_2ならびにα_2アドレナリン受容体への親和性が弱いので，ノルエピネフリンの優位な効果としてはβ_1とα_1アドレナリン受容体を介する効果である．ノルエピネフリンを静脈投与すると，（体血管収縮による）平均動脈圧の上昇，（一回拍出量が増加することによる）脈圧の増加，心拍数の一過性の増加に引き続いて逆に心拍数の低下が起こることになる（図6.10）．心拍数の一過性の増加は，ノルエピネフリンが洞房結節のβ_1に結合することによるが，二次性の心拍数減少は，動脈圧の増加に反応した圧受容体反射（迷走神経由来）によるものである．

カテコラミンを分泌する副腎腫瘍（**褐色細胞腫**）により循環カテコラミン濃度が高度に上昇すると，頻脈，不整脈，重篤な高血圧が生じる（収縮期圧が200mmHgを超えることもある）．

循環カテコラミンの他の作用としては，①レニン分泌の刺激とそれに続くアンギオテンシンIIとアルドステロンの上昇，②心臓ならびに血管平滑筋の肥厚とリモデリングがある．これまでに説明した血行動態と心臓の作用に加えて，こうしたカテコラミンの作用は高血圧，心不全，冠動脈疾患，不整脈の治療の標的としてしばしば使われている．多くの異なるタイプのαおよびβアドレナリン受容体拮抗薬が開発され，循環カテコラミンならびに交感神経から放出されるノルエピネフリンの効果を調整するために使用されている．

練習問題6-2

図6.10の動脈圧ならびに心拍数の変化は，もしβ_1アドレナリン受容体を遮断してから低用量のエピネフリンを投与したら，どのように変わるか？

→解答は章末

練習問題6-3

図6.10のノルエピネフリンにより生じた動脈圧と心拍数の変化は，頸部での両側の迷走神経切断をしていると，どう変わるか？

→解答は章末

レニン-アンギオテンシン-アルドステロン系

レニン-アンギオテンシン-アルドステロン系は，血液量，心血管機能，動脈圧の調整に重要な役割を果たしている．レニンおよびアンギオテンシンの産生経路は多くの組織にみられるが，最も重要なのは腎臓である．腎臓の（β_1アドレナリン受容体を介する）交感神経刺激，腎動脈の血圧低下，また（通常は腎臓の灌流低下による糸球体濾過率の低下によって生じる）遠位尿細管へのナトリウム運搬の低下により，**レニン**の分泌が促進される．レニンは，腎臓糸球体の輸出入細動脈につながる**傍糸球体細胞**内でつくられ，そこから分泌される（第7章参照）．傍糸球体細胞は遠位尿細管の一部の緻密斑細胞の近傍にあり，そこで遠位尿細管の塩化ナトリウム濃度を感知する．これらの構成物はまとめて傍糸球体装置と呼ばれている．

レニンは，肝臓で合成されて放出される循環物質である**アンギオテンシノーゲン**をデカペプチドであるアンギオテンシンIに変換する．肺の血管

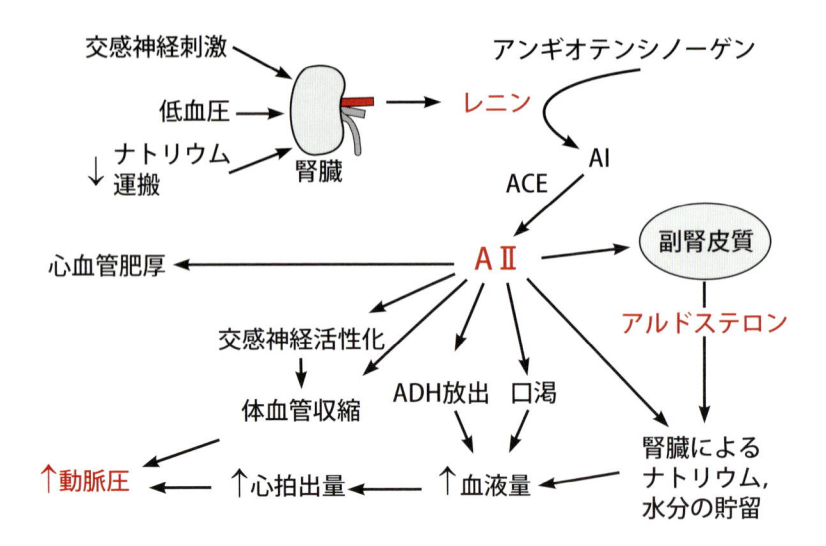

図6.11　アンギオテンシンⅡの産生と腎臓，血管，心臓への効果

レニンは交感神経刺激，低血圧，遠位尿細管へのナトリウム運搬の減少に反応して腎臓から放出される．レニンはアンギオテンシノーゲンに作用して，アンギオテンシンⅠ（AⅠ）を作り，それがアンギオテンシン変換酵素（ACE）によってアンギオテンシンⅡ（AⅡ）に変換される．AⅡにはいくつかの重要な作用がある．アルドステロンの放出を刺激し，これが腎臓でのナトリウム再吸収を促進させる．直接には，ナトリウム再吸収の促進，口渇感の刺激，抗利尿ホルモン（ADH）の分泌刺激，体血管収縮，交感神経の活性化，心臓血管の肥厚を起こす．AⅡの増加による全体的な効果としては，血液量の増加，静脈圧，動脈圧の上昇である

上皮には，**アンギオテンシン変換酵素（angiotensin-converting enzyme：ACE）**があり，アンギオテンシンⅠの2つのアミノ酸を切り離して，オクタペプチドである**アンギオテンシンⅡ**を産生する．

アンギオテンシンⅡは，特異的なアンギオテンシンⅡ受容体（AT_1）を介していくつかの重要な機能を果たす（図6.11）．

1. 抵抗血管を収縮させ，体血管抵抗および血圧を上昇させる．
2. 交感神経終末からノルエピネフリンの放出を促進し，神経終末へのノルエピネフリンの再取り込みを阻害し，RVLMのAT_1受容体に結合することで，交感神経遠心性活性を高める．
3. 副腎皮質に作用してアルドステロンの放出を促進する．アルドステロンは腎臓に作用してナトリウムと水分の貯留を増やし，血液量を増加させる．
4. 下垂体後葉からバソプレシンの放出を促進する．バソプレシンは腎臓に作用して液体貯留と血液量を増加させる．
5. 脳内の口渇中枢を刺激して，最終的に血液量の増加につながる．
6. 心臓と血管の肥大を促進する．

アンギオテンシンⅡには基礎的産生が認められるが，この産生は生理的な条件が異なると変化する．例えば，運動をすると，循環しているアンギオテンシンⅡの濃度が高くなる．これは運動中のレニンの分泌増加によるもので，おそらくは腎臓への交感神経活性化の結果であろう．姿勢の変化も同様に循環アンギオテンシンⅡ濃度を変化させる．起立時にはアンギオテンシンⅡ濃度は上昇する．これも運動時と同様に交感神経活性化の結果である．脱水や血液量喪失（血液量減少）なども，

腎動脈圧低下や糸球体濾過率の低下，交感神経活性化に反応して，レニン放出とアンギオテンシンII産生が促進される．

心血管系の疾患には循環アンギオテンシンIIとアルドステロンの変化に関連しているものがある．例えば，腎動脈狭窄による二次性高血圧はレニン放出と循環アンギオテンシンIIの増加から生じている．**原発性高アルドステロン症**は，大量のアルドステロンを分泌する副腎腫瘍によって起こるが，アルドステロンのナトリウム貯留効果により血圧が上昇する．このため血液量が増加し，心拍出量，血圧が上昇する．この状態では，通常，高血圧のためにレニン放出と循環アンギオテンシンII濃度が抑制されている．心不全では，交感神経活性化と腎灌流の減少に反応して，循環アンギオテンシンは増加している．

レニン-アンギオテンシン-アルドステロン系を操作することは，高血圧や心不全の治療のために重要とみなされるようになった．ACE阻害薬，AT₁受容体遮断薬は，効果的に動脈圧，心室の後負荷，血液量などを減らし，そのために心室の前負荷も減らす．そして慢性高血圧や心不全の際に生じる心臓血管のリモデリングを抑制し，復元する．

局所の組織で産生されたアンギオテンシンが心血管の病的状態に大きな役割を果たしている可能性があることを覚えておかねばならない．心臓，血管を含む多くの組織，臓器は，レニンおよびアンギオテンシンIIを産生することができ，それらはその組織内で直接作用を起こす．このため，ACE阻害薬が，循環アンギオテンシンIIの濃度が高くない患者でも血圧を下げて，心臓血管のリモデリングを戻す（すなわち肥厚の減弱）ことができるのである．

例えば，高血圧や心不全では，組織のACE活性は上がっていることが多いが，これがACE阻害薬の薬理的な作用の重要な標的であるかもしれない．

> **症例問題6-1** Question
> 56歳男性，血圧が190/115mmHgであった．2年前には血圧は正常だった．検査結果から，両側の腎動脈狭窄がみつかった．この状態が血圧を上げるメカニズムを述べよ．
> →解答は章末

心房性ナトリウム利尿ペプチド

心房性ナトリウム利尿ペプチド（atrial natriuretic peptide：ANP）は28アミノ酸ペプチドで，心房の伸展，アンギオテンシンII刺激，エンドセリン，交感神経刺激（βアドレナリン受容体を介する）に反応して，心房の心筋細胞で合成，貯蔵，放出される．このため，循環血液量増加，うっ血性心不全など心房が伸展されるような状態では，ANP濃度の上昇が認められる．

ANPはナトリウムと水分バランス，血液量，心房圧の長期にわたる調整に関与している（図6.12）．その作用の多くは，アンギオテンシンIIとは反対のもので，このためANPはレニン-アンギオテンシン-アルドステロン系の対抗制御系となっている．ANPは副腎皮質によるアルドステロン分泌を減少させることにより，糸球体濾過率を増やし，ナトリウム尿排泄亢進ならびに（カリウム保持性の）利尿を起こし，レニン分泌を減らし，それによってアンギオテンシンIIを減少させる．こうした作用により，血液量は減少し，その結果，中心静脈圧，心拍出量，動脈圧の低下が生じる．ANPが慢性的に上昇している際に動脈圧が低下するのは，主に体血管抵抗の減少によると思われる．

体血管拡張のメカニズムとしては，ANP受容体経由の血管平滑筋のcGMP（ANPは微粒子のグアニル酸シクラーゼを活性化する）の上昇が関与しているようである．ANPはまた交感神経性の血管

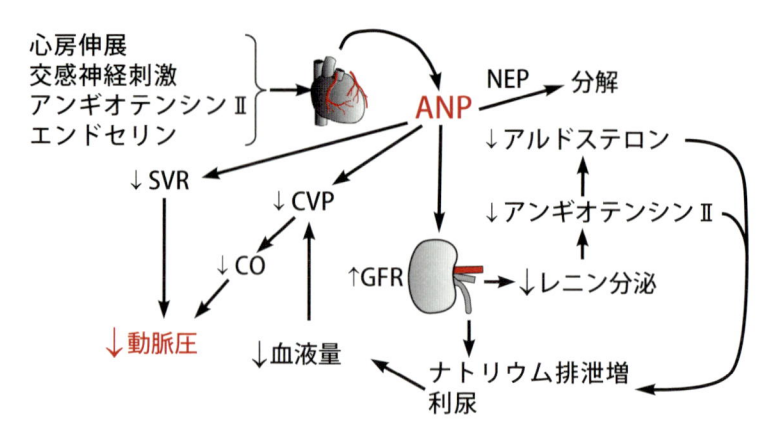

図6.12　心房性ナトリウム利尿ペプチド（ANP）の産生ならびに心血管，腎への作用
ANPは，心房の伸展，交感神経刺激，アンギオテンシンⅡの増加，エンドセリンに反応して心房の組織から放出され，レニン-アンギオテンシン-アルドステロン系の対抗制御系として機能している．ANPはレニン放出，アンギオテンシンⅡ，そしてアルドステロン産生，血液量，中心静脈圧，心房圧を減少させる．NEP：中性エンドペプチダーゼ，GFR：糸球体濾過率，CVP：中心静脈圧，CO：心拍出量，SVR：体血管抵抗

緊張も軽減する．この後者のメカニズムには，ANPが中枢神経内の部位に作用するのと同時に，交感神経終末からのノルエピネフリン分泌を抑制することも関係している．

中性エンドペプチダーゼ（neutral endopeptidase：NEP）阻害薬である新しいクラスの薬剤が，急性心不全の治療に役立っている．ANPの分解を行うNEPを阻害することで，この薬剤はANPの血漿濃度を上昇させる．NEPの阻害はACE阻害薬と一緒に使用すると，心不全のタイプによっては特に有効になる．この理由は，NEP阻害はANP濃度を上昇することで，ACE阻害の効果を増強するからである．

脳性ナトリウム利尿ペプチド（Brain-type natriuretic peptide：BNP）はANPに類似する32アミノ酸ペプチドホルモンであるが，特に心不全時の圧，容量負荷に反応して，心室で合成，分泌される．BNPの作用はANPの作用に似ているようである．循環BNPは現在では，心不全の鋭敏な生体指標として臨床で使われている．

バソプレシン（抗利尿ホルモン）

バソプレシン（アルギニンバソプレシン，arginine vasopressin：AVP，抗利尿ホルモン，antidiuretic hormone：ADH）は非ペプチドホルモンで下垂体後葉から分泌される（図6.13）．AVPには腎と血管という2つの主な作用部位がある．もっとも重要な生理的な作用は，集合管での水分透過性を高めて，濃縮した尿を作りながら，腎臓での水分再吸収を増やすことである．AVPの抗利尿作用は，腎臓のV_2受容体を介して作用しており，血液量を増やして血圧を上昇させる．またこのホルモンは，V_1血管受容体を介して動脈を収縮させる．しかし，通常の生理的なAVP濃度では，血管に作用する濃度範囲には到達していない．それでも，重度の血液量減少によるショックでは，AVP分泌が非常に増加し，体血管抵抗の上昇に役立っているという研究もある．AVPの血管収縮作用は，ときに循環虚脱の治療に使用される．AVPを投与すると，体血管抵抗が増加し，動脈圧が上昇する．

AVPの分泌はいくつかのメカニズムによって調整されている．心房や心房につながる大静脈の特

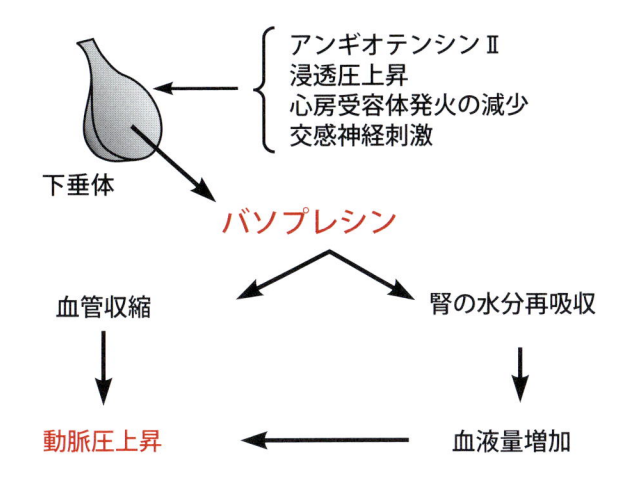

図6.13 アルギニンバソプレシン（AVP）の心血管および腎への影響
下垂体後葉からのAVP分泌はアンギオテンシンⅡ，浸透圧上昇，心房受容体の発火減少（通常血液量減少による），交感神経刺激により刺激される．AVPの主な作用は，腎に作用して水分の再吸収を促進し（抗利尿作用），これにより血液量が増加する．AVPはまた，高濃度では血管収縮作用ももっている．AVPが増加すると全体としては血圧が上昇する

定の伸展受容体（心肺圧受容体）は，（血液量減少時のように）心房圧が低下すると，その発火頻度が減少する．これらの受容体からの求心性線維は，AVPの合成部位である視床下部でシナプスする．AVPは視床下部から軸索で下垂体後葉に運ばれて，そこから循環へと分泌される．心房受容体の発火は，通常AVPの分泌を抑制する．血液量が減少し，中心静脈圧が低下すると心房受容体の発火が減少し，これによりAVPの分泌が増加する．低血圧時に，動脈の圧受容体活性が減少するとともに交感神経が活性化することによってAVPの分泌が刺激される．AVPの分泌を調整する重要なメカニズムには，細胞外浸透圧を感知する視床下部の浸透圧受容体がある．脱水時などに浸透圧が上昇するとAVP分泌が刺激されて，腎臓における水分貯留を増加させる．最後に，視床下部のアンギオテンシンⅡ受容体（AT$_1$）もAVP分泌を調整している．アンギオテンシンⅡが増加するとAVP分泌が促進される．

心不全においても，逆説的であるがAVPが増加する．心不全にともない血液量が増加して心房圧が上昇すると，AVP分泌が抑制されると考えるのが自然だが，実際には異なる．心不全の際に交感神経とレニン-アンギオテンシン系の活性化が，（AVPによる浸透圧調節とともに）容量と低圧心血管系受容体の影響を打ち消してしまい，AVPの分泌を増加させる．心不全時のAVPの増加が，体血管抵抗の増加と腎による水分貯留の原因となっている．

まとめると，AVPによる心血管系調整の重要性は主に血液量の調整を介するものであり，それがFrank-Starling機序により心室の前負荷，心拍出量に影響している．AVPが増加すると，血液量が増加することで，心拍出量と血圧が上昇する．AVPの有意な血管収縮作用を認めるのは，おそらく重篤な血液量減少の際に生じるような，AVP濃度が非常に高いときにのみである．

表 6-2 血液量，心拍出量，動脈圧に対する神経液性活性化の影響

増加する活性	血液量	心拍出量	動脈圧
交感神経活性	↑	↑	↑
迷走神経活性	—	↓	↓
循環エピネフリン	↑	↑	↓↑ 注1
アンギオテンシンⅡ	↑	↑	↑
アルドステロン	↑	↑	↑
心房性ナトリウム利尿ペプチド	↓	↓	↓
アルギニンバソプレシン	↑	↑	↑

↑＝増加，↓＝減少
注1）血漿エピネフリン濃度による

神経体液性のメカニズムの統合

　自律神経ならびに体液性の影響は，人体が機能するさまざまな条件下で正常な動脈圧を維持するのに必要である．人体は，神経体液性のメカニズムにより姿勢，肉体活動，環境条件の変化に適応することができる．神経体液性のメカニズムは，体血管抵抗，静脈コンプライアンス，血液量，心機能を変化させることで作用を及ぼし，効果的に動脈圧を調整することができる（表6-2）．それぞれのメカニズムには独立した心血管系への作用があるが，他のメカニズムと複雑に関連しながら，他のメカニズムを増強したり，抑制したりしている．例えば，直接あるいは間接にでも交感神経の活性化が生じると，循環アンギオテンシンⅡ，アルドステロン，副腎カテコラミン，アルギニンバソプレシンが増加し，それらはともに血液量，心拍出量を増やし，動脈圧を上昇させる．こうした体液性変化はANPの上昇を伴うので，これが他の神経体液性メカニズムの効果を制限する対抗制御系として作用する．

　最後に，神経体液性の効果には迅速なもの（例えば，自律神経やカテコラミンの心拍出量や動脈圧に対する影響）もあるが，数時間，あるいは数日かかる作用もある．というのは，血液量の変化が生じてはじめて，心拍出量や動脈圧の変化が完全に明らかになるからである．

本章のまとめ

- 心臓，血管の自律神経による調節は主に脳幹の延髄内の特定の部位により制御されており，この部位には交感神経ならびに副交感神経（迷走神経）の遠心性ニューロンの細胞体がある．
- 視床下部は，延髄による神経活動を調整することで（例えば運動中などに）統合的な役割を果たしている．
- 末梢圧受容体（頸動脈洞圧受容体など）からの感覚神経は，延髄内の孤束核でシナプスし延髄内の交感神経および迷走神経のニューロン活性を調整する．
- 副交感神経節前線維は，第Ⅹ脳神経として延髄を出て左右の迷走神経を走行し心臓に達する．節前線維は心臓内にある神経節でシナプスする．短い節後線維が心筋組織を支配している．節前交感神経遠心性神経は，脊髄から出て脊椎傍神経節あるいは椎骨前神経節でシナプスし，節後線維を心臓や血管の標的組織へ送っている．

- 交感神経の活性化は，主として節後性心臓β_1アドレナリン受容体に結合するノルエピネフリンを放出して，心拍数上昇，変力性増加，伝導性促進を引き起こす．交感神経により分泌されたノルエピネフリンは，主に節後α_1アドレナリン受容体に結合して血管を収縮させる．

- 副交感神経の活性化により心拍数，変力性，伝導性は低下する．特定の臓器ではAchが分泌され，これが節後ムスカリン（M_2）受容体に結合することで，血管が拡張する．

- 圧受容体は圧や容量の増加による伸展に反応する．動脈圧受容体活性（頸動脈洞，大動脈弓の受容体）は，緊張性に心臓や血管への交感神経出力を抑制し，心臓への迷走神経出力を維持する．このため動脈圧が減少すると，動脈圧受容体の発火が減少し，これが心臓や血管への交感神経活性を反射性に亢進させ，心臓への迷走神経活性を減弱させる．

- 末梢化学受容体（頸動脈小体など）と中枢化学受容体（延髄化学受容体など）は血液のPO_2ならびにpHの減少，PCO_2の増加に反応する．主な機能としては，呼吸活動を調節することであるが，化学受容体の活性化は一般に血管への交感神経の活性化にもつながり，動脈圧を上昇させる．

- 血液量の変化，脳および心臓の虚血，痛み，肺の活動，筋肉関節の運動，体温によって各種の反射が生じ，心臓血管機能が変化する．

- 副腎髄質の交感神経活性化により，カテコラミン，主にエピネフリンの分泌が刺激される．このホルモンは（β_1アドレナリン受容体を通して）心臓を刺激し，血漿濃度に応じて，（β_2アドレナリン受容体を介して）血管抵抗を低下させるか，または（血管のα_1，α_2アドレナリン受容体を介して）増加させる．

- レニン-アンギオテンシン-アルドステロン系は，腎臓によるナトリウムと水分の排泄の調節に重要な役割を果たしている．アンギオテンシンIIの増加によるおおまかな作用は，血液量，静脈圧，動脈圧の上昇である．

- 心房性ナトリウム利尿ペプチド（ANP）は，主に心房の伸展に反応して心房から分泌されるが，レニン-アンギオテンシン-アルドステロン系の対抗調節機構として機能している．このため，ANPが増加すると，血液量，静脈圧，動脈圧は減少する．

- アルギニンバソプレシン（AVPまたは抗利尿ホルモン）は，身体が腎臓による水分の喪失を減らす必要のあるときに下垂体後葉から分泌されるが，これにより血液量は増加し，動脈，静脈圧は上昇する．血漿濃度が高くなると，AVPは抵抗血管を収縮する．

第6章 心臓および循環の神経体液性調節

復習問題 Q&A

Questions
各問題に対する最も適切な解答をひとつ選択せよ

1. 迷走神経節前線維で心臓を支配している細胞体は，脳のどこにあるか？
  a. 大脳皮質．
  b. 視床下部．
  c. 延髄．
  d. 孤束核．

2. 交感神経から分泌されるノルエピネフリンは，
  a. 心筋細胞では優先的にβ_2アドレナリン受容体に結合する．
  b. α_1アドレナリン受容体に結合して血管を収縮させる．
  c. 節前β_2アドレナリン受容体に結合して自身の分泌を抑える．
  d. 腎臓でレニンの分泌を減少させる．

3. 右の迷走神経遠心線維の刺激により，
 a. 体血管が減少する．
 b. 心房の変力性を増加させる．
 c. 心拍数を上げる．
 d. M_2受容体に結合するアセチルコリンを分泌する．

4. 急激に頸動脈圧が上昇すると，
 a. 頸動脈洞圧受容体の発火頻度が減少する．
 b. 体循環への交感神経遠心性活動を増加させる．
 c. 心臓への迷走神経遠心性活動を増加させる．
 d. 反射性頻脈が生じる．

5. 次のどれにより頻脈が生じるか？
 a. 脈圧の増加．
 b. 血液のPCO_2の増加．
 c. 頸動脈洞圧受容体の発火頻度増加．
 d. 血管迷走神経反射．

6. 薬理的にβアドレナリン受容体を遮断した後に，高濃度のエピネフリンを投与するとどうなるか？
 a. 平均動脈圧の減少．
 b. 心血管への影響はほとんどない．
 c. 心拍数の増加．
 d. 体血管抵抗の上昇．

7. 実験的にアセチルコリンを静注したところ，平均動脈圧の減少と心拍数の増加が生じた．この結果を説明できるのは次のうちどれか？
 a. 洞房結節のムスカリン受容体へのアセチルコリンの直接作用．
 b. 頸動脈洞圧受容体の発火頻度増加．
 c. 交感神経の反射性活性化．
 d. 反射性体血管拡張．

8. 重症高血圧のある27歳女性に，腎動脈の線維筋性異形成による両側の腎動脈狭窄があり，循環レニンの濃度が高くなっていることがわかった．彼女の高血圧の原因になっているメカニズムのひとつは？
 a. 血液量の増加．
 b. 循環心房性ナトリウム利尿ペプチドの増加．
 c. 腎臓によるナトリウム喪失の増加．
 d. アルドステロン分泌の抑制．

9. 入院中の急性非代償性心不全患者に，心房性ナトリウム利尿ペプチドの代謝を抑制して，循環濃度を上昇させる薬剤が投与された．この患者にとっては，この治療法はどのようなよい影響があるだろうか？
 a. 腎臓からナトリウム排泄を促進して血液量を減少させる．
 b. 動脈，静脈を収縮して血圧を上昇させる．
 c. 前負荷を増やすことで心拍出量を増加させる．
 d. 副腎皮質からアルドステロンの分泌を刺激する．

10. 自動車事故で大量出血した48歳男性が，重症な状態で救急部に搬入された．このとき，動脈圧は65/45mmHg，心拍数は140回/分．大量輸液による蘇生を開始するとともに，バソプレシンを投与した．蘇生時にバソプレシンを加えることで，どのようなことができる可能性があるか？
 a. 交感神経活性を増加させる．
 b. 体血管抵抗の増加．
 c. 腎臓による体液の排泄促進（利尿）．
 d. レニン分泌の刺激．

Answers

1. 正解は **c**．脳幹のこの部位には，交感神経および副交感神経両方の細胞体がある．**a** と **b** はこのため不正解．孤束核は延髄の部位であり，末梢の感覚器（圧受容体など）からの求心性線維をうけて，延髄内で交感神経ならびに副交感神経のニューロンに興奮性，あるいは抑制性の線維を送っているので，**d** は不正解．

2. 正解は **b**．ノルエピネフリンは血管平滑筋の α_1 アドレナリン受容体に結合して血管収縮を促進する．ノルエピネフリンは心臓の β_1 アドレナリン受容体に優先的に結合するため **a** は不正解．節前 β_2 アドレナリン受容体はノルエピネフリンの分泌を促進する（節前 α_2 アドレナリン受容体は分泌を抑制する）ため，**c** は不正解．ノルエピネフリンは β_1 アドレナリン受容体を介してレニン分泌を促進するため **d** は誤り．

3. 正解は **d**．迷走神経は副交感神経のコリン作動性神経であり，アセチルコリンを分泌する．遠心性右迷走神経の刺激により主に影響されるのは洞房結節であり，体血管には直接影響はないため **a** は不正解．迷走神経刺激は心房の変力性を減少させるため **b** は不正解．右迷走神経刺激により，ペースメーカーの活動電位の第 4 相の傾きが減少するため心拍数は減少するので，**c** は不正解．

4. 正解は **c**．頸動脈圧が高くなると頸動脈洞の圧受容体の発火が促進され（それゆえ **a** は不正解），これが反射性迷走神経遠心路を活性化して心拍数を減少させる（ゆえに **d** は不正解）．圧受容体反射は体血管の交感神経の緊張度を減弱させて動脈圧を下げようとするため **b** は不正解．

5. 正解は **b**．血中 PCO_2 の増加により化学受容体が刺激されて，交感神経を活性化して体血管を収縮し血圧を上昇させる．動脈の脈圧が増加すると，心臓の迷走神経活性化につながるため **a** は不正解．頸動脈洞の発火が増加すると（通常，動脈圧の上昇により），迷走神経活性化と交感神経の減衰により心拍数は反射性に減少するため **c** は不正解．血管迷走神経反射は，迷走神経活性化と徐脈を生じるため **d** は不正解．

6. 正解は **d**．エピネフリンを大量に投与すると，血管の β_2 と α_1 アドレナリン受容体の両方に結合する．それゆえ，もし β_2 アドレナリン受容体（血管を拡張する）が遮断されると，α_1 アドレナリン受容体が β_2 アドレナリン受容体によって拮抗されることなく，血管収縮を生じる．拮抗を受けない状態で α アドレナリン受容体の活性化が起こると動脈圧を上昇させるため **a** は不正解．エピネフリンは α，β 両方のアドレナリン受容体に結合するため **b** は不正解．エピネフリン由来の心拍数の増加は主として β アドレナリン受容体（これが遮断されている）によるものであり，体血管の収縮により動脈圧が上がると，反射性に心拍数が減少するため **c** は不正解．

7. 正解は **c**．アセチルコリンは血管を拡張し，血圧を下げて圧受容体由来の交感神経活性化から心拍数上昇を生じる．洞房結節のムスカリン受容体刺激は徐脈を生じるため **a** は不正解．低血圧は頸動脈洞の発火を減少させるため **b** は不正解．反射性体血管拡張は動脈圧が上昇して圧受容体発火頻度が増えたときのみ生じるため **d** は不正解．

8. 正解は **a**．レニンが増えると，アンギオテンシン II ならびにアルドステロンも増加する（このため **d** は不正解）．この両方が腎臓に作用してナトリウムの再吸収と血液量の増加をもたらす（このため **c** は不正解）．循環心房性ナトリウム利尿ペプチドは増加するものの，このホルモンはアンギオテンシン II の血圧上昇作用に対抗するため **b** は不正解．

9. 正解は **a**．心房性ナトリウム利尿ペプチドはナトリウム排泄と利尿を生じ，両方ともに，体液が貯留して肺ならびに全身の浮腫を生じる急性の非代償性心不全の患者には有益である．心房性ナトリウム利尿ペプチドは血管を拡張し，前負荷，心拍出量を減少させ，アルドステロン分泌を減少させるため **b**，**c**，**d** は不正解．

10. 正解は **b**．バソプレシンは V_1 受容体を介して血管を収縮する．交感神経の活性化を介してではなく，実際には，バソプレシンの投与中血圧が上昇すると，交感神経活性は減弱する（それゆえ **a** は不正解）．バソプレシンは抗利尿作用があるため **c** は不正解．バソプレシン投与中に血圧が上昇すると，循環レニンは減少するため **d** は不正解．

練習問題と症例問題の解答 Answers

練習問題6-1

総頸動脈は頸動脈洞の圧受容体よりも下にある．このため，両側の総頸動脈の閉塞は頸動脈洞の圧を低下させる．これにより，圧受容体の発火も減少し，延髄からの交感神経出力は増加し，迷走神経出力は減少する．この結果，体血管収縮，心刺激，動脈圧の上昇につながる．

両側の迷走神経遮断により上記の反応は増強する．これは以下のような理由による．正常では頸動脈閉塞による動脈圧の上昇にともない，迷走神経に支配されている大動脈弓の圧受容体は発火頻度が増加する．これは部分的には頸動脈洞の発火減少効果に対抗する．一方，両側の迷走神経が遮断されると，この大動脈弓受容体の影響がなくなる．

β アドレナリン受容体を遮断すると，交感神経由来の心拍数と変力性の増加が阻害される（それでも迷走神経の緊張度がいくらか減弱することで，少しは心拍数が上昇する）．（α_1 アドレナリン受容体を介して）体血管は収縮するので，昇圧反応はそのまま残るだろう．しかし，心臓への刺激が遮断されるために昇圧反応は著しく鈍くなる．

練習問題6-2

エピネフリンによって β_1 アドレナリン受容体が刺激されると，主に頻脈と心拍出量の増加が生じる．しかし，β_1 アドレナリン受容体を遮断すると，このような心臓の反応がみられなくなる．エピネフリンは血漿濃度が低い時に，血管の β_2 アドレナリン受容体に結合して，血管拡張をきたす．したがって，β_1 アドレナリン受容体遮断下で低用量のエピネフリンを投与すると，動脈圧は低下する．体血管抵抗の大幅な低下は，心拍出量の増加によっても打ち消されないためである．

練習問題6-3

両側の頸部迷走神経遮断により，迷走神経性の徐拍化が生じなくなり，大動脈弓圧受容体を除神経することになる．迷走神経によって対抗されなくなるので，ノルエピネフリンが心臓の β_1 アドレナリン受容体に結合することによる心拍数（と変力性）はさらに増加するだろう．

大動脈弓の除神経も相まって，ノルエピネフリンの昇圧反応が増強される．

症例問題6-1

　　両側腎動脈狭窄により輸入細動脈の圧が減少し，レニンの分泌が引き起こされる．これにより，続いて循環アンギオテンシンⅡが増加し，アルドステロン分泌が促進される．レニン-アンギオテンシン-アルドステロン系は腎臓に働いて，ナトリウムと水分の貯留を起こし，血液量を増加させ，心拍出量を増やす．アンギオテンシンⅡが増加すると，血管のAT$_1$受容体との結合および交感神経活性化により，体血管抵抗が上昇する．このような心拍出量と体血管抵抗の変化により高血圧状態になる．

推奨文献

1) Berne RM, Levy MN. Cardiovascular Physiology. 8th Ed. Philadelphia: Mosby, 2001.
2) Guyenet PG. The sympathetic control of blood pressure. Nature Reviews Neuroscience 2006;7:335–346.
3) Melo LG, Pang SC, Ackermann U. Atrial natriuretic peptide: regulator of chronic arterial blood pressure. News Physiol Sci 2000;15:143–149.
4) Mendolowitz D. Advances in parasympathetic control of heart rate and cardiac function. News Physiol Sci 1999;14:155–161.
5) Rhoades RA, Bell, DR. Medical Physiology: Principles for Clinical Medicine. 3rd Ed. Philadelphia: Lippincott Williams & Wilkins, 2009.
6) Touyz CB, Dominiczak AF, Webb RC, Johns DB. Angiotensin receptors: signaling, vascular pathophysiology, and interactions with ceramide. Am J Physiol 2001;281:H2337–H2365.

第7章 臓器血流

Organ Blood Flow

本章のねらい

1. 安静時に心拍出量がどのように主要臓器に分配されるか説明できる.
2. 組織,内皮由来の因子が組織血流に与える影響を説明できる.
3. 血管外からの圧迫により心臓,骨格筋内の血流がどのように変化するか説明できる.
4. 異なる臓器における血流自己調節能,反応性充血,能動的(機能的)充血を定義し,その機序を説明できる.
5. 体内の主要血管床における自律神経による血流調節を比較対比できる.
6. 脳,心臓,腸管,肝臓,皮膚,腎,肺における特殊な血管の解剖,機能を説明できる.

はじめに

本章では体内の臓器血流について説明する. 前半部分では,臓器が代謝を行い機能を果たすために必要な血液が局所でどのように調節されているか,その機序について解説し,後半部分では各臓器の血流調節について解説する.

心拍出量の分配

動脈圧は心臓が体循環に血液を送り出す際に生み出されることは前述した. この動脈圧はすべての臓器への血流を生み出す原動力となる. それぞれの臓器への相対的な血流は,各臓器の血管抵抗により規定される. この各臓器の血管抵抗は,第5章の図5.12にまとめたように,外因的(神経体液性)制御と内因的(局所的な調節)機序に影響される.

表7-1は安静時における心拍出量がどのように分配されているかをまとめたものである. 心拍出量のほとんど(80%近くまで)は,体重の50%に満たない消化管,腎,骨格筋,心臓,脳に分配される. しかし,この相対的な心拍出量の分配は,環境要因と身体の活動状態に大きく左右される. 例えば,暑く,湿度の高い環境では,外気に熱を放散して核心温を維持するために皮膚への相対的な血流は相当増加する. 運動時には,増加した心拍出量は,活動部位の骨格筋,心臓,皮膚に主に分

配され（第9章参照），一方で消化管や腎への血流は減少する．心拍出量の分配が変化するその他の例は食後で，消化管への血流量が増加する．

各臓器における血流量に対して，単一の正常値は存在しないが，血流量の幅は存在する．**基礎血流**とは，基礎的な条件下で（すなわち，食事をしていない状態で安静にしている時で，通常の気温，湿度において）測定した血流をいう．基礎血流の最大血流に対する比は，血管収縮の程度であり（第5章参照），血管の緊張度の尺度となる．最大血流に対し基礎血流が少ないほど血管緊張度は高い．基礎血流と最大血流の差は，臓器への血流余力，もしくは**血管拡張予備能**の存在を意味している．多くの臓器は比較的大きな血管拡張予備能があるが，腎臓のように血管拡張予備能が比較的小さい臓器も存在する（表7-1参照）．

異なる条件下での臓器血流の変化は，血管抵抗を制御する神経体液性機序と局所調節機序の相互作用によって生じる．神経体液性機序に関しては第6章に記述した．

以下の節では血管抵抗と臓器血流に影響を及ぼす局所調節機序を中心に記述していく．

血流の局所調節

組織と臓器には程度に差はあるが，血流を調節する能力がある．この内在性調節能は「局所調節」と呼ばれ，外因性神経体液性機序の影響を全く受けない独立した機能である．例えば，筋肉を採取し，酸素化した血液を含む貯血槽から一定の圧で灌流し，電気刺激を加えて収縮するようにすると，血流量は増加する．この血流増加は神経体液調節の影響がないので，局所つまり内因性機序によるものである．

この局所調節のもとになる機序は，（例えば内皮由来因子や筋原性のような）血管由来や周囲の組織由来の因子から生じており，多くは（アラキドン酸の代謝産物やブラジキニンのような）組織の代謝や他の生化学的な経路に関連している．（筋肉の収縮中の圧迫などの）機械的な因子も血管抵抗に影響し血流を変動させる．

表7-1 主要臓器の血流量

臓器	%体重	%安静時心拍出量	通常血流量 (mL/分/組織100g)	最大血流量 (mL/分/組織100g)
心臓	0.5	5	80	400
脳	2	14	55	150
骨格筋	40	18	3	60
皮膚	3	4	10	150
胃，腸，肝臓，脾臓，膵臓	6	23	30	250
腎臓	0.5	20	400	600
その他	48	16	—	—

通常血流量と最大血流量はそれぞれの臓器全体のおおよその値である．多くの臓器（脳，筋肉，腎臓，腸管など）では，その組織型と灌流部位によって同一臓器内でも血流はかなり不均一である．肝臓は胃腸からの静脈と肝動脈によって栄養される（表には肝動脈のみを考慮した数値を記載している）．"その他"とは生殖器，骨，脂肪，結合組織などである

組織因子

組織因子とは血管周囲の組織から産生される物質である（図7.1参照）．これらが血管平滑筋に対し弛緩あるいは収縮を招くように作用し，血管抵抗ひいては血流量を変化させる．ある時には組織因子は，血管内皮機能に影響を与えたり，神経由来のノルエピネフリン放出の程度を変化させたりして，間接的に血管平滑筋に作用することもある．これら血管作動物質のいくつかは細胞の代謝や活動で生まれる代謝産物（アデノシン，二酸化炭素，水素イオン，カリウムイオン，乳酸など）である．さらに別の血管周囲細胞も局所の傍分泌ホルモンとして知られる血管作動物質（ヒスタミン，ブラジキニン，プロスタグランジンなど）を放出する．**傍分泌ホルモン**とはある細胞から分泌されて，間質液に拡散することで周囲の別の細胞に作用する物質である．それに対し**内分泌ホルモン**は血管内を循環し，離れた標的細胞に作用する物質であり，**自己分泌ホルモン**は分泌細胞自身に作用するという分泌形式をとる．

代謝の増減により，こうした血管作動性物質の分泌が変化する．このため，代謝活性はほとんどの臓器血流に密接に関係している．例えば，筋収縮や脳における神経活動の変化などで組織代謝が増加した際には臓器血流は増加する．代謝が活性化している細動脈周囲の細胞は血管作動物質を放出し，血管を拡張させる多くの証拠が示されている．これは**代謝による血流調節理論**と呼ばれる．これら組織代謝に密接に関連した血管作動物質により，組織に酸素が十分に供給され，代謝産物（二酸化炭素，水素イオン，乳酸など）が除去される．いくつかの物質が代謝性の血流調節に関連している．これらの物質の重要性の程度は，物質がどの組織で産生されるか，およびなぜその物質が産生されたかという状況によって決まる．

1. アデノシン

アデノシンは（腎血管を収縮させるが）多くの臓器で強力な血管拡張薬として作用する．アデノ

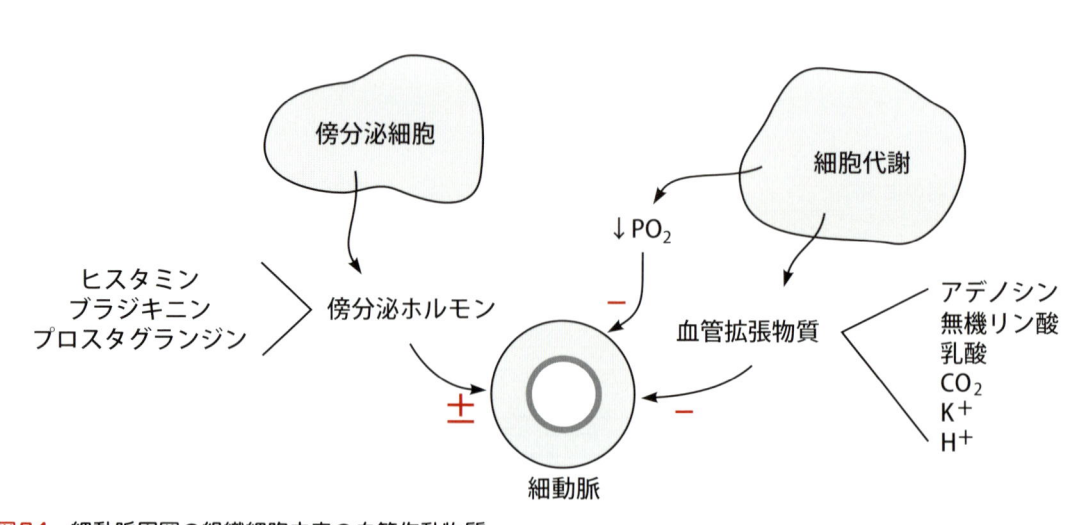

図7.1　細動脈周囲の組織細胞由来の血管作動物質
組織代謝の増加により代謝物が産生され，それが近傍の細動脈を拡張（−）する．酸素需要の増加により組織の酸素分圧（PO_2）が低下し，細動脈が拡張する．細胞によって，局所的に作用する傍分泌ホルモン（またはその前駆体）を放出するものがあり，細動脈を収縮（＋）または拡張（−）させる

シンは，5'-ヌクレオチダーゼによってアデノシン一リン酸（以下，AMP）が脱リン酸化されて産生される．AMPは細胞内のアデノシン二リン酸（以下，ADP）とアデノシン三リン酸（以下，ATP）が加水分解されることで生成される．アデノシンはATPの加水分解が亢進する低酸素状態や酸素消費が増加している状態で生成が増加する．細胞内のATP濃度はアデノシンの濃度の1,000倍以上であるため，少量のATPの加水分解で，アデノシン生成が大幅に増加する．アデノシンの合成は特に心筋の酸素消費が亢進した状態や，低酸素状態において冠動脈の血流調節に重要な役割を果たす．

2. 無機リン酸塩

無機リン酸塩はアデニンヌクレオシド（AMP，ADP，ATP）が加水分解することで産生される．無機リン酸塩は収縮中の骨格筋で軽度の血管拡張作用をもつが，その重要性はアデノシン，カリウム，一酸化窒素と比べるとはるかに低い．

3. 二酸化炭素

二酸化炭素は酸化的代謝の増加にともない産生が増加する．組織および脈管内の二酸化炭素濃度が血流減少時に増加するのは，洗い出される量が減少し蓄積するからである．二酸化炭素は気体として実質細胞内から血管平滑筋へと速やかに拡散し，そこで血管を拡張する．二酸化炭素が，水素イオンを産生することで，脳血流量の調節に重要な役割を果たすことを示す相当数の証拠がある．

4. 水素イオン

水素イオンは，二酸化炭素が増加したときに重炭酸緩衝系を通じて増加する．また，虚血時や低酸素状態など嫌気性代謝が亢進し，乳酸などの酸性代謝産物が産生されたときにも増加する．水素イオンの増加は局所的な血管拡張，特に脳の血管を拡張させる．

5. カリウムイオン

カリウムイオンは心筋や骨格筋の収縮により放出される．筋の収縮はNa^+の流入とK^+の流出によって細胞膜が脱分極することで始まる．通常，Na^+/K^+-ATPaseポンプはイオン較差勾配を回復させることができるが（第2章参照），このポンプは筋収縮時のすばやい脱分極についていくことができず（タイムラグが生じる），少量のカリウムが細胞外に蓄積する．血管周囲の細胞外カリウムイオンのわずかな上昇が血管平滑筋細胞の過分極を起こすが，おそらくはNa^+/K^+-ATPaseポンプの刺激やカリウムチャネルのコンダクタンス増加によって生じるのであろう．過分極は血管平滑筋を弛緩させる．カリウムイオンは収縮する骨格筋の血流を増加する作用があるようである．

6. 酸素

血液内，血管壁内，周囲組織内の酸素濃度も局所血流調節において重要な役割を果たす．組織内で，酸素供給の減少や利用率の上昇による酸素分圧の低下が生じると血管は拡張する．低酸素による血管拡張は（平滑筋収縮を保つのに酸素が不足するような）直接的なものや（アデノシンや乳酸，水素イオンなどのような）血管拡張を招く代謝産物を介する間接的なものである．低酸素による血管拡張はほぼすべての血管床で起こるが，肺循環では血管収縮を招く．

7. 浸透圧

血液と間質組織の浸透圧変化も局所血流調節に関与する．高張液を動脈内へ投与すると血管が拡張することはよく知られている．高張液を構成する分子が血管作動物質というわけではない．組織虚血や代謝活動の上昇は，組織間質液や静脈血の浸透圧を上昇させる．このように浸透圧の非特異的変化が血流調節に関わる可能性が示唆されている．

血流調節に関わる組織因子の中には，組織代謝とは直接的に関わりのないものもある．これらの中

にはヒスタミン，ブラジキニン，アラキドン酸代謝物（エイコサノイド）のような傍分泌ホルモンが含まれる．**ヒスタミン**は外傷，炎症，アレルギー反応などが発生したときに組織の肥満細胞から分泌され，細動脈の拡張と血管によって静脈の収縮を起こし，毛細管の透過性を亢進させる．H_1，H_2ヒスタミン受容体の両方がヒスタミンの血管作用に関わっている．**ブラジキニン**は（蛋白分解酵素である）カリクレインの作用で産生され，血管，組織に発現しているα2-グロブリン（キニノゲン）に作用する．ヒスタミンと同様に，ブラジキニンは強力な細動脈拡張薬である．ブラジキニンは血管のブラジキニン受容体に作用し血管内皮からの一酸化窒素産生を促し，血管を拡張させる．加えて，ブラジキニンはプロスタサイクリンの合成を促進し，これによっても血管を拡張させる．ブラジキニンを分解する酵素のひとつが，アンギオテンシン変換酵素（angiotensin-converting enzyme：ACE）である（第6章，図6.11参照）．このためACE阻害薬はアンギオテンシンIIを減少させるだけでなく，ブラジキニン濃度を上昇させる．これがACE阻害に伴う血管拡張の機序の一部だと考えられている．プロスタグランジンE_2（prostaglandin E_2：PGE_2）のような，いくつかの**アラキドン酸代謝物**は血管拡張薬であるが，$PGF_{2\alpha}$，トロンボキサン，ロイコトリエンのようなエイコサノイドは一般的に血管収縮薬として作用する．（アスピリンやイブプロフェンのようなシクロオキシゲナーゼ阻害薬などの）エイコサノイドの合成を阻害する薬剤もこうした物質による血管調節を変化させる．

内皮因子

血管内皮は，傍分泌機構として血管平滑筋緊張度と臓器血流の調節において重要な役割をもつ．第3章で述べたように，血管内皮は血管平滑筋に大きな影響を与える血管作動性物質を産生する．循環（内分泌）ホルモン，傍分泌ホルモン，ずり応力，低酸素，そして多くの薬剤が内皮由来物質の生成，放出を促す（図7.2）．これらの物質のうち，一酸化窒素とプロスタサイクリンの2つは強力な血管拡張物質である．反対にエンドセリン-1は強力な血管収縮物質である．

一酸化窒素は，通常の生理状態において血流調節に最も重要なはたらきを果たす物質である．一酸化窒素は血管内皮中で，一酸化窒素合成酵素（nitric oxide synthase：NOS）の働きによりL-アルギニンというアミノ酸から合成される．NOは血管内皮から平滑筋細胞へと放出され，細胞内のグアニルシクラーゼと結合しそれを活性化させることでcGMPの合成を促進させ，平滑筋を弛緩させる（第3章参照）．もし一酸化窒素の合成を薬理学的に一酸化窒素合成酵素阻害薬で抑制すると，多くの血管で収縮が起こる．これは定常状態で，血管緊張を抑制する一酸化窒素の放出が一定量あること，そのため一酸化窒素の合成阻害は血管緊張度を増加させることの裏付けとなる．

一酸化窒素は，**血流依存性血管拡張物質**と呼ばれるもののひとつである．いくつかの実験から，血流が増加する（実際には血管内皮にかかるずり応力が増加する）と内皮から一酸化窒素の産生が促進され，血管が拡張することが示されている．血流依存性血管拡張物質は，心筋の活動や代謝が亢進している時の冠血流量の増加に重要な役割を果たしている．冠動脈疾患のように一酸化窒素の産生低下や，生物学的利用度が低下すると，活動時や酸素需要増加時の冠血流増加能力は制限される．

高血圧や脳血管障害，糖尿病などの疾患も，血管内皮による血管調節機能を低下させる．

他の内皮因子として**内皮由来過分極因子**（endothelial derived hyperpolarizing factor：EDHF）がある．アセチルコリンやブラジキニンな

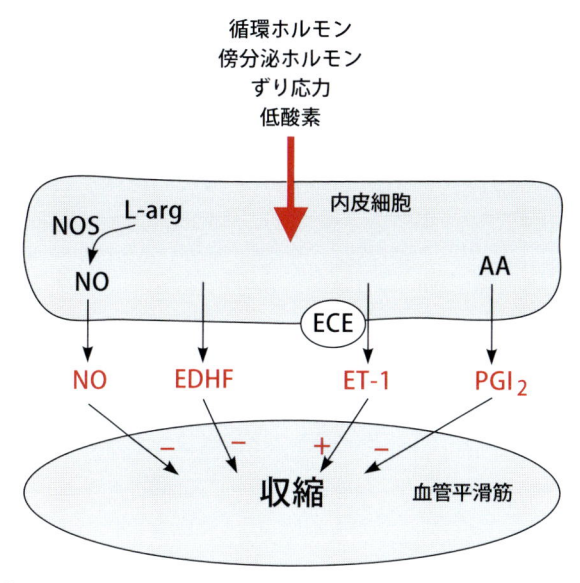

図7.2　内皮由来の血管作動因子
L-アルギニン（L-arg）に一酸化窒素合成酵素（NOS）が作用して合成される一酸化窒素（NO），内皮由来過分極因子（EDHF），アラキドン酸（AA）由来のプロスタサイクリン（PGI$_2$）は平滑筋の収縮を抑制（−）して血管拡張を生じる．エンドセリン変換酵素（ECE）によって合成されるエンドセリン-1（ET-1）は，平滑筋の収縮（＋）を生じる．これらの物質の合成・放出は循環ならびに傍分泌ホルモン，内皮に働くずり応力，低酸素，その他多くの薬物に影響を受ける

どのいくつかの物質は一酸化窒素の産生を促進させるのと同様にEDHFの産生も促進させる．EDHFが分泌されることで血管平滑筋が過分極し，弛緩するが，その役割は明確には解明されていない．

プロスタサイクリン（prostacyclin：PGI$_2$） は，内皮細胞内でアラキドン酸とシクロオキシゲナーゼの作用により産生される．この傍分泌物質は強力な血管拡張物質であり，加えて血小板凝集阻害物質としても作用する．PGI$_2$の産生は，他の物質からも促進されるが，アデノシンと一酸化窒素によって促進される．このため，他物質から生じる血管拡張への二次的な役割を果たしている．PGI$_2$は平滑筋アデニルシクラーゼを活性化しcAMPを増加させて血管を拡張させる（第3章参照）．

エンドセリン-1（endothelin-1：ET-1） は，内皮細胞膜上のエンドセリン変換酵素によって細胞内の前駆体から合成される強力な血管収縮物質である．ET-1は，平滑筋細胞上のET$_A$受容体に結合しGq-蛋白と共役する（第3章参照）．ET-1は血管内皮上のもうひとつのタイプのET$_B$受容体にも結合し，一酸化窒素とプロスタサイクリンの合成と放出を促進し，ET$_A$受容体を介したET-1の血管収縮作用に対抗してネガティブフィードバック作用をもつ．

血管内皮細胞によるET-1の合成と放出はアンギオテンシンⅡ，バソプレシン（抗利尿ホルモン，antidiuretic hormone：ADH），トロンビン，サイトカイン，活性酸素，血管内皮へのずり応力などにより促進される．ET-1の放出は，一酸化窒素やプロスタサイクリン，心房性Na利尿ペプチドなどにより抑制される．高血圧の種類によっては（例えば肺高血圧など）はET-1が関与しており，治療にET-1受容体拮抗薬が用いられる．

平滑筋（筋性）機序

　筋性機序は血管，特に小動脈と細動脈の平滑筋による血管制御である．血管内圧が突然上昇して血管内腔が拡張したような状況では，血管径や抵抗を元に戻そうと血管平滑筋が収縮して対応する．反対に，血管内圧が低下すると平滑筋は弛緩し血管は拡張する．電気生理学的な研究では血管平滑筋は伸展時に脱分極することが判明している．脱分極で（主にL型Caチャネルを介して）Caが細胞内に流入し，ミオシン軽鎖をリン酸化させて収縮が起こる（第3章参照）．

　筋性機序はさまざまな異なる血管床で観察されるが，臓器によってそれぞれどの程度機能的に重要かは異なる．体内での筋性機序を評価するのは難しい．これは，血圧の変化は通常血流の変化を招き，先述の代謝性機序を引き起こすが，多くの場合，筋性機序よりも優位に作用するためである．例えば，静脈圧を上昇させると，前毛細管の抵抗血管圧も上がってくるので，静脈圧の上昇により，筋性機序による血管収縮が活性化されるはずである．しかし，静脈圧の上昇による血流減少（すなわち灌流圧の減少）により，組織の代謝性機序が活性化されて血管は拡張する．筋性機序による血管収縮がもしあっても，代謝機序による血管拡張が優位に作用するため，ほとんどの臓器でこのような実験を行っても，通常は結果として血管が拡張する．

血管外からの圧迫

　機械的な圧力は臓器内の血管抵抗と血流に影響を与える．これは生理的な状況でも起こりうるし，病的な状況でも起こる．血管壁を広げようとする圧は，経壁圧（transmural pressure：血管内圧から外圧を引いた圧）と呼ばれる．したがって，血管外の圧が上昇すると経壁圧は減少する．血管外にきわめて高い圧がかけられた場合，血管は完全に虚脱してしまう．静脈系は，比較的内圧が低いため外圧が上昇すると虚脱しやすい．動脈も，外圧が著明に増加した時にはかなり圧迫されてしまう．

　機械的な圧迫により臓器血流に影響を与えるいくつかの例をあげてみる．心収縮期や骨格筋が収縮している時（特に強縮している時）は，血管抵抗は大きく上昇し，血流は機械的な圧迫により減少する．肺の膨張や収縮は肺血管の経壁圧に影響し（図5.16参照），肺血管抵抗に大きな影響を与える．消化管が閉塞などで過伸展された場合，消化管壁の血管抵抗は上昇し，その部位の組織は虚血に陥るほどになることがある．脳や腎臓など硬い頭蓋骨や被膜などに覆われた臓器の血管はとくに，浮腫や出血（脳卒中など），腫瘍の増大など血管外圧上昇の影響を受けやすい．

血流自己調節能

　自己調節能とは各臓器が備える，灌流圧の変化にかかわらず血流を一定に保とうとする機能である．例えば，ある臓器で動脈の部分的な閉塞により灌流圧が減少すると，血流は当初は減少するものの，数分後には通常レベルまで回復する．この自己調節反応は，神経や体液性の影響を受けない，摘出して灌流した臓器にも生じる．このため，臓器の局所的，内因性の反応といえる．

　灌流圧（動脈圧と静脈圧の差；$P_A - P_V$）が最初に減少した場合，血流（F）は低下する．これは圧，血流と血管抵抗（R）の以下の関係式によるためである．

$$F = \frac{(P_A - P_V)}{R}$$

血管抵抗が変化しなければ，血流の低下は灌流圧

の低下に比例する．しかし実際は，体内のほとんどの臓器で，灌流圧が低下した場合の血管抵抗は一定ではない．血流と灌流圧の低下は代謝性，筋原性機序を活性化させ細動脈の拡張を引き起こし，血管抵抗（R）が減少すると考えられている．抵抗が減少するので，灌流圧が低下しているにもかかわらず血流は増加する．図7.3の左図に自己調節反応を示した．例えば，仮に灌流圧が100mmHgから70mmHgへ減少した場合，最初はおよそ30%ほど血流が減少する．しかし，臓器血流は自己調節されるにつれて（図の赤線），数分かけて血流はもとの流量まで再上昇し始める．この血流量の増加は，抵抗血管拡張による血管抵抗の低下によるものである．

臓器の灌流圧を広い範囲で上昇，下降し，定常状態の自己調節された血流反応を測定すると，定常状態の血流と灌流圧は図7.3の右図のようにプロットできる．この図に示されている灌流圧が大きく変化しても血流量がほとんど一定である範囲が自己調節範囲である．自己調節のカーブの「平坦の度合い」は臓器によってかなり差があるが，このカーブが平坦であればあるほど，その臓器の自己調節能が発達していると言える．冠動脈，脳血流，腎血流は自己調節能が高度に発達しているが，骨格筋や消化管の循環は中等度の自己調節能しかない．体表部には実質的な自己調節能が存在しない．

自己調節能が高度に発達している臓器といえども限界がある．脳血流や冠動脈において，灌流圧が60～70mmHgを下回った場合，抵抗血管は最大限に拡張し，それ以上の自己調節能は失われる．きわめて高い灌流圧（図7.3における170mmHg以上の圧）では自己調節能の上限に達し，血管はさらに灌流圧が上がってもそれ以上収縮はできず，灌流圧が上昇すると血流が増加する．自己調節能による反応は神経体液性調節の影響や，病態によ

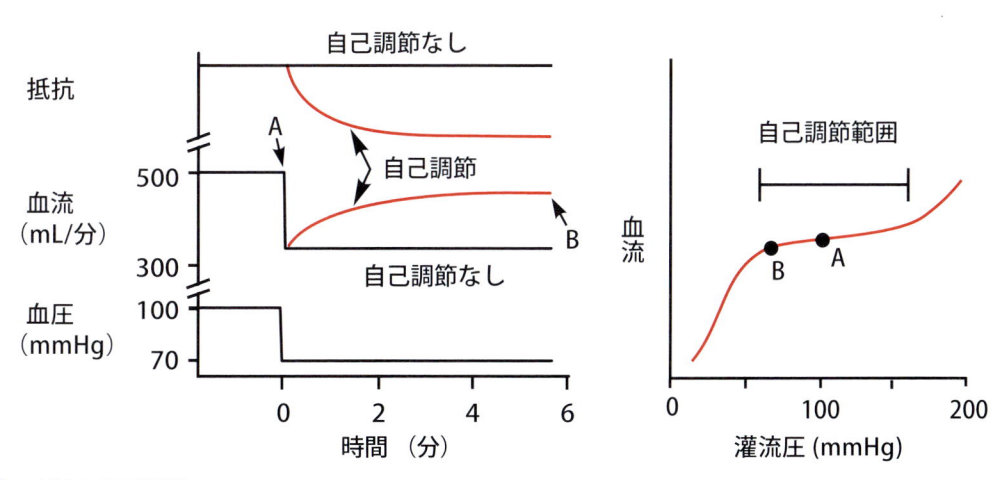

図7.3 血流の自己調節

左図はA点で灌流圧が100mmHgから70mmHgまで低下すると，一時的に血流が減少することを示している．自己調節が起こらなければ，抵抗が変化せず，血流も減少したままとなる．自己調節が働くと（赤線），圧と血流が最初は低下するが，その後血管抵抗が低下して，灌流圧が低下しているにもかかわらず，血流が増加して新たな定常状態になる（B点）．右図は定常状態の自己調節された血流を，異なる灌流圧に対してプロットしたものである．A，Bの点は，左図中のそれぞれの基準点と自己調節された点を表している．自己調節範囲とは，血流がほとんど変化しない血圧の範囲である．自己調節範囲をはずれると，灌流圧の変化にほぼ比例して血流は変化する．自己調節の範囲も自己調節反応曲線がどの程度平坦になるかも，臓器によって異なる

り左右される．例をあげると，交感神経刺激や慢性高血圧の既往があると，脳血流の自己調節範囲は右方へシフトする．これについては本章の後半で解説する．

自己調節能は代謝性機序と筋原性機序の両方が関与している．ある臓器の灌流圧が低下したとき最初に血流低下が起こり，組織の酸素分圧の低下と血管拡張性の代謝物質の蓄積を招く．これらの変化は抵抗血管の拡張を招き正常な血流量を保とうとする．灌流圧の低下は抵抗血管の平滑筋によっても感知されて，筋原性反応により弛緩し血流が増加する．

どのような状況で自己調節能がはたらき，なぜそれが重要なのだろうか．出血によって血圧が低下した場合，圧受容体反射により体血管の多くが収縮するにもかかわらず，血圧が自己調節の範囲を下回らなければ，脳や心筋への血流は明らかに減少することはない．これら臓器は高度な自己調節能があることと，交感神経刺激による血管収縮を免れることができるためである．自己調節能はこれら重要臓器が，低血圧に陥った場合にも十分な血流量を確保し，酸素が供給されるように作用するのである．

動脈圧が変化しないにも関わらず，他にも，自己調節能がきわめて重要な状況がある．（例えば冠動脈などの）臓器に対する分配血管が部分閉塞した時にも自己調節は作用する．動脈の狭窄により血管抵抗が上昇しその血管の下流では血圧は低下する．これにより末梢の小動脈や細動脈の圧が低下するが，これらの血管は臓器の血流調節の中心を担う血管である．これら抵抗血管は，上流の狭窄による血圧や血流量の低下に反応して拡張する．このような自己調節能により，上流に閉塞がある場合にも血流を正常に保つことができ，脳や心臓など機能を保つために安定した酸素供給が必要な臓器では，特に重要な意味がある．

> **練習問題7-1** Question
>
> 腸管の一部分など，摘出して灌流できる臓器を使用し，動脈圧，静脈圧ともに調節でき血流量も測定できるような実験を行う．
>
> ここで動脈圧を100mmHgに保ったまま静脈圧を0から15mmHgへ急激に変化させると血流は25％ほど低下した．静脈圧の上昇により，血管抵抗が何％変化したかを計算し，この反応において代謝性，筋原性機序の働きを考察せよ．
>
> →解答は章末

反応性充血と活動性充血

■ 反応性充血

反応性充血（reactive hyperemia）とは，一般に動脈の一時的閉塞などによる短時間の虚血の後に生じる，一過性の臓器血流の増加のことを指す．図7.4には，2分間の動脈閉塞が血流にもたらす効果を示している．閉塞の間，臓器血流は0になる．閉塞が解除されると血流は通常を超えるレベルまで急速に上昇し数分間血流が多い状態が続く．多くの組織において，実験の結果から，充血は閉塞の間に組織の低酸素や血管作動性代謝物の蓄積が前毛細管の抵抗血管を弛緩させることが原因であると示唆されている．閉塞が解除され，灌流圧が回復すると，血管抵抗が低下しているために血流は増加することになる．充血の間，酸素供給は再開され，血管拡張性代謝物が洗い出されると，抵抗血管の緊張が通常レベルまで戻り，血流も通常レベルに戻る．血管閉塞が長時間になればなるほど，代謝産物による血管拡張刺激は強いものとなり，血流増加の最大値はより高くなり，充血の持続時間が長くなる．血管拡張が最大（これは最大の充血血流として示されるが）となるのは，1分以内の血管完全閉塞で起こることもあれば，数分間

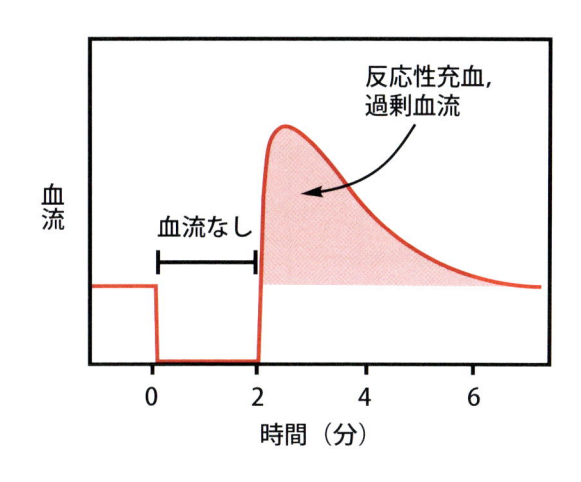

図7.4 反応性充血
動脈を2分間閉塞（血流なし）した後で再灌流すると，血流が一時的に増加（反応性充血）する．反応性充血の程度，持続時間は，虚血の持続時間に直接関係している

の閉塞が必要になることもあり，それは血管やその代謝活動性による．例をあげると，拍動中の心臓（代謝活動が高い）では，1分以下の冠動脈の閉塞で最大限の反応性充血が発現するが，（代謝活動の低い）安静時の骨格筋では，最大の血管拡張が生じるには数分間の虚血が必要となる．臓器によっては反応性充血に筋原性機序も関わることがある．動脈の閉塞は細動脈の圧を低下させるため，筋原性機序の作用による血管拡張が生じるからである．

反応性充血の例をいくつかあげる．四肢に駆血帯をしてから解除すると反応性充血が生じる．手術中にはしばしば動脈を遮断することがあり，その遮断解除により反応性充血が生じる．冠動脈攣縮などの一時的な冠動脈の閉塞があると，その後にその冠動脈に灌流されている心筋に反応性充血が生じる．

■ 活動性充血

活動性充血（active hyperemia）とは，臓器あるいは組織の代謝活動が亢進したときに臓器血流が増加する現象のことをいう．代謝が亢進すると，（特に骨格筋などで）血管拡張と血管動員（recruit-ment）が起こり血管抵抗は減少する．活動性充血（**運動性充血**，**機能性充血**とも呼ばれる）は筋収縮中，あるいは，心臓の活動亢進，精神活動亢進，食物吸収中の消化管機能が亢進しているときにも起こる．

図7.5の左図は，規則的に骨格筋を収縮させて2分間組織代謝が上昇すると，平均血流にどのような影響がおよぶかを示したものである．収縮が始まり組織代謝が上昇すると数秒以内に血流が増加する．この血管拡張は，組織の低酸素とカリウムイオンや二酸化炭素，一酸化窒素，アデノシンなどの血管拡張性代謝産物が産生されることにより生ずると考えられている．この血流増加（すなわち充血）は代謝活動亢進中は維持され，収縮が中止され代謝が通常状態に戻ると血流も通常状態に戻る．図7.5の右図でわかるように，活動性充血の程度は代謝活動性（すなわち酸素消費）の増加と密接な関係をもつ．代謝活動性が高いときには血管拡張は最大となり，血流量も最大となる．活動性充血が重要なのは，酸素需要が高まっている組織に対して酸素供給を増やすことができるからである．さらに血流の増加は組織から余分な代謝産

ある．こうした機械的活動は大量のエネルギーを消費するため，大量の酸素と基質の供給，および産生された代謝産物の除去が必要になる．酸素供給も，代謝産物の除去も循環によって行われる．

■ 骨格筋内の微小血管の編成

骨格筋内の循環は非常に効率的に組織されている（図7.13参照）．

細動脈は通常筋線維と並走する毛細管につながる．一定の領域の筋線維は複数の細動脈から栄養されているので，毛細管の血流の方向が近くの血管間で反対方向を向いていることがしばしばある．それぞれの筋線維は直径が20～40μmで，それぞれ3，4本の毛細管に囲まれている．隣接する毛細管を複数の筋線維が共有しているので，筋肉の種類にもよるが，毛細管と筋線維の比率（以下，C/F比）は2から3程度である．酸素利用度が高い筋線維は一般に，酸素利用度が低いが高い無酸素（解糖）能力をもつ筋線維よりC/F比は高い．酸化余力が高く毛細管が多い筋は一般に，最大血流量も高い．

筋は，収縮していないとき酸素消費が比較的少なく，1/4程度の毛細管しか灌流されていない．しかし，収縮中や活動性充血が起きているときには全毛細管が灌流され，それぞれの筋線維を取り囲む灌流される毛細管の数も増える［**毛細管動員（capillary recruitment）**という］．この解剖学的な毛細血管の配置と，毛細管を動員する能力によっ

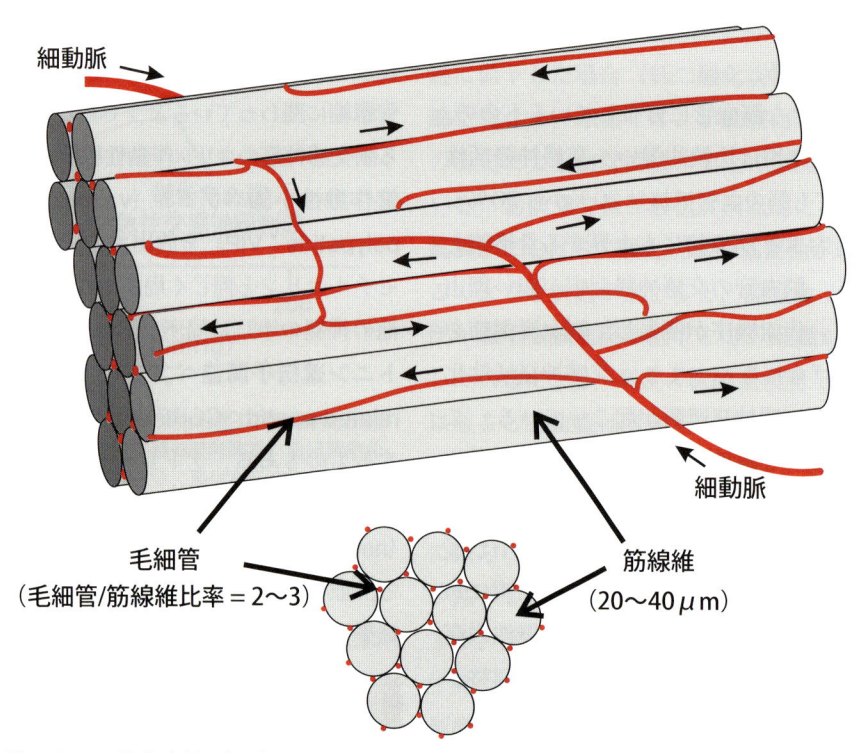

図7.13 骨格筋における微小血管の編成
長い並走する筋線維は，それぞれ，細動脈から出た複数の並走する毛細管に囲まれている．断面図に示したように，一般には，筋線維あたり2～3本の毛細管に（毛細管/筋線維比）囲まれているが，それは筋肉の種類によって異なる．矢印は血流の方向を示す

て拡散距離は減少し，特に酸素需要が亢進しているときに血液と筋細胞の間でより効率的にガス・分子交換が行えるようになる．

■ 安静時および収縮時の筋血流

安静時には心拍出量の20％が骨格筋へ流れる．割合が大きいのは安静時の筋血流が特別多いわけではなく，筋肉自体が，体の40％を占めることによる．安静時，収縮していない状態での筋血流は組織100gあたり3mL/分ほどである．これは脳や腎臓などの血流量（それぞれ組織100gあたり50mL/分と400mL/分ほど）と比べるとはるかに小さい．

運動時，筋肉が収縮しているときには，血流量は20倍以上に上昇することがある．ランニングなどの全身を使った運動中に筋収縮が生じると，心拍出量の80％以上の血液が収縮中の筋肉へ流入することもある．つまり骨格筋は安静時の血流に比較して，大量の血流予備能もしくは許容能をもっており，これは安静時の筋肉の血管の緊張度が高いことを示している（表7-1参照）．安静時の緊張度はアドレナリン作動性交感神経や筋原性機序の影響などの収縮作用と，一酸化窒素産生や組織代謝などの拡張作用の力関係によってきまる．安静時は血管収縮作用が優位となり，反対に運動時には血管拡張作用が優位となり収縮した筋線維への酸素供給量を増大させ，蓄積した代謝産物の洗い出しを行う．抵抗血管，特に終末細動脈の拡張は筋血流を増やすだけでなく，灌流する毛細管の数も増加させる．過去には，筋肉内毛細管の動員現象は前毛細管括約筋の弛緩により生じるという仮説も見受けられたが，その証拠はほとんどあるいは全く見つかっていない．現在では毛細管動員現象は，細動脈拡張による微小血管圧の配分変化の結果であるという見解が優勢である．

骨格筋収縮に対する血流の反応は収縮の種類による．通常の運動中などの規則的なあるいは収縮拡張を繰り返すような位相性収縮においては（図7.14 上図参照），筋活動中の平均血流が増加する．しかし，フィルターなしにあるいは血流信号を平均化せずに血流を測定すると，血流は機械的な血管の圧迫により位相性に変化することがわかる．つまり収縮中は血流が減少し，弛緩中は上昇する．対照的に重いものを持ち上げたり保持しているときなど，筋肉の収縮が持続している状態では，収縮中の平均血流は減少するが，収縮終了後の充血反応が生じる（図7.14 下図参照）．

■ 骨格筋の血流自己調節能

筋肉収縮時における血管拡張の正確な機序については解明されていないが，血管拡張物質候補と考えられる物質が数多く同定されている．これらには，筋収縮時の間質のカリウムイオンの上昇，アデノシンの合成（特に虚血による収縮のとき），水素イオン産生の増加，血管内皮および骨格筋由来の一酸化窒素やプロスタグランジン，赤血球からのATPの放出などが含まれる．可能性は劣るものの，他の要素として二酸化炭素，間質と血液の浸透圧上昇，無機リン酸などがある．筋収縮に対して血流が反応している間，複数の要素が異なるタイミングで作用している可能性が高い．（ランニングなどの通常の身体活動のような）協調した一連の筋群の収縮中の血流促進に，非化学的な機序として非常に重要なものが骨格筋ポンプである（第5章参照）．活動性充血を招く機序とは関係なく，結果として，筋収縮中の酸素消費量の増加と血流量の増加には密接な相関関係がある．

骨格筋の血管はアドレナリン作動性交感神経の支配を受けている．この神経から放出されたノルエピネフリンは，αアドレナリン受容体と結合し，血管収縮を生じる．安静時においては血管の緊張度のほとんどは交感神経の活性によるものである．安静時の筋肉が突然除神経されるか，フェントラ

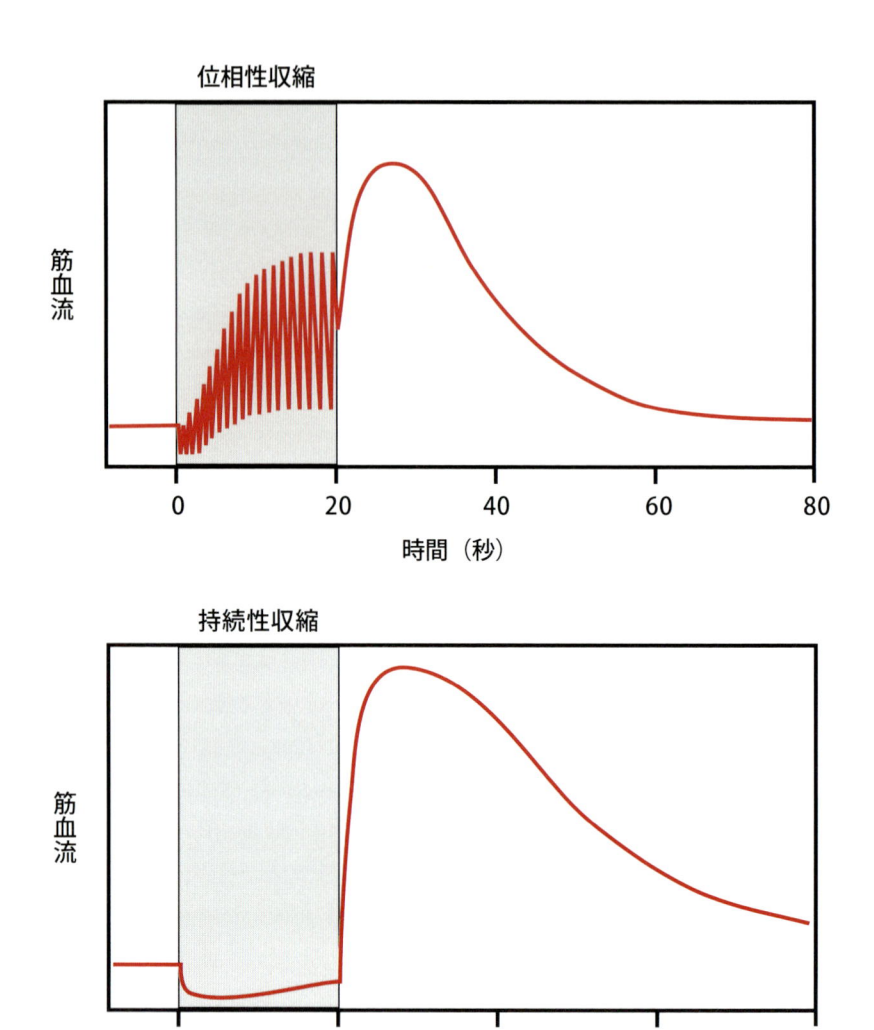

図7.14 位相性，あるいは持続性（強直性）収縮に続く骨格筋の活動性充血
上図では位相性収縮により血流は筋収縮中に減少し弛緩時に増加するが，差し引きの効果として収縮時は血流が増加している．収縮が終了すると，機械的な血管の圧迫がなくなるので，血流はさらに増加する．下図は持続性，強直性収縮により高度の筋肉内圧力を生じ，血管を圧迫するために血流が減少するのを示している．収縮が終了し，引き続き大きな充血反応が生じる

ミンのような薬剤でαアドレナリン受容体が遮断されると血流は一時的に2倍から3倍にまで上昇し，局所調節機序により新たな定常状態に血流が調節されるまで持続する．アドレナリン作動性交感神経の活性化（例えば血液量減少に対する圧受容体反射など）により安静時の筋肉の血流は劇的に減少する．こうして血流が減少すると，筋はより多くの酸素を摂取しようとし（動静脈酸素較差が拡大し），ATPを産生するために嫌気性代謝も活性化する．しかし，強い交感神経作用により筋の低灌流が持続すると実際には血管拡張機序が交感神経による血管収縮よりも優位になり，**交感神経逸脱（sympathetic escape）**が生じて，血流を一部回復させる．

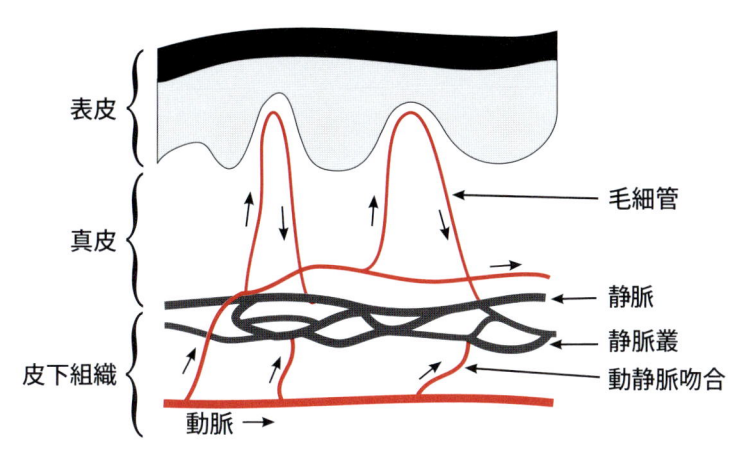

図7.15　皮膚循環の微小解剖
皮下組織内の動脈は，真皮内へ走行する細動脈を介して毛細管ループにつながる．また，皮下組織にある小静脈叢に交通する動静脈吻合へ枝を出す．静脈叢は毛細管ループからも血流を受ける．交感神経刺激により，抵抗血管と動静脈吻合が収縮し，皮膚血流が減少する

　少なくともイヌやネコのような非霊長類ではコリン作動性の交感神経が骨格筋の抵抗血管を支配することがわかっている．これらの神経の伝達物質はアセチルコリンであり，ムスカリン受容体と結合して血管を拡張させる．この自律神経枝は安静時には血流にほとんど影響しない．しかし，これらの線維が運動を予期した際や運動中に活性化されると血流は上昇する．しかし，人間には同様な活動性の神経原性の血管拡張機序がある証拠はない．

皮膚循環

　皮膚の栄養および酸素の需要は他の臓器と比べてごく少量である．したがって，皮膚血流は代謝を支えることが主たる役割ではない．皮膚血流の主な役割は，熱を血液と外気との間で交換できるようにして，体温調節をすることである．このため，皮膚血流は視床下部の体温調節中枢の管理下にあり，皮膚血管への交感神経出力が調節されている．

■ 皮膚の微小血管構造

　皮膚の微小血管ネットワークは他臓器と比べて独特であり，皮膚の種類によって異なる．皮下組織からの小動脈が細動脈を分枝して真皮に貫入し，さらに，毛細管につながって表皮直下でループを作る（図7.15参照）．毛細管ループからの血流は細静脈に入り，広範に広がり相互交通している**静脈叢**を形成する．この静脈叢に皮膚血液容量のほとんどが存在している．皮膚色素の薄い人では，静脈叢の血液は皮膚の色調に反映される．鼻，口唇，耳，掌，つま先，足底，指（特に指先）などでは**動静脈吻合**と呼ばれる特殊な交通血管を経て皮下の小動脈から静脈叢へ，直接流入する．

　皮下の毛細管ループと動静脈吻合につながる抵抗血管にはアドレナリン作動性交感神経線維が豊富に分布している．交感神経刺激による抵抗血管の収縮は，毛細管ループと静脈叢の血流量を減少させる．動静脈吻合はほぼ交感神経のみから影響を受けるが，抵抗血管は代謝と交感神経の両方からの影響を受け，反応性充血や自己調節のような局所血流調節がみられる．しかし，局所調節反応

は他臓器のそれと比較すると弱い．

■温度が皮膚血流に与える影響

通常の体温，外気温では，アドレナリン作動性交感神経活性によって血管の緊張度が亢進しており，皮膚血流量は心拍出量の4％ほどにすぎない（表7-1参照）．極度の低温ストレス時には，その割合は1％未満にまで低下することもある．逆に極度の高温ストレス時は，皮膚血流は心拍出量の60％近くまで上昇する．

核心温が低下した場合，体温を保持する機能が視床下部によって活性化される．皮膚へのアドレナリン作動性の交感出力が増加する．これにより皮膚血流量が減少し外気への熱の喪失を抑える．（運動時などで）核心温が上昇してきた場合には，視床下部によって熱放散機序が活性化され，皮膚への交感神経出力が減少する．この結果，血管の緊張度が低下し皮膚血管が拡張し血流量が増大する．交感神経の血管収縮作用が低下したことで生じる血管拡張は，「受動的血管拡張」と呼ばれる．核心温の上昇が続く時には，「能動的血管拡張」が起こるが，コリン作動性交感神経が活性化され，VIPなどの神経由来の血管拡張性物質が放出されることによる．サブスタンスP，ヒスタミン，プロスタグランジン，一酸化窒素なども能動的血管拡張に寄与する証拠がある．能動的血管拡張によって，より暖かい血液を皮膚の皮下層により多く循環させることができ，より多くの熱を外気に移行することができる．

局所的な皮膚の温度変化は選択的にその部位の血流を変化させる．例えば，熱源を手背の一部に当てると，その暖められた部位だけ血流が増加する．この反応は，視床下部の体温調節中枢からの交感神経刺激の変化ではなく，軸索反射と局所的な一酸化窒素の合成によって発現しているようである．局所的に冷却を行うとアドレナリン作動性交感神経や，局所で刺激されたノルエピネフリンの放出などの局所調節機序によりその部位に血管収縮が起きる．極端な低温に組織がさらされると，特に手，足，顔の場合，血管収縮反応に続いて，**寒冷血管拡張反応**（cold-induced vasodilation）という現象が起きる．これにより色の薄い皮膚は赤みを帯びることになるが，冷たい外気に曝されたときに頬や耳，鼻などが紅潮するのはこの現象である．冷気への曝露が持続すると，拡張と収縮が交互に起こる**乱調反応**（hunting response）が発生する．寒冷血管拡張反応の生じる機序は明らかではないが，おそらく血管の局所制御が変化したものと思われる．

■組織損傷に対する血管反応

機械的な外傷や熱，化学物質による組織損傷はヒスタミンやブラジキニンなどの傍分泌物質を放出する．それらは血流を増加させると同時に血管透過性を亢進させ，局所的な浮腫を起こす．皮膚が鈍器により強く打撲されると，最初は血管収縮により，損傷部位は蒼白となる．数分のうちに，損傷部位を中心に赤い線条（red line），紅炎（red flare）が広がりはじめるが，どちらも血流が増大した結果である．続いて起こる局所的な腫脹（swelling），ミミズ腫れの発生は微小血管の血管透過性の亢進と間質への液体の漏出が原因である．赤い線条，紅炎，腫脹は**三重反応**と呼ばれる．

傍分泌ホルモンと**局所軸索反射**が三重反応に関わっていると考えられているが，軸索反射に伴う血管拡張性の神経伝達物質はいまだに同定されていない．

腹部内臓循環

腹部内臓循環とは消化管，脾臓，膵臓，肝臓への血流のことを指す．これらの臓器への血流は心

拍出量の20〜25％になる（表7-1参照）．胃，腸（小腸，大腸），脾臓，肝臓は，腹部大動脈から分枝する3つの大きな動脈である腹腔動脈，上腸間膜動脈，下腸間膜動脈に栄養される．

以下，腸と肝臓の血流について解説する．

■ 腸循環

上腸間膜動脈からの分枝が腸管を栄養する．これらの分枝は腸管を固定する腸間膜を走行する．腸管の筋層に流入した小動脈はそこからさらに細い小動脈と細動脈に分かれ，ほとんどが粘膜下に流入してそこから細動脈，毛細管になり腸管の絨毛に血液を送る．腸管の内腔から絨毛に運ばれた水分と栄養素は血液に入り門脈循環によって運搬される．

腸管血流は，腸管の主要な機能である内腔からの水分，電解質，栄養素の吸収に密接に関連する．このため腸管内に食物が存在するとき腸管血流は増加する．成人では空腹時には上腸間膜動脈はおよそ300mL/分の速度で血液が流れるが，食後は2倍から3倍にまで増加する．この機能的な充血は，ガストリンやコレシストキニンなどの消化管ホルモンや腸管から吸収されたグルコース，アミノ酸，脂肪酸などによって促進される．機能的充血時の粘膜下細動脈拡張は，高い浸透圧や一酸化窒素を介していることが明らかになってきている．

腸循環はアドレナリン作動性交感神経の活性に大きく影響される．運動中などの交感神経活性化状態や，出血や起立などの圧受容体反射の発火頻度が低下する状況では動脈の抵抗血管も静脈系の容量血管も収縮する．腸循環には心拍出量の相当な割合が分配されるため，腸管への交感神経刺激はトータルの体血管抵抗を上昇させることになる．加えて，腸管静脈系に蓄えられていた多量の血液は交感神経刺激で移動し，中心静脈圧を上昇させる．脾臓もまた血液の貯留部位として重要な臓器である．イヌなどでは脾臓に濃縮された血液が蓄えられており，出血などストレスがかかった状態では脾臓が収縮して，循環血液量とヘマトクリットを大幅に増加させることができる．

腸管の副交感刺激は蠕動運動と腺分泌を亢進させるが，これは血流の増加と関連している．これには代謝性機序やブラジキニンや一酸化窒素の合成など局所傍分泌物質が影響しているようである．

■ 肝循環

消化管，脾臓，膵臓からの静脈血は肝臓の門脈へと流入し，これが肝臓の血流の75％を担う．残りの25％は腹腔動脈の分枝である肝動脈から供給される．注目すべきことは，肝循環のほとんどは胃腸管，脾臓，膵臓の循環と直列配置になっていることである．つまりこれらの血管床が変化をきたした場合，肝血流にも大きな影響を及ぼす．

肝門脈系の終末枝と肝動脈は肝臓内部で類洞を形成し，これは毛細管と同様の働きをする．類洞内の圧は非常に低く中心静脈圧より数mmHgほど高いだけである，これは類洞壁の透過性がきわめて高いため大きな意味合いがある（第8章参照）．

中心静脈圧と肝静脈圧の変化は類洞にそのまま伝わる．よって右心不全などで中心静脈圧が上昇すると類洞圧も相当に上昇し，血液が間質へ漏出し肝浮腫と腹腔内の水分貯留（腹水）が生じる．肝循環には古典的な自己調節能が観察されないが，門脈血流の低下は肝動脈血流の相補的な増加を招き，その逆も生じる．交感神経の活性化により，肝門脈ならびに肝動脈双方からの血管を収縮する．交感神経活性化のもっとも重要な効果は全静脈血のうち，15％にもおよぶ大量の血液を蓄えている肝臓の静脈系容量血管に対するものである．つまり，肝臓も消化管と同様に重要な静脈系の貯留臓器として機能する．

第7章　臓器血流

腎循環

腎臓は左右合わせて体重の0.4％程度の重量の臓器であるが，心拍出量の約20％が灌流する．つまり，腎組織100gあたりに毎分400mLの血流が流れることになる．この値は主要臓器の中で最も高い値であり（**表7-1**参照），単位体積あたりの血流量が腎臓より大きいのは下垂体と頸動脈小体のみである．多くの臓器で血流は組織酸化代謝と密接に関係しているが，酸素需要を大きく上回る血液が流れる腎臓にはこの関係はあてはまらない．腎臓の酸素消費量は高い（腎組織100gあたり1分間に酸素5mL程度）にも関わらず，血流量が多いため，摂取する酸素量は相対的に少ない（血液1mLから酸素1〜2mL程）．腎血流量が多い理由は，腎臓の第一の働きが血液濾過と尿産生であるからである．腎臓は3つの部位よりなる．1つめが腎の外層にあり濾過を行う糸球体が分布する皮質．2つめが中層にあり尿濃縮に関わる尿細管と毛細管が分布する髄質．3つめが最内層にあり，腎動静脈，神経，リンパ管，尿管が出入りする腎門部である．濾過のほとんどが皮質で行われるため，腎血流の90％が皮質に分布し，残りが髄質に分布する．

■ 腎臓の血管組成

腎臓内の血管組成はその他の臓器と大きく異なる．腹部大動脈から左右それぞれの腎動脈が分岐し，左右の腎臓に血流を送る．腎動脈は腎門より腎内部へ流入，複数の分枝（**葉間動脈**）を出して皮質へ向かう．その先の枝（**弓状動脈**と**葉間動脈**）は**輸入細動脈**を形成し，糸球体へ血液を供給する（**図7.16**）．輸入細動脈が糸球体に入ると，一塊の

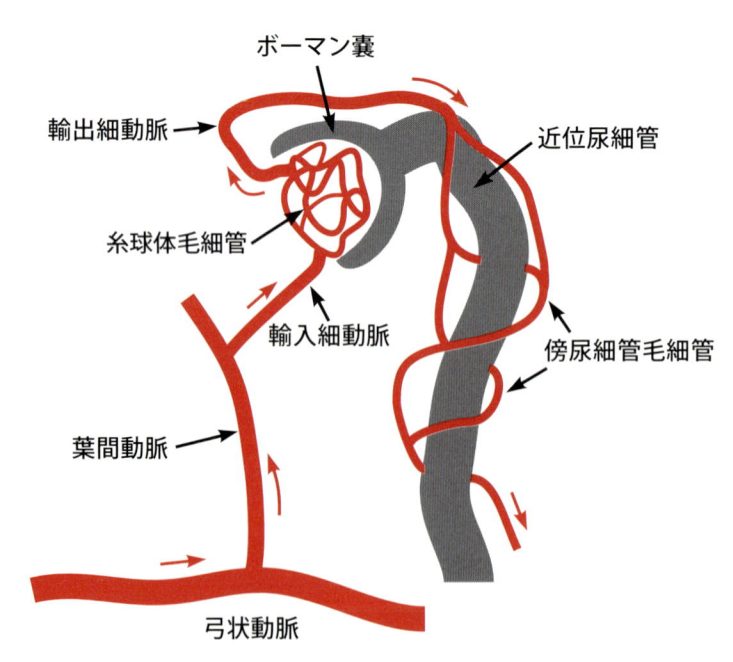

図7.16 腎の微細血管解剖
腎動脈の枝から出た細い血管が弓状動脈や葉間動脈を形成し，それが輸入細動脈となって糸球体へ血液を供給する．輸入細動脈が糸球体の中に入ると一塊の糸球体毛細管を形成し，そこから液体がボーマン嚢に濾過され近位尿細管に流れていく．糸球体毛細管はその後輸出細動脈となり，そこから傍尿細管毛細管に移行し尿細管を取り囲む

糸球体毛細管を形成し，血液はそこで濾過されボーマン嚢と近位尿細管へ入る．糸球体毛細管はその後**輸出細動脈**となった後，尿細管を取り囲むように走行する**傍尿細管毛細管**（peritubular capillaries）となる．

輸出細動脈は皮質内層，髄質の外側近傍に位置する**傍糸球体装置**とも関わって，大変長い毛細管（**直細動脈**：vasa recta）となり髄質へとまわりながら下降する．直細動脈は対向流交換系に関与し，髄質の浸透圧勾配を維持している．直細動脈はその後細静脈，静脈へとつながり，合流して腎静脈となり腎門部より腎臓を出る．

以上をまとめると，腎臓では毛細管床（糸球体毛細管）は2つの抵抗血管（輸入細動脈と輸出細動脈）の間に存在している．さらにもうひとつの毛細管床（傍尿細管毛細管）は糸球体毛細管と直列になっており，輸出細動脈により隔てられている．

■ 腎臓の血行動態

腎臓内の血管配列は，腎臓の濾過と再吸収機能に非常に重要な配列となっている．輸入細動脈と輸出細動脈の血管抵抗の変化は血流に影響するだけでなく，糸球体や傍尿細管毛細管の静水圧にも影響を及ぼす．糸球体毛細管圧はおよそ50mmHgほどであるが，これは他臓器の毛細管圧よりもはるかに高い．この高い圧が濾過圧として働くのである（第8章参照）．しかし，傍尿細管毛細管圧は10〜20mmHgと低い．これは非常に重要で，低圧のため，尿細管での水の喪失と尿排泄が制限できるのである．腎へ流入した血漿のうち20％が濾過される．もし相当の再吸収が行われなかった場合，すぐに循環血液量の低下，低血圧，電解質の過剰な喪失を招く．

図7.17は輸入細動脈と輸出細動脈の拡張と収縮が血流と糸球体毛細管圧に与える影響を示したものである．

- 図7.17A：輸入細動脈の拡張は，遠位（糸球体毛細管，輸出細動脈，傍尿細管毛細管）の圧を上昇させ，動脈圧が一定と仮定すると，全体の血流量は増加し糸球体濾過量は増加する．
- 図7.17B：輸入細動脈が収縮すると，遠位の圧，血流量，糸球体濾過量は減少する．
- 図7.17C：輸出細動脈が拡張すると，全体の血流量は増加し糸球体毛細管圧と濾過量は減少するが，輸出細動脈より遠位の傍尿細管毛細管圧は上昇する．
- 図7.17D：輸出細動脈が収縮すると，糸球体毛細管圧は上昇し糸球体濾過量が増加するが，全体の血流量と，傍尿細管毛細管圧は減少する．

■ 腎血流の自己調節能

腎血流は動脈圧が80〜180mmHgの間では強力に自己調節されている．血流の自己調節は糸球体濾過量の自己調節と連動して行われる．そのため，糸球体濾過も広範囲の血圧変化にわたって大きく変化しないように保たれる．このためには糸球体毛細管圧は動脈圧が変化しても一定でなくてはならない．自己調節が主に輸入細動脈で行われるためにこのような調節が可能になっている．動脈圧が低下した場合，輸入細動脈は拡張し糸球体毛細管圧と血流を一定に保とうとする．

腎の自己調節能を説明するために，筋原性機序と尿細管糸球体からのフィードバック機序の2つが提唱されている．

筋原性機序については本章の前半に記載した．簡潔に述べると輸入細動脈圧の低下を血管平滑筋が感知し，それに反応して弛緩し，血圧が上昇した場合には収縮するというものである．**尿細管糸球体フィードバック機構**（tubuloglomerular feedback）に関しては，あまり解明されておらず，実際の媒体も同定されていない．しかし，灌流圧の変化は糸球体濾過量を変化させ，このため尿細管流量と傍

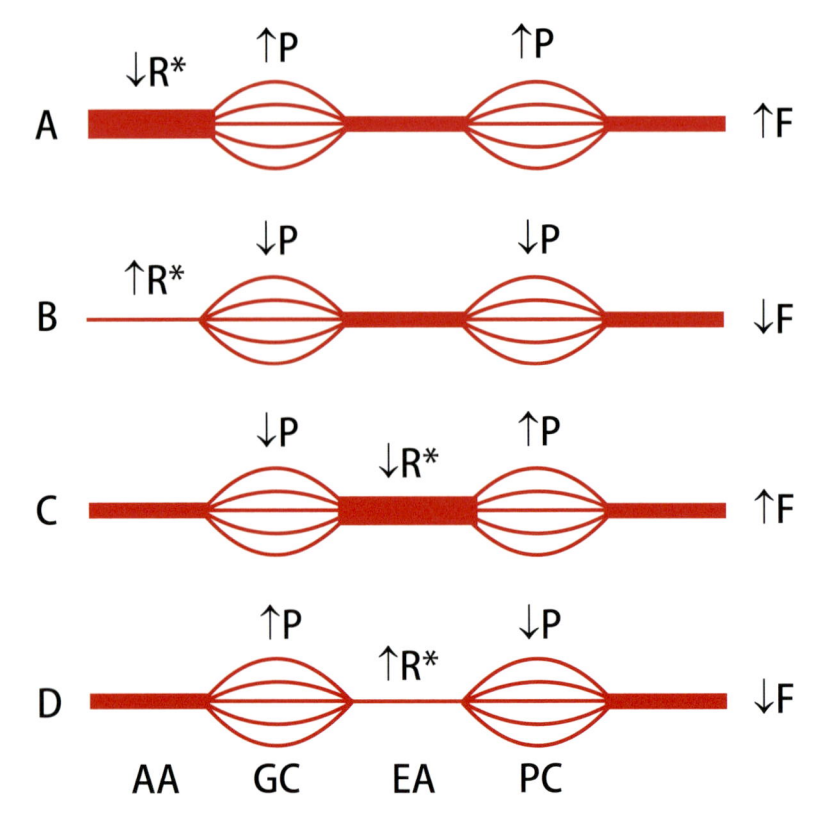

図7.17 輸入細動脈と輸出細動脈の拡張と収縮が血流と糸球体毛細管圧に与える影響[訳注1]
AA：輸入細動脈，R：抵抗，GC：糸球体毛細管，PC：傍尿細管毛細管，P：圧，F：流量，EA：輸出細動脈，*は抵抗が変化する細動脈を示す

糸球体装置の緻密斑へのナトリウム流入を変化させ，そこから輸入細動脈に収縮・拡張のシグナルが送られると考えられている．傍糸球体装置の緻密斑は輸入細動脈に隣接し，遠位尿細管に存在する特殊な細胞群であり，遠位尿細管がループして糸球体方向に戻ってきたところに存在する．緻密斑の細胞は溶質の濃度，特に塩化ナトリウムの濃度を感知する．腎臓内の血管収縮物質としてアデノシンや局所的に産生されるアンギオテンシンⅡ，拡張物質として一酸化窒素，PGE_2やプロスタサイクリンなどが尿細管糸球体フィードバック機序および自己調節に関与するという報告もある．局所で産生されたアンギオテンシンⅡは輸出細動脈の緊張度に大きな影響を与える．よって，ACE阻害薬などでアンギオテンシンⅡの合成を阻害すると輸出細動脈は拡張して，病態（腎動脈硬化症など）によっては糸球体毛細管圧と糸球体濾過量を減少させる．プロスタグランジンやプロスタサイクリンの生合成を阻害する薬剤（アスピリンやイブプロフェンなどのシクロオキシゲナーゼ阻害薬）は腎臓の循環動態を変化させ，特に長期にわたって使用している場合に腎機能を障害することがある．

訳注1：図7.17の説明文は，本文中で全く同じ内容がカバーされているので，省略する．

腎循環はアドレナリン作動性交感神経刺激に鋭敏に反応する．通常状態では交感神経の緊張度は比較的弱いが，激しい運動や大量出血時は腎臓の交感神経活性が増加し，腎血流を事実上遮断する．腎臓には心拍出量のうち，比較的大きい割合の血流量が分配されており，体血管抵抗に大きく寄与しているため，腎血管の収縮は運動時や出血時において動脈圧を保つのに重要な働きをする．しかし，過度の収縮は腎灌流と機能の重大な障害を起こし，腎不全を招く可能性がある．

肺循環

　呼吸器には2つの循環，すなわち肺循環と気管支循環が存在する．肺循環は肺動脈からガス交換のために肺胞へ血液を送り，気管支循環は胸部大動脈より分枝し気管，気管支系を栄養する．肺循環は右室からの心拍出量のすべてを受けている．一方で気管支循環は左室拍出量の1％ほどしかない．以下では主に肺循環について記載する．

　肺循環は低抵抗，低圧，高コンプライアンスという特徴をもつ血管床である．肺循環は体循環と同じ心拍出量を受けるにもかかわらず，肺循環の圧はかなり低い．肺動脈圧は収縮期で25mmHg，拡張期で10mmHg，平均肺動脈圧は15mmHgほどになる．左房の平均圧を8mmHgとすると，肺の灌流圧は平均肺動脈圧から左房圧を引いたものであるので，7mmHgしかない．これは全身の灌流圧（おおよそ90mmHg）より明らかに低い値である．血流量は同じなので，肺循環では灌流圧がはるかに低いことから，肺血管抵抗もかなり低くなければならない．実際，肺血管抵抗は体血管抵抗の1/10～1/15である．肺血管抵抗がかなり低い理由として肺動脈は他の抵抗血管と比較して内径が大きく，長さは短く，並列配置の分枝が多い点があげられる．

　また，肺血管は体循環の血管床よりも高いコンプライアンスをもつため，右室拍出量が増加しても肺動脈圧はそれほど上昇しない．この理由は，肺動脈圧が増加した場合，肺動脈は受動的に拡張し血管抵抗を下げるからである．また，圧が上昇することで，より多くの肺毛細管を動員することになり，血管抵抗は低下する．このように高い血管コンプライアンスと毛細管の動員は，心拍出量が上昇した時（運動時など）に肺動脈圧が高くなりすぎないための重要な機序である．肺血管抵抗が変化しないと仮定した場合，運動中に心拍出量が5倍となった場合には平均肺動脈圧は15mmHgから43mmHgまで上昇することになり（左房圧も8mmHgから変化しないとして），収縮期の肺動脈圧はさらに高いことになる．

　肺血管圧の上昇には2つの悪影響がある．まず肺動脈圧の上昇は右室の後負荷を上昇させ，駆出を低下させる．慢性的に圧が上昇した場合は右室不全を引き起こす．2つめは肺毛細管圧の上昇は血管外への水分漏出を増加させ，肺水腫を起こす（第8章参照）．肺毛細管圧はふつうは10mmHgほどで，他の臓器の毛細管の半分以下の値である．この低い毛細管圧が通常の状態で肺外への水分漏出を防ぐのに必要なのである．

　いままで述べてきた他臓器では血液量が従属変数であったのに対し，肺循環では，肺動脈圧が従属変数であるため，自己調節能の考え方はあてはまらない．この理由は，肺血流量は右室拍出量によって決定されるので，肺動脈圧はこの右室の拍出量と肺血管抵抗によって変化するからである．体内の各種臓器はたがいに並列に配列しているので，左室の拍出量が変化しても，動脈圧が変化しなければ各臓器の血流量は必ずしも変化しないのである．つまり，他臓器においては，臓器血流量は灌流圧と臓器血管抵抗に依存するので従属変数である．しかし，肺循環は血流を自己調節するのでは

の酸素分圧などの影響を受ける．細胞内の細胞膜直下では細胞内中心部より酸素分圧は高く，ミトコンドリア内で酸素分圧が最も低い．したがって，細胞内においても有意な酸素分圧較差が存在する．

図8.2においては，酸素を細胞内に拡散させる全体の濃度勾配は20mmHgである．Fickの第一法則によれば（式8-1），酸素の拡散速度（JO_2）はある拡散定数の下では毛細管内の血液と細胞内との間での酸素の濃度差（酸素分圧較差で示される），拡散距離，そして表面積に比例する．したがって，毛細管内の酸素分圧を増加させたり（純酸素を吸ったときなど），組織の酸素分圧を減少させたり（組織の酸素消費が増加した時など）すると組織内への酸素の拡散速度が増加する．抵抗血管の拡張によってもまた毛細管内の酸素分圧は増加する．これは微小血管血流の増加により単位時間あたりに毛細管に運搬される酸素が増加し，毛細管内の血液の酸素分圧が増加するからである．血管拡張に，（骨格筋の収縮の際に生じるように）灌流されている毛細管の数の増加が伴えば，酸素拡散に利用できる表面積は増加し，組織に運搬される酸素も増加する．例えば，図8.2に図示された細胞が単一ではなく3つの毛細管に取り囲まれていたとすると，細胞内への酸素の拡散速度も増加するが，これはミトコンドリアの酸素消費量が増加した際には必要なことである．

酸素運搬と摂取

ここまで，血液から組織細胞への酸素拡散について，および拡散速度の決定において血液から組織細胞に至るまでの酸素分圧較差がいかに重要な役割を担っているかについて説明した．酸素の分圧較差が酸素の拡散速度を決定するが，単位時間あたりに拡散に利用できる酸素の総量は血中でヘモグロビンに結合した酸素の量と組織への血流速度によって決定される．

血中の酸素の量（酸素含量）は血中の酸素分圧，赤血球内のヘモグロビン量，ヘモグロビンの酸素に対する親和性によって決定される（図8.3）．この関係はヘモグロビン酸素解離曲線と呼ばれる．正常の動脈血酸素分圧（95mmHg）ではヘモグロビンの97％が酸素と結合している〔ヘモグロビン飽和度（SaO_2）が97％〕．血液100mLにヘモグロビン15gが含まれていて（正常値），1gのヘモグロビンが1.34mLの酸素と結合できれば，100％飽和した状態では血液100mL中のヘモグロビンに20.1mL（15g/100mL×1.34mLO_2/g）の酸素が結合でき，97％飽和した状態では血液100mL中のヘモグロビンに19.5mLの酸素が結合できる．正常の動脈血酸素分圧下では少量の酸素（血液100mLあたり0.3mL程度）が血漿や細胞の自由水に溶解している．したがって，正常の動脈血酸素分圧下では，ヘモグロビンに結合している酸素と溶解している酸素との総量は血液100mLあたり20mL（すなわち，20vol％）である．

ヘモグロビン酸素解離曲線はS字状をしている．したがって，動脈血酸素分圧が正常より多少低下しても動脈血酸素含量はあまり低下しない．しかし，動脈血酸素分圧80mmHg以下では，特に組織酸素分圧である20mmHgから40mmHgの範囲では曲線はとても急になり，酸素分圧の減少に対してのヘモグロビンに結合している酸素の量の減少も大きい．酸素分圧が約25mmHgのときヘモグロビンはわずかに50％飽和しているだけである（P_{50}=25mmHg）．このように，組織の比較的低い酸素分圧により血液から組織への酸素の拡散が促される．その結果，血液中の酸素分圧が低下し酸素はさらにヘモグロビンと解離しやすくなり，酸素が組織中へ拡散しやすくなるのである．酸素解離曲線を右方偏移させる因子によっても酸素のヘモ

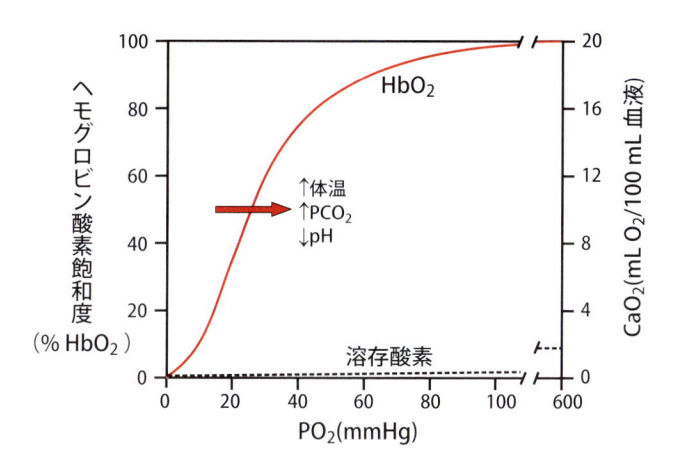

図8.3　ヘモグロビン酸素解離曲線

ヘモグロビン酸素飽和度（%HbO$_2$）は酸素分圧（PO$_2$）とS字状の関係をもつ．この例では100%飽和度は血液100mLあたり酸素約20mLの動脈血酸素含量（CaO$_2$）に相当する．ここでは血液100mLあたりのヘモグロビン濃度を15g，またヘモグロビン1gと酸素1.34mLが結合すると仮定している．ヘモグロビンと結合した酸素と比べれば溶存酸素はきわめて少ない．解離曲線が右方に偏移するのは（ヘモグロビンの酸素に対する親和性が低下する）体温や二酸化炭素分圧が上昇した時，pHが低下した時である

グロビンからの解離が増大する．例えば，体温や二酸化炭素分圧の上昇やpHの低下は曲線を右方偏移させ，P$_{50}$も右方に偏移させる．いかなる酸素分圧においても右方偏移は酸素のヘモグロビンからの解離を増強するが，これはヘモグロビンの酸素に対する親和性が減少することによる．これは筋収縮などで組織の代謝活性が増大し，体温や二酸化炭素分圧が上昇しpHが低下した際に組織の酸素化を増大させるための重要な機序なのである．

動脈血の酸素含量（CaO$_2$；mLO$_2$/100mL 血液）に動脈血流（F；mL/分）を乗じたものが組織への酸素運搬量（DO$_2$；mLO$_2$/分）である（図8.4）．

$$DO_2 = F \cdot CaO_2$$

このように，組織への**酸素運搬量**は動脈血流と動脈血酸素含量により決定される．通常，動脈血は飽和度95%以上と酸素含量については最高値に近いため，組織への酸素運搬量を増加させるのは血流の増加だけである．一方で，虚血など血流の減少，あるいは貧血や低酸素血症など動脈血酸素含量の減少，どちらによっても酸素運搬量は減少し得る．

酸素運搬量は組織にとって利用可能な酸素の量を表しているだけであり，組織によって利用される酸素の量を表しているわけではない．動脈血が微小循環，特に毛細管に流入すると，酸素は血液から組織へと拡散する．これにより血液の酸素含量が低下する（図8.4参照）．組織の酸素消費量が多ければ，血液から拡散する酸素の量も多い．血液が組織から去るときには静脈血の酸素含量は動脈血の酸素含量よりも少ない．例えば，血液が組織を通過する際，CaO$_2$が血液100mLあたり20mLで，血液100mLあたり5mLの酸素が取り除かれると（すなわち**酸素摂取**），静脈血酸素含量（CvO$_2$）は血液100mLあたり15mLになる．なお，第7章に記述されている通り，酸素摂取は臓器によって異なり，各臓器の酸素消費と血流に依存している．酸素摂取（CaO$_2$−CvO$_2$；mLO$_2$/mL 血液）に血流（F；mL/分）を乗じたものは，組織による酸素消

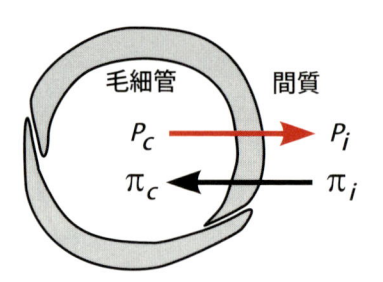

$$NDF = (P_c - P_i) - \sigma(\pi_c - \pi_i)$$

濾過 ： NDF > 0
再吸収 ： NDF < 0

図8.7　毛細管を通過する液体の移動の正味駆動力
毛細管内の静水圧と膠質浸透圧（P_c, π_c）および組織間質のそれら（P_i, π_i）が，毛細管内外への液体移動（つまり再吸収および濾過）の正味駆動力（NDF）を決定する．P_cはP_iよりも大きいので静水圧差は濾過（→）を促進する．π_cはπ_iよりも大きいので膠質浸透圧差は再吸収（→）を促進する．膠質浸透圧差には，毛細管の蛋白に対する透過性を表す指標である反射係数（σ）を乗じる

■毛細管内の静水圧

毛細管内の静水圧（P_c）は液体を毛細管外に汲み出し，細動脈側末端で最も高く細静脈側末端で最も低い．臓器ごとの毛細管抵抗により，この圧は毛細管の全長にわたって15〜30mmHg低下する（長軸方向の圧較差）．毛細管全長にわたるこの圧較差により，静水圧の最も高い細動脈側末端で濾過が促進される．

毛細管平均圧は動脈圧と静脈圧（P_AとP_V），および後毛細管－前毛細管抵抗比（R_V/R_A）によって決定される．動脈圧と静脈圧のどちらが上昇しても毛細管圧は上昇する．しかし，動脈圧の上昇よりも静脈圧の上昇の方がはるかに毛細管圧を上昇させる．これは後毛細管抵抗の方が前毛細管抵抗よりもはるかに低いからである．多くの臓器では後毛細管抵抗は前毛細管抵抗の10〜20％しかない．したがってR_V/R_Aは0.1から0.2である．ここで$R_V/R_A=0.2$と仮定すると次の関係（**式8-3**）が成り立つ．

$$\text{式8-3} \quad P_c = \frac{\left(R_V/R_A\right)P_A + P_V}{1+\left(R_V/R_A\right)} \Rightarrow P_c = \frac{0.2 P_A + P_V}{1.2}$$

上式においてP_cは，動脈または前毛細管抵抗（R_A）と静脈または後毛細管抵抗（R_V）という2つの連続した抵抗の間の1点における値を表すと仮定している．さらに，毛細管に流入する流量と毛細管から流出する流量が等しい（すなわち流量が保存されている）とも仮定している．よって，毛細管に流入する流量は$F_{in}=(P_A-P_C)/R_A$と表される．また，毛細管から流出する流量は$F_{out}=(P_C-P_V)/R_V$と表される．ここでF_{in}とF_{out}が等しいと仮定した上でP_Cについて解くと**式8-3**が得られる．

式8-3によれば，$R_V/R_A=0.2$のとき静脈圧が20mmHg増加すると毛細管平均圧は16.7mmHg増加する．一方で，動脈圧が20mmHg増加しても毛細管平均圧は3.3mmHgしか増加しない．この違いは高い前毛細管抵抗が増加した動脈圧の下流に対する影響を減少させることにより生じる．したがって，平均毛細管静水圧は動脈圧の変化よりも静脈圧の変化の影響をより強く受ける．これは臨床的に重要な意義がある．右室不全，肝硬変，静脈塞栓のような静脈圧の上昇する状況では，毛細管静水圧の上昇と毛細管液体濾過の増加により末

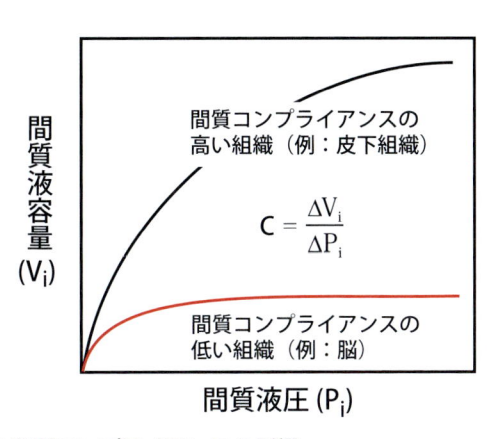

図8.8 間質液容量と圧に対する間質コンプライアンスの影響
進展性（C）は間質液容量の変化（ΔV$_i$）を間質液圧の変化（ΔP$_i$）で割ったものであり，容量と圧の関係の傾きである．脳などの間質コンプライアンスの低い組織においては，間質液容量が増加すると間質液圧が急激に上昇するが，これは脳の浮腫や脳内出血においてみられる．一方，皮下組織など間質コンプライアンスの高い組織では間質容量の増加に対しての間質圧の上昇は比較的緩やかである

梢臓器と組織の浮腫が引き起こされる．また，この関係から動脈の拡張や静脈の収縮は毛細管静水圧を上昇させ濾過を増加させることがわかる．

■組織（間質）静水圧

組織（間質）静水圧（P$_i$）は毛細管壁に外側から作用する組織間質内の圧であり，毛細管静水圧と拮抗する圧である．通常の体液量の場合には，多くの臓器で組織静水圧は大気圧より数mmHgだけ低いが，臓器によっては数mmHgだけ高い．毛細管の液体の濾過が亢進したりリンパ管が閉塞したりして組織の液体容量が増加すると，組織静水圧が上昇する．一方，脱水状態では組織の液体容量は減少し静水圧は低下する．

間質圧に対する間質液容量の変化の影響は間質のコンプライアンス（C）により決定される．コンプライアンスは間質液容量（interstitial fluid volume）の変化（ΔV$_i$）を間質液圧（interstitial fluid pressure）の変化（ΔP$_i$）で割ったものと定義される．この関係を変形すると次式が得られる．

$$\Delta P_i = \frac{\Delta V_i}{C}$$

すなわち，間質液容量の増加により間質液圧が上昇し，圧変化の程度は間質コンプライアンスに反比例する．

図8.8は間質液容量と圧，および間質コンプライアンスの関係をグラフにしたものである．間質容量と圧の関係の傾きが間質コンプライアンスである．間質容量が増加するとコンプライアンスは低下し，圧と容量が比例しなくなることに注意が必要である．脳や腎臓などにおいては間質コンプライアンスは低い．これはそれぞれ硬い頭蓋骨ならびに被膜に取り囲まれているためである．したがって，間質容量の比較的小さな増加であっても間質圧は大きく上昇する．圧の大きな上昇は組織をひどく損傷し，細胞は機能不全や死に陥る．一方，皮下組織の間質コンプライアンスは比較的高く，間質容量が大きく増加しても間質圧の上昇は比較的小さい．間質液容量が小さい間はコンプライアンスは比較的高いが，重度の四肢の浮腫で間質容量が著明に増加した場合には皮下間質圧は非常に高くなる．

■毛細管の血漿膠質浸透圧

毛細管の血漿膠質浸透圧（π_c）は，蛋白の存在により決定される毛細管内の浸透圧である．これは血漿中の浸透力（osmotic force）であるため，濾過に拮抗し再吸収を促す．毛細管の壁はイオンを容易に透過させるため，毛細管内の浸透圧に対してはイオンは有意な影響は及ぼさない．そのかわり，主として浸透圧は比較的不透過性の血漿蛋白により決定される．この圧は高分子の膠質により生じるため，膠質浸透圧（"oncotic"または"colloid osmotic" pressure）と呼ばれる．最も多量の血漿蛋白であるアルブミンが膠質浸透圧の約70％を生み出す．残りはグロブリンとフィブリノゲンによる．血漿膠質浸透圧は通常は25〜30mmHgである．毛細管が液体を濾過すると，血液が毛細管を流れていくうちに，膠質浸透圧が増加する．これは特に腎糸球体の毛細管のように濾過速度の速い毛細管で顕著である．これは液体が蛋白を残して濾過されることで血漿蛋白濃度が増加するために生じる．

膠質浸透圧は半透膜を用いて計測される．液体と電解質は透過させるが大きな蛋白分子は透過させない膜が半透膜である．しかし，多くの毛細管では内皮の隔壁が蛋白をある程度透過させる．実際の蛋白に対する透過性は毛細管の種類と蛋白の性質（大きさ，形，そして電荷）による．この若干の透過性により，毛細管を介して生み出される有効膠質浸透圧は蛋白濃度から算出される値より小さい．毛細管壁を介する**反射係数**（reflection coefficient：σ）は有効膠質浸透圧を半透膜を用いて計測した膠質浸透圧で割ったものである．毛細管が蛋白を透過させなければσ=1である．毛細管が蛋白を自由に透過させる場合はσ=0である．無窓毛細管は高いσ（>0.9）をもつ．一方で，肝臓や脾臓の有窓毛細管は蛋白を漏出しやすく，比較的低いσをもつが，このような場合は血漿と組織の膠質浸透圧はNDFにほとんど影響を及ぼさない．物理的傷害や炎症により毛細管内皮が傷害されると，反射係数は有意に減少し，濾過に拮抗する血漿膠質浸透圧の能力が低下し，正味の濾過が増加する．

■組織（間質）の膠質浸透圧

濾過を促す力である組織（あるいは間質）膠質浸透圧（π_i）は，間質蛋白濃度とこれらの蛋白に対する毛細管壁の反射係数によって決定される．蛋白濃度は間質に濾過されてくる液体の量にある程度影響される．例えば，毛細管から間質への濾過の増加は，間質蛋白濃度を低下させ膠質浸透圧を低下させる．この蛋白濃度に対する濾過の影響は毛細管からの過剰な濾過を制限する機序として働いている．通常は約5mmHgである間質の膠質浸透圧は，毛細管内の液体の濾過を促し再吸収に拮抗する．間質の蛋白が希釈されこの圧が低下すると濾過が減少する．また，毛細管の蛋白に対する透過性も間質の蛋白濃度を決定する因子である．例えば，血管の損傷や炎症によりこの透過性が亢進すると，液体とともにより多くの蛋白が間質に濾過される．間質の蛋白濃度の上昇は再吸収を促す正味の力を低下させ，正味の濾過を促進する．

■Starling力と毛細管を介する液体の移動のまとめ

式8-4と図8.7に示した通り，静水圧と膠質浸透圧がNDFに関係している．通常では濾過を促す正味の静水圧は（$P_c - P_i$）と表される．再吸収を促す正味の膠質浸透圧は（$\pi_c - \pi_i$）と表され反射係数（σ）が乗じられる．本式は，P_cとπ_iが増加するとNDFが増加し，P_iとπ_cが増加するとNDFが減少することを示している．

式8-4 $NDF = (P_c - P_i) - \sigma(\pi_c - \pi_i)$

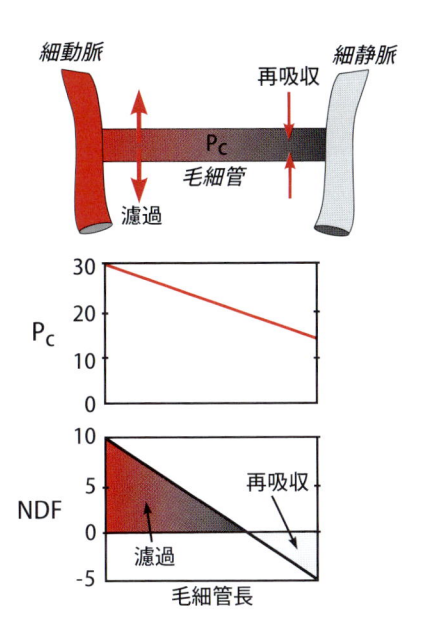

図8.9 毛細管の液体の交換のモデル
$P_i=1mmHg$, $\pi_C=25mmHg$, $\pi_i=6mmHg$, そして$\sigma=1$であると仮定している．また，毛細管の入口と出口での静水圧がそれぞれ30mmHgと15mmHgであると仮定している．正味駆動力[NDF=$(P_C-P_i)-(\pi_C-\pi_i)$]は毛細管の全長のうち大部分で正であり，濾過を生じさせる．毛細管の細静脈側末端が近くなるとNDFは負になり再吸収が生じる

上式のNDFの表現を**式8-2**に代入すると次式が得られる．この式は時として**Starlingの式**と呼ばれる．

式8-5　　　$J = K_F \cdot A\left[(P_C - P_i) - \sigma(\pi_C - \pi_i)\right]$

角括弧内の項がNDFを表している．NDFが正なら濾過が生じ（J>0），負なら再吸収が生じる（J<0）．一定のNDFの下では液体の移動速度（J）はK_FとAの積で決定される．

毛細管交換モデル

毛細管の液体の交換は**図8.9**のようなモデルとして表現できる．このモデルでは，毛細管の全長にわたって$P_i=1mmHg$，$\pi_C=25mmHg$，$\pi_i=6mmHg$，そして$\sigma=1$と一定であると仮定している．**式8-4**より，P_Cは毛細管の入口では30mmHgであり出口に向かって15mmHgまで直線的に低下していくと仮定すると，NDFは毛細管の入口では10であり出口では-5である．毛細管の全長のうちNDFが正である大部分で濾過が生じる．再吸収はNDFが負の部分で生じるが，それは毛細管の細静脈側末端付近である．NDFが0になる部位では正味の液体の移動は0である．単一の毛細管の透水係数は細動脈側から細静脈側に向かうにつれ数倍になるということが実験的研究により示されている．よって，NDFがわずかに負に傾くだけの毛細管の末梢でもかなりの再吸収が生じる．

P_i，π_C，そしてπ_iが一定であるという生体内では生じないような仮定をしているため，このモデルはかなり単純化されている．液体が毛細管内を進むにつれπ_Cは増加し，P_iは増加し，そしてπ_iは減少する．これらの変化は濾過に拮抗する．多くの毛細管では毛細管から濾過される液体の分画（濾過分画）は1％未満であるので，P_i，π_C，π_iに有意な変化は起こらない．しかし，腎の毛細管における濾過分画は20％程度ときわめて大きく，血漿膠質浸透圧も高くなる．腎以外の毛細管においては，毛細管の透過性が亢進したり，静脈の閉塞や

心不全により毛細管の静水圧が高度に上昇した場合には、濾過の増加がP_i, π_C, そしてπ_iの有意な変化をもたらし、正味の液体の濾過と拮抗し、そのため正味の液体の濾過を制限するようになる.

図8.9には示されていないが、リンパ管は過剰に濾過された液体を組織外に運び出す. 正味の濾過が増加するとリンパ流も増加する. このように、リンパ管もP_C, P_i, π_C, π_iの動的な変化とともに、間質の水分を適切な状態に保ち浮腫を防ぐのに役立っている.

最後に、毛細管によって濾過と再吸収の比重が大きく異なることに注意する必要がある. 毛細管によっては全長のうち大部分、あるいはすべてにわたって濾過するものもあれば、全長のうち大部分で再吸収するものもある. さらに、生理学的あるいは病態生理学的条件により静水圧と膠質浸透圧のバランスも変化し得る. 動脈の拡張や静脈圧の上昇により毛細管は全長のうち大部分あるいはすべてにわたって濾過するようになる. 炎症が起こると動脈が拡張し毛細管の透過性が亢進し、さらに後毛細管細静脈の透過性も亢進するが、主としてここで液体濾過が行われるようになる.

練習問題8-2 Question

$P_C=22\text{mmHg}$, $P_i=-3\text{mmHg}$, $\pi_C=26\text{mmHg}$, $\pi_i=6\text{mmHg}$, そして$\sigma=0.9$として、以下の問いに答えよ.

a) 経毛細管液体交換の正味駆動力はいくらか？
b) 濾過あるいは再吸収は生じるか？
c) 正味駆動力が変化しないと仮定したとき、K_FとAの積が2倍になると毛細管を通過する液体の正味の移動速度はどのように変化するか？

→解答は章末

浮腫の形成

濾過が毛細管における再吸収速度とリンパ流の和を上回り間質内の液体の体積が増加すると、間質の区画が増加し組織が膨張する（すなわち、浮腫が起こる）. 前述のとおり、間質の容積が増加した時の間質圧の変化は間質のコンプライアンスによる.

浮腫は臓器を傷害し場合によっては死に至らしめる. 例えば、間質圧の上昇により神経細胞が傷害され、また、血管の圧迫により組織虚血が生じるため頭部外傷後の脳浮腫は細胞死を引き起こす可能性がある. 皮膚や骨格筋のような比較的コンプライアンスの高い組織においてさえ、高度の浮腫により組織は壊死する. 肺水腫はガス交換を悪くするため致死的になることもある.

多数の浮腫の原因のうちのいくつかが表8-1に列挙されている. 浮腫のすべての原因が以下の機序の1つ以上と関係している.

- 毛細管内静水圧の上昇
- 毛細管の透過性亢進
- 血漿膠質浸透圧の低下
- リンパ管の閉塞

最も一般的な浮腫の原因は毛細管圧の上昇であり、これは心不全や静脈閉塞の際に生じる. どちらの状況においても静脈圧が上昇し、これが毛細管に伝わり液体濾過を増加させる. 組織の局所的浮腫は多くの場合外傷や炎症（例えば足関節捻挫、蜂刺され）により引き起こされる. 外傷や炎症は局所の傍分泌基質（例えばヒスタミン、ブラジキニン、そしてロイコトリエン）を放出させ、その結果毛細管と細静脈の透過性が亢進する. これらの

基質のうちのいくつか（例えばヒスタミン）は，同時に細動脈を拡張させ細静脈を収縮させることで，毛細管圧を上昇させる．

浮腫の治療には，液体の移動を調節する物理的因子を1つ以上変化させることが必要である．例えば，心不全による肺水腫や全身性の浮腫に対しては，毛細管静水圧を低下させるために血液量と静脈圧を減少させる利尿薬が投与される．外傷後の足首の浮腫に対しては，毛細管圧への重力の影響を減少させるために足部を挙上させたり，濾過に拮抗する組織静水圧を上昇させるため，密着する弾性ストッキングや包帯を足首に巻く．組織の外傷や炎症後の毛細管の透過性を亢進させる傍分泌基質の作用発現や，放出そのものを抑えるために，コルチコステロイドや抗ヒスタミン薬などの薬剤が時として用いられる．

表8-1 浮腫の原因

毛細管圧の上昇
静脈圧の上昇
−心不全
−血液量の増加
−静脈閉塞（血栓や圧迫）
−静脈弁機能不全
−重力
動脈圧の上昇
−高血圧
動脈抵抗の減少
−血管拡張（生理学的あるいは薬理学的）
毛細管透過性の亢進
血管損傷（例：熱傷，外傷）
炎症
血漿膠質浸透圧の低下
血漿蛋白の減少
（例：栄養不良，熱傷，肝不全）
リンパ管閉塞（リンパ浮腫）
組織損傷
リンパ管の炎症
寄生虫のリンパ管への侵入
（例：フィラリア）

第8章　微小循環の交換機能

本章のまとめ

- 拡散は，酸素などのガスや脂溶性基質が経毛細管的に交換される主要な機序である．拡散速度は毛細管壁を介してのその分子の濃度勾配に比例している．

- 毛細管（ならびに後毛細管細静脈）を介する水と電解質の交換は，主として内皮細胞間の細胞間隙（「孔」）を通過する細胞間隙流により生じる．細胞間隙流を調節する因子は，血管の血流を決定する因子と同じである．

- 毛細管を通過する液体の移動は，静水圧と膠質浸透圧，毛細管の透過性，液体交換に関与する表面積により決定される．

- 液体の移動を決定する正味駆動力は，毛細管壁を介する正味静水圧較差から，それに拮抗する有効膠質浸透圧較差を引いたものである．

- 毛細管を通過する液体の交換は，主として毛細管静水圧によって調節される．毛細管静水圧は，動静脈圧，前毛細管抵抗，および後毛細管抵抗により決定される．

- 動脈圧よりも静脈圧の変化の方が毛細管圧への影響が大きい．

- 正味駆動力が正のとき濾過が生じる．濾過は一般に細動脈側末端で生じる．正味駆動力が負のとき再吸収が生じる．再吸収は一般に毛細管静水圧の低い細静脈側末端で生じる．

- 液体の濾過速度が，液体の再吸収速度とリンパ流の和を上回ると，組織の液体容積の増加すなわち浮腫が生じる．

- 毛細管静水圧の上昇，毛細管の透過性亢進，および血漿膠質浸透圧の低下やリンパ管閉塞により浮腫が生じる．

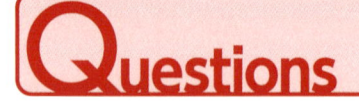

復習問題　Q&A

Questions
各問題に対する最も適切な解答をひとつ選択せよ

1. 毛細管を透過する電解質の交換において量的に最も重要な機序はどれか？
 a. 細胞間隙流．
 b. 拡散．
 c. 浸透性．
 d. 小胞輸送．

2. 血液から組織への酸素の拡散速度を増加させることができるのはどれか？
 a. 動脈拡張．
 b. 動脈血酸素分圧の低下．
 c. 組織酸素分圧の上昇．
 d. 灌流される毛細管数の減少．

3. 救急外来にいる外傷患者の静脈血酸素飽和度（SvO_2）が50％であり，動脈血酸素飽和度（SaO_2）が95％であった．このSvO_2値が示しているのはどの状態か？
 a. 臓器の酸素需要に対して心拍出量が少ない．
 b. 臓器の酸素消費が低下している．
 c. 組織への酸素運搬が上昇している．
 d. 組織の酸素摂取が減少している．

4. 正味の毛細管の液体濾過を亢進させるのはどれか？
 a. 毛細管における血漿膠質浸透圧の低下．
 b. 静脈圧の低下．
 c. 前毛細管抵抗の増加．
 d. 組織静水圧の上昇．

5. $\sigma=1$と仮定し，毛細管静水圧15mmHg,

毛細管膠質浸透圧28mmHg，組織間質圧－5mmHg，組織膠質浸透圧6mmHgのとき，Starlingの力はどうなるか？
 a. 正味の濾過．
 b. 正味の再吸収．
 c. 液体の正味の移動はみられない．

Q6. 栄養不良により蛋白の欠乏した子供で腹腔内の液体の増加（腹水）による腹部膨満を認めた．この子供の腹水の原因として最も考えられるものはどれか？
 a. 血液量の減少．
 b. 間質の膠質浸透圧の低下．
 c. 毛細管の液体の再吸収の増加．
 d. 血漿膠質浸透圧の低下．

Q7. 動脈拡張薬により治療されている高血圧症患者に末梢浮腫を認めた．この浮腫の原因として最も考えられるものはどれか？
 a. 毛細管静水圧の低下．
 b. 毛細管濾過定数の低下．
 c. 後毛細管/前毛細管抵抗比の増加．
 d. 静脈圧の低下．

Answers

A1. 正解は，毛細管細胞間結合を介して液体とそれに伴う電解質が移動する機序である **a**．拡散は交換の重要な機序であるが量的には細胞間隙流より重要でないため **b** は不正解．さらに，電解質は荷電イオンであるため，脂質二重膜を介して拡散しない．浸透という現象は水の移動に関するものであり，**c** は不正解．小胞輸送は主に大きな高分子の輸送のためのものであり **d** は不正解．

A2. 動脈拡張は毛細管への血流を増加させ，毛細管酸素分圧を上昇させ，血液外への拡散のための濃度勾配を増大させるため，正解は **a**．動脈血酸素分圧の低下は毛細管酸素分圧を低下させ，血液と組織の間の酸素濃度勾配を減少させるため **b** は不正解．組織酸素分圧の上昇は血液から組織への酸素の拡散のための濃度勾配を減少させるため **c** は不正解．灌流される毛細管数の減少は酸素交換に利用できる表面積を減少させるため **d** は不正解．

A3. 心拍出量が減少すると臓器血流が低下し，臓器への酸素運搬が減少するため **a** が正解で **c** は不正解．臓器の酸素消費が正常でこの血流減少が生じると酸素摂取が増加しSvO_2が低下するので **d** は不正解．酸素消費が低下するとSvO_2は上昇するので **b** は不正解．本症例においてはSaO_2は正常範囲内であるため，SvO_2の低下はSaO_2の低下の結果ではない．

A4. 毛細管における膠質浸透圧は濾過と拮抗するため **a** が正解．膠質浸透圧が低下すると濾過が亢進する．静脈圧の低下や毛細管前抵抗の増大は毛細管静水圧を低下させ濾過を減少させるため **b** と **c** は不正解．組織静水圧の上昇は濾過と拮抗するため **d** は不正解．

5. 与えられた数値から計算される正味駆動力は−2mmHgであり再吸収を引き起こすため **b** が正解．正味駆動量が負であるため **a** と **c** は不正解．

6. 蛋白欠乏により低蛋白血症に陥り，血漿膠質浸透圧が低下し正味の毛細管の液体の濾過が増加するため **d** が正解．この子供において脱水により生じる血液量の減少は，毛細管静水圧を低下させ液体濾過を減少させるため **a** は不正解．間質膠質浸透圧の低下は，濾過に拮抗するため **b** は不正解．毛細管における再吸収の増加は，浮腫と腹水を軽減させるため **c** は不正解．

7. 動脈，すなわち前毛細管の拡張による後/前毛細管抵抗比の増加は毛細管静水圧を上昇させ液体濾過を増加させるため **c** が正解．毛細管静水圧の低下は液体濾過を減少させるため **a** は不正解．毛細管濾過定数の低下は正味の濾過を減少させるため **b** は不正解．静脈圧の低下は毛細管圧を低下させ濾過を減少させるため **d** は不正解．

練習問題の解答 Answers

練習問題8-1

虚血の間，微小循環内の静止した血液の酸素分圧と酸素含量は血液から組織へと酸素が拡散するにつれ低下していく．血流が回復すると，この酸素の欠乏した血液が組織外に洗い流される．この血液は酸素分圧が低く，酸素含量も少ない．反応性充血が生じている間は増加した血流と組織への酸素運搬は組織の酸化的代謝によって必要とされている量を上回る．酸素運搬の酸素消費に対する比が通常よりも増加していると，静脈血の酸素含量と酸素分圧が増大する．充血反応の終わりが近づくと平衡が回復し酸素分圧も正常化される．

練習問題8-2

a) 正味駆動力，NDF$=(P_C-P_i)-\sigma(\pi_C-\pi_i)$．与えられた数値を代入するとNDF$=7$mmHgである．

$$NDF = [22-(-3)]-0.9[(26-6)]$$
$$= 7 \text{ mm Hg}$$

b) NDFが正なので濾過が生じる．

c) 液体の正味の移動速度，J$=K_F \cdot A$(NDF)．よってK_FとAの積が2倍になるとNDFが0でなければJ（この問題では濾過）は2倍になる．

推奨文献

1) Duling BR, Berne RM. Longitudinal gradients in periarteriolar oxygen tension. A possible mechanism for the participation of oxygen in local regulation of blood flow. Circ Res 1970;27:669–678.
2) Intaglietta M, Johnson PC. Principles of capillary exchange. In, Johnson PC, ed. Peripheral Circulation. New York: John Wiley & Sons, 1978.
3) Michel CC, Curry RE. Microvascular permeability. Physiol Rev 1999;79:703–761.
4) Takahashi E, Sato K, Endoh H, Xu Z, Doi K. Direct observation of radial intracellular PO_2 gradients in a single cardiomyocyte of the rat. Am J Physiol 1998;275:H225–H233.

が低い．仰臥位で運動を始めた場合，Frank-Starling機序による一回拍出量の増加はそれほど認められない．安静時前負荷はすでに高い状態にあり，拡張末期容量を増大させるための心室予備容量が小さいためである．立位には及ばないが，運動中に仰臥位でも一回拍出量が増加するのは，Frank-Starling機序がほとんど関与せずに主として変力性や駆出率の増加が起こるからである．仰臥位では初期に心拍数が低いので，心拍数増加率はより大きく，一回拍出量を増やすことができない分を代償している．総じて，運動中の心拍出量変化は，一回拍出量と心拍数の双方の増加分に依存しており，仰臥位と立位で大きな差はない．

座りがちな生活をしている人よりも，<u>運動して鍛えている</u>と，より高い心拍出量，全身酸素消費量，仕事量を達成できるようになる．心拍出量の増加分は，部分的には交感神経による変力性の刺激に対し，心室と心房の反応性が高まった結果である．鍛えている人には，ウェイトトレーニングに反応して骨格筋で起こるようなより強力で肥大した心臓が備わる．こうした心臓の変化によって鍛えられた人では，運動中に筋肉ポンプの機序によって静脈還流を増やす機序が加わり，90％を超える駆出率を生み出すことができる．対照的に座りがちな人は，75％を超える駆出率を生み出すことはできないだろう．

運動して鍛えられた人では，座りがちな人に比べ安静時心拍数は低く，安静時一回拍出量は大きい．したがって，安静時の心拍出量はそれほど異なるわけではない．鍛えられた人の最大心拍数は同年代の座りがちな人におけるそれと同等であるため，鍛えられた人は低い安静時心拍数から運動中には心拍数をより大きく増加させる予備能がある．鍛えられた人では，この心拍数をより増加させる予備能により，一回拍出量を増加させる能力と相まって，座りがちな人に比べ，50％以上も大きい最大心拍出量を生み出すことができる．座りがちな人と鍛えられた人のもう一つ重要な相違点は，ある一定の運動負荷に対して鍛えられた人のほうがより心拍数が低いことである．さらには鍛えられた人は，より高い運動負荷をより長時間持続でき，はるかに早くその運動から回復できる．

環境条件は運動への心血管系の応答を有意に変化させる．例えば標高が高いところでは最大一回拍出量，心拍出量が減少する．この理由は，より高い標高では大気圧が低いので動脈血PO_2および酸素含有量が低くなるためである．これにより特に収縮している筋肉（骨格筋と心筋の両方）のような組織への酸素運搬が減り，それによってより低い運動負荷でも不十分な酸素化しかできなくなる．心筋の低酸素により最大収縮力が減少し，一回拍出量の減少を招く．運動している筋肉への酸素運搬が減少すると筋肉の運動能が減少し，不十分な酸素で筋肉が嫌気性代謝へと移行するため，結果として乳酸生成が増加する．つまりは，低い運動負荷でも嫌気性代謝に転換する閾値に達してしまうということである．

高い気温と湿度のもとでは，体からの熱放出を増やすために心拍出量の多くの割合を皮膚へと回すことから，運動中の心血管系応答に影響が及ぶ．これにより収縮する筋肉への血流の予備能は減少する．気温と湿度が上昇すると，より低い運動負荷で最大心拍出量，酸素消費量に達してしまい，それによって持久力と同様に運動能も低下してしまう．さらには，気温が高いと脱水を伴うことがある．脱水は血液量と中心静脈圧を低下させ，それによって運動に伴う心拍出量の増加が通常より起こりにくい．これにより動脈圧低下や熱疲労が起こることがある．**熱疲労**の徴候には疲労感，脱力感，悪心，精神錯乱があり，通常は高温環境での身体活動に関連した脱水や塩化ナトリウムの喪失が原因で，核心温は必ずしも上昇していない．

加齢により最大運動能は低下する．20歳から70歳の間に最大酸素消費量は約40％低下する．この低下にはさまざまな理由がある．加齢に伴い最大心拍数は低下する．最大心拍数はおよそ（220 − 年齢）拍／分である．それゆえ70歳の人の最大心拍数は20歳の人の最大心拍数よりも約25％低い．心室充満障害（心室コンプライアンス低下）と交感神経刺激への変力性応答の低下によって，加齢は最大一回拍出量も減少させる．これら変化により最大心拍出量は低下する．老齢の人々は骨格筋量が少なくなっていると共に，筋肉の単位重量あたりの最大血流量も減っている．高齢者では骨格筋の抵抗血管の血管拡張能が低下しているが，これは一酸化窒素の血管内皮細胞での産生能や生物学的利用能の低下，代謝性血管拡張因子に対する血管平滑筋の応答変化に関連しているからであろう．加齢によってどうしても運動能は制限されるが，運動習慣と総合的な健康状態によって，年齢に応じた最大心拍出量低下を防ぐことが可能である．

　性別も運動への心血管系応答に影響する．一般的に女性に比べて男性は，有意に高い運動負荷に耐えることができ，最大酸素消費量も大きく，それを持続することが可能である．女性の最大心拍出量は男性に比べ約25％小さいが，最大心拍数は同等である．この違いは部分的には男性の骨格筋重量と心臓の大きさに由来している．

　最後に，**心疾患**は大いに運動能を制限しうる．本章で後述するが，（心不全などの）心機能を悪化させる疾患では身体活動中に心拍出量を増加させるための心予備能が低下している．心房細動や房室ブロックのような不整脈は，最大心拍出量を低下させてしまうため，運動能を減少させうる．

妊娠中の母体における心機能変化

　妊娠は心血管系に大きな変化を引き起こす（図9.3）．子宮重量増加と胎児発達のために多量の血流を必要とする．これら血流を供給するため，第1，第2トリメスター訳注1中は心拍出量が30％から50％増加し，第3トリメスターにはプラトーに達する．妊娠の前半では心拍出量は主に一回拍出量増加によって増大される．しかしながら，その後第3トリメスターまでに一回拍出量はほんのわずかしか増加しない．妊娠のこの段階では，心拍数は10〜20拍／分ほど増加し，高い心拍出量が維持されている．

　妊娠中に血液量（すなわち心室前負荷）が著明に増加するため，心拍出量は増加する．第6週までに血液量は10％ほど増加する．第3トリメスター終盤までには，血液量は50％ほど増加するであろう．血液量の増加は，レニン-アンギオテンシン-アルドステロン系のエストロゲンを介した活性化によって引き起こされ，それにより腎におけるナトリウムと水の再吸収が増加する．

　心拍出量は増加するが，体血管抵抗がそれを相殺する以上に低下するため，一般に平均動脈圧は低下する．体血管抵抗の低下は，部分的には，抵抗血管を拡張させるホルモン変化によって引き起こされる．しかし，抵抗の低下に寄与する大きな因子は，特に妊娠後期における血管抵抗の低い子宮循環が発達することである．体血管抵抗の低下により，収縮期血圧よりも拡張期血圧がより低下し，その結果脈圧が増大する．脈圧増加は，第1，2トリメスターにおける一回拍出量増加にも起因す

訳注1：トリメスターは期間の3分の1を意味する．妊娠期間で言えば第1トリメスターは妊娠13週まで，第2トリメスターは妊娠14週から26週まで，第3トリメスターは27週から40週までを指す．

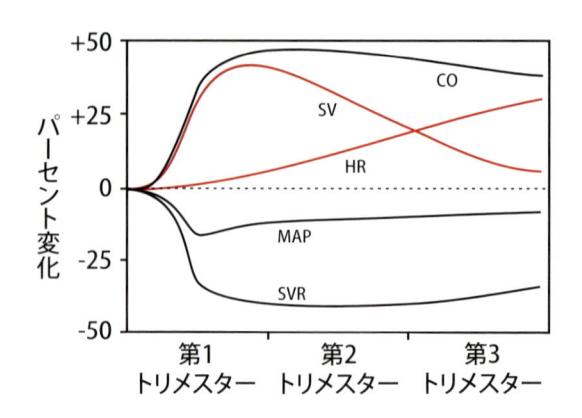

図9.3　妊娠中の母体の血行動態変化
妊娠過程の早期には，血液量増加のため一回拍出量（SV）が増えるので心拍出量（CO）が増大し，体血管抵抗（SVR）と平均動脈圧（MAP）は低下する．心拍数（HR）は妊娠中に徐々に増加し，HR増加に伴いSVは減少する

る．

　妊娠は，運動に対する心血管系応答も大いに変化させる．安静時心拍出量はかなり上昇するため，運動中にそれを増加させる予備能は，比較的小さい．加えて，特に第3トリメスターには，腹腔内圧上昇によって生じる下大静脈圧迫が静脈還流を制限し，通常運動中に起こる一回拍出量の増加が起こらなくなってしまう．特に仰臥位での下大静脈圧迫は，安静時にも静脈還流を減らし，それゆえ心拍出量と動脈圧を減少させる（仰臥位低血圧症候群）．

低血圧

低血圧の原因

　低血圧は，臨床的にしばしば収縮期動脈圧＜90mmHg，または拡張期血圧＜60mmHgと定義される．図9.4にまとめたように，低血圧には多数の原因がある．動脈圧は心拍出量と体血管抵抗の積であるため，どちらが低下した場合でも動脈圧が低下する（第5章参照）．

　体血管緊張の低下や圧受容体反射に対する血管収縮反応の減弱により低血圧が引き起こされる．例えば，通常血液中の細菌感染に由来する**敗血症**（または全身性炎症反応症候群，SIRS）は，血管緊張喪失と低血圧を引き起こす．敗血症性ショックは細菌のエンドトキシン（リポ多糖類など）の放出によって引き起こされ，炎症のカスケードが活性化される．これによりサイトカイン（腫瘍壊死因子，インターロイキンなど）と過量の一酸化窒素の産生が起こり，体血管拡張が起こる．重症アレルギー反応は**アナフィラキシーショック**を誘発しうる．血管拡張性循環系ショックの他の原因には脊髄交感神経幹の損傷（**神経原性ショック**）があり，血管交感神経の緊張が失われる．体血管抵抗は**自律神経機能障害**が起こった際にも低下しうる．例えば，糖尿病患者が自律神経ニューロパチーを有し，圧受容体を介する反射の血管収縮が障害されている場合，立ち上がったとき（**起立性低血圧**）や運動したときに動脈圧が低下する．

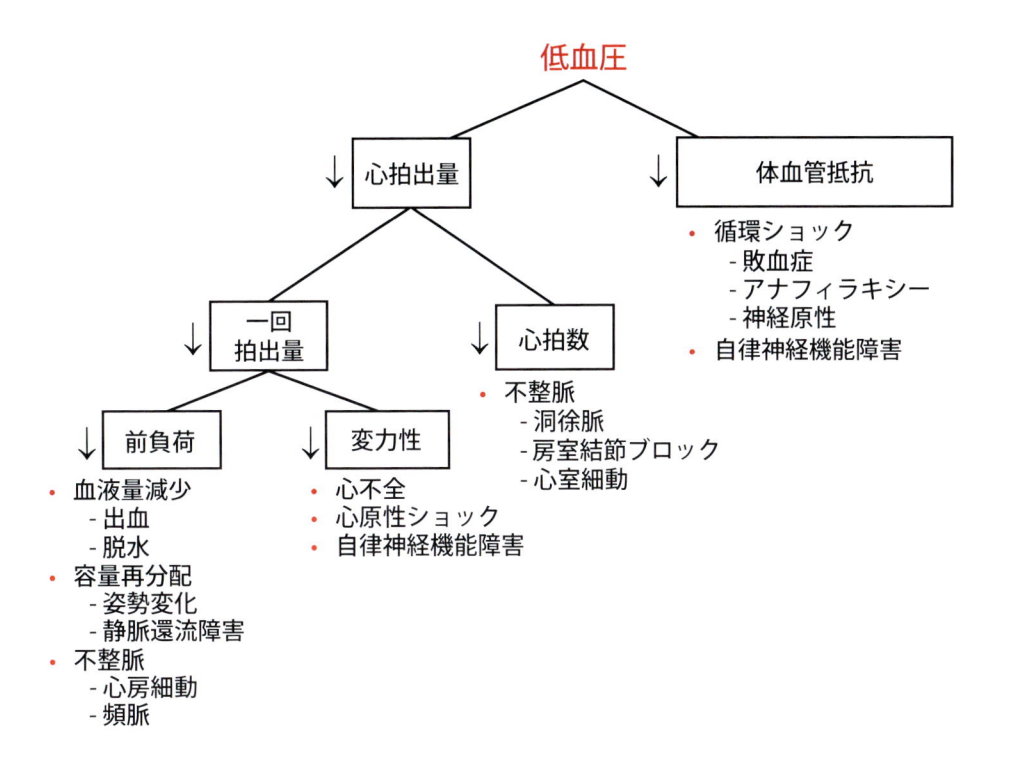

```
                          低血圧
                    ┌───────┴───────┐
                  ↓ 心拍出量        ↓ 体血管抵抗
                                    ・循環ショック
                                      -敗血症
                                      -アナフィラキシー
                                      -神経原性
                                    ・自律神経機能障害
           ┌────────┴────────┐
         ↓ 一回拍出量        ↓ 心拍数
                              ・不整脈
                                -洞徐脈
                                -房室結節ブロック
                                -心室細動
     ┌────┴────┐
   ↓ 前負荷    ↓ 変力性
   ・血液量減少   ・心不全
     -出血      ・心原性ショック
     -脱水      ・自律神経機能障害
   ・容量再分配
     -姿勢変化
     -静脈還流障害
   ・不整脈
     -心房細動
     -頻脈
```

図9.4 低血圧の機序と原因
低血圧は，心拍出量，体血管抵抗の低下またはその双方の低下により発生する

　心拍数または一回拍出量のいずれかの低下によって心拍出量が減少した際にも，低血圧は起こりうる．心室拍動数は**洞性徐脈**によって減少するが，それは洞房結節の過剰な迷走神経刺激によって生じる．**血管迷走神経反射**は，失神を起こすのに十分なほど心拍数と動脈圧を低下させることがある（第6章参照）．2度，3度**房室結節ブロック**（第2章参照）は心室拍動数を減少させる．**心室細動**では同調した心室の拍動ができなくなるので，有効な心室拍動数はゼロである．

　一回拍出量は，変力性や心室充満（前負荷）のいずれかの減少によっても低下しうる（第4章参照）．**心不全**（収縮不全）や自律神経機能障害によって心臓への交感神経出力が低下しているときに，変力性低下が起こる．急性の虚血性傷害（心筋梗塞など）に続いて起こる心臓の機械的効率の突然の低下は，**心原性ショック**の頻度の高い原因である．前負荷減少は，①血液喪失（出血）や脱水に起因する**血液量減少**，②人が立ち上がったときに起こるような血液量の再分配（**起立性低血圧**，第5章参照），③（妊娠中の**仰臥位低血圧症候群**などの）大静脈圧迫に起因する静脈還流減少，④心房細動や心室頻拍のような心室充満を減らす**頻脈性不整脈**などの状況で生じる．

血圧低下時の代償機序

　低血圧が起こったとき，身体は，神経液性の代償機序を活性化することにより動脈圧を回復させようとする（第6章参照）．最初に，短期の機序として交感神経の圧受容体反射が活性化され，それによって全身の血管床が収縮し心臓が刺激される．

下する．この血流低下は組織低酸素を引き起こす．組織がより低酸素になり，低酸素がより長く遷延すると，（特に低流量状態で）血管拡張性代謝産物の蓄積が進む．これら代謝産物の蓄積によってついには交感神経を介する血管収縮がはたらかなくなり（交感神経逸脱），臓器内で血流は増加し始める．この交感神経逸脱が身体の主要臓器（骨格筋や胃腸など）内部で起こると，体血管抵抗は低下する．これにより動脈圧は低下しさらに臓器灌流は減少し，さらなる血管拡張と低血圧という正のフィードバックサイクルに至る．

その他いくつかの正のフィードバックサイクルも不可逆的ショックの原因となる．

- 組織低酸素を伴う低血圧が続くと臓器が嫌気性経路でATPを生成し始めるので，代謝性アシドーシスが生じる．アシドーシスにより心収縮と血管平滑筋収縮が障害され，心拍出量と体血管抵抗が低下して動脈圧がさらに低下する．
- 重症の低血圧中の脳の虚血と低酸素により，初期には強い交感神経活性の亢進が起こるが，酸素不足により心血管系制御中枢も機能しなくなるので，ついにはすべての自律神経系出力の低下に至る．この交感神経系緊張がなくなることで動脈圧が低下し，脳灌流はさらに減少する．
- 低血圧中の臓器灌流低下と強烈な交感神経性血管収縮により，微小循環内の血液粘稠度増加，白血球や血小板による微小循環塞栓，播種性血管内凝固が生じる．微小循環内の低血流状態により赤血球同士が互いに接着し，血液粘稠度が増加する．さらに低血流状態により白血球と血管内皮細胞の接着と血小板同士の接着が促進される．これにより臓器灌流はいっそう低下し，虚血性障害と炎症過程が増悪し，さらに代謝性アシドーシスが進み心血管系機能が障害される．

要約すると，生体は負のフィードバック機序を用いて神経液性機序を活性化させ，低血圧を代償して動脈圧を回復させようとする．しかし重症低血圧では，正のフィードバック制御機序が作動し始めることがある．この機序は代償機序を打ち消し，最終的に動脈圧のさらなる低下をもたらす．

治療介入の生理学的基礎

低血圧の治療は低血圧の原因によって決まる．低血圧が出血や過度の体液喪失（脱水など）による血液量減少によって起きている場合には，輸血や輸液による血液量の回復が第一の治療法である．血液量の回復は心臓の前負荷を増大させ，それによって低下していた心拍出量が増加する．輸液投与に加え昇圧剤投与を併用することもある．ノルエピネフリン，フェニレフリンのようなα-アドレナリン受容体作動薬，またはバソプレシンなどの薬剤は体血管抵抗を増大させ，ドブタミンのようなβ-アドレナリン作動薬などの薬剤は心機能を刺激することで動脈圧を上昇させる．心原性ショックによる低血圧の治療には，ドブタミンやドーパミンのようなβアドレナリン作動薬や，cAMPの分解を抑制するミルリノンのようなcAMP依存性ホスホジエステラーゼ阻害薬などの心臓を刺激する薬剤が用いられる．低血圧の程度に応じて血管収縮薬も血管拡張薬も用いられるだろう．心原性ショックの主な原因は心機能障害であり，心臓を刺激して動脈血管を拡張させるホスホジエステラーゼ阻害薬のような薬剤は心臓の収縮性を増強し，後負荷を減少させることにより心機能を改善するだろう．しかしながら，低血圧がひどい場合は血管拡張薬により，動脈圧がさらに低下するかもしれないので，単独では使用できない．敗血症性ショックに関連した低血圧は体血管拡張に由来し，心機能低下が関与するのはその後期である．それゆえこの類のショックでは，一般に輸液ならびに抗菌

薬投与に加えて昇圧薬が用いられる．

高血圧

　高い血圧（高血圧）は約3分の1の米国人成人が罹患する疾患で，罹病と死亡の第一の原因である．高血圧は腎臓や脳，眼のような他臓器を害することがあるため，単なる「心血管系疾患」ではない．(脳卒中，心筋梗塞，腎機能障害，視覚障害などのような）高血圧の悪影響が認められるまで通常は無症状であるため，高血圧患者の3分の1は高血圧であることに気づいていない．

　「高血圧」という用語は，拡張期または収縮期圧が正常値以上に上昇した際に用いられる．正常動脈圧は収縮期圧＜120 mmHg（＞90 mmHg）かつ拡張期圧＜80 mmHg（＞60 mmHg）と定義される．80から89 mmHgの拡張期圧と120から139 mmHgの収縮期圧は高血圧前症とみなされる．高血圧はそれぞれ拡張期圧≧90 mmHg，または収縮期圧≧140 mmHgと定義される．拡張期，収縮期双方の高血圧は脳卒中や心筋梗塞のような他の心血管疾患の有意な危険因子であることが示されてきた．平均動脈圧は通常は測定されないため，疾患としての高血圧を論じる場合には用いられない．

　慢性高血圧は体血管抵抗と心拍出量の増加によって引き起こされる．心拍出量の上昇は通常，血液量が増加し，心室前負荷と一回拍出量が増加して起こる．高血圧状態を維持するためには腎臓におけるナトリウムと水の貯留を介した血液量の増加が必要であることに注目することが重要である．研究によれば，数日間の血管収縮薬持続投与によって作られた動脈圧上昇はその後も持続しない．これは腎臓における**圧ナトリウム利尿**（pressure natriuresis）がはたらくことを示す．すなわち，体血管抵抗増加によって腎動脈圧が上昇した時，腎臓は糸球体濾過とナトリウムと水の排出を増加させることによって応答するのである．血管収縮薬が持続投与されても，ナトリウムと水の喪失によって1，2日後には血液量が減少し，血圧が元に戻る．それゆえ腎機能が正常であれば，体血管抵抗増加（や心臓刺激）による動脈圧の急激な上昇は血液量減少によって代償され，動脈圧が正常に戻ると考えられる．

　一方，多くの科学的根拠から，慢性高血圧患者において腎の圧ナトリウム利尿カーブは右方に移動し，ナトリウムのバランスを保つためにはより高い動脈圧が必要であることが知られている．すなわち動脈圧上昇は血液量増加により維持されているのである．腎臓におけるナトリウムと水の調節の変化は，交感神経活性変化や腎機能に影響を及ぼすホルモン（アンギオテンシンⅡ，アルドステロン，バソプレシンなど）によって引き起こされる．加えて腎疾患下での腎臓濾過とナトリウムバランスの変化は圧ナトリウム利尿カーブを右方移動させ，血液量増加と持続した高血圧を生じる．

本態性（または原発性）高血圧

　高血圧と診断された患者のおよそ90～95％が本態性（または原発性）高血圧である（表9-3）．この病名は，（二次性高血圧などの）高血圧をきたす明確な原因が除外された後に用いられるものである．それゆえ本態性高血圧は除外診断である．長年の研究調査にもかかわらず，本態性高血圧の病因を説明する統一された仮説はない．しかしながら，本疾患の自然経過から，血液量と心拍出量の早期増加が先行し，体血管抵抗の上昇がそれらに続いて起こることが示唆されている．これにより研究者によっては，高血圧患者における根本的な

表9-3 高血圧の原因

本態性高血圧（90〜95％）
- 原因不明
- 伴う事象
  — 血液量増加
  — 体血管抵抗増加（血管疾患）
- 関連事象
  — 遺伝形質
  — ストレスへの異常応答
  — 糖尿病と肥満
  — 年齢，人種，社会経済的状況

二次性高血圧（5〜10％）
- 腎動脈狭窄
- 腎疾患
- アルドステロン症（原発性）
- 褐色細胞腫（カテコラミン産生性腫瘍）
- 大動脈縮窄
- 妊娠（子癇前症）
- 甲状腺機能亢進症／甲状腺機能低下症
- Cushing症候群（糖質コルチコイド過剰分泌）
- 睡眠時無呼吸

欠陥が，腎臓が適切にナトリウムを調節することができないことにあると述べるようになった．確かにナトリウム貯留増加があれば血液量増加を説明しうるだろう．実際に，多くの優れた実験的研究および臨床的観察によって，腎臓のナトリウム利尿（ナトリウム排泄）の障害が慢性高血圧の原因となることが示されている．

特に腎機能障害存在下では高血圧に腎臓が関与していること以外に，血管系の変化が関与していることが知られている．例えば，本態性高血圧は，多くの場合，抵抗血管の壁肥厚や内腔径減少に起因する体血管抵抗の増加と関連している．高血圧の形態によっては，これは交感神経活性増強や循環アンギオテンシンⅡ増加によって媒介され，平滑筋収縮や血管肥大が引き起こされる．実験研究により血管内皮細胞機能の変化がこれら血管系変化の原因となりうることが示唆されてきた．例えば，高血圧患者では，血管内皮細胞はあまり一酸化窒素を産生しない．一酸化窒素は強力な血管拡張因子である以外に，血管肥大を抑制する．エンドセリン-1の産生増加は血管緊張を増強し，肥大を引き起こす．

科学的根拠によって，2型糖尿病（インスリン非依存性糖尿病）における高インスリン血症と高血糖が，活性酸素生成増加と一酸化窒素の生物学的利用能低下を介して内皮細胞機能障害を引き起こすことが示されており，その双方が血管機能異常やしばしば糖尿病に合併する高血圧に関与する．

本態性高血圧は遺伝形質，年齢，人種と社会経済的状況に関連する．強い遺伝形質に相関していることは，腎機能や神経液性調節機序における遺伝的異常と関連しているかもしれない．本態性高血圧の発生は年齢と共に増加し，アフリカ系民族は白色人種に比べより高血圧を発症しやすい．高血圧は社会経済的身分のより低い群で多くみられる．

本態性高血圧患者の中には，正常血圧の人に比べ，ストレスの多い環境により強く影響される人がいる．ストレスは動脈圧の急激な上昇を誘導するだけではなく，血圧の慢性的な上昇をも来たしうる．ストレスは交感神経系を活性化し，心拍出量と体血管抵抗を増加させる．さらには，ストレスは副腎髄質に作用して正常時に比べより多くのカテコラミン（エピネフリンやノルエピネフリン）を分泌させる．交感神経活性が亢進すると循環アンギオテンシンⅡ，アルドステロン，バソプレシンが増加し，これらがともに体血管抵抗を増大させ，また腎作用を介してナトリウムと水の貯留を引き起こす．さらに，アンギオテンシンⅡとカテコラミン上昇が遷延すると，結果として血管と心臓の肥大が起こる．

二次性高血圧

二次性高血圧は高血圧の5〜10％をしめ，しばしば治療可能な明らかな原因があるのが特徴である．原因疾患にかかわらず，心拍出量増加，体血管抵抗増加，またはその双方を介して動脈圧が上昇する．心拍出量の上昇は，しばしば血液量の増大や心臓の神

経液性の活性亢進と関連する．二次性高血圧のいくつかの原因を表9-3に要約し，以下に説明を加える．

腎動脈狭窄は動脈硬化性または線維筋性病変によって腎動脈が狭くなること（狭窄）により発生する．これにより輸入細動脈圧が低下し，腎臓におけるレニン分泌が刺激される（第6章参照）．血漿レニン活性増加は，循環アンギオテンシンIIとアルドステロンを増加させる．アンギオテンシンIIは，血管のAT1受容体への結合や交感神経作用増強により血管収縮を引き起こす．さらにアンギオテンシンIIは，アルドステロンと共に腎臓のナトリウムと水の再吸収を増やす．腎臓作用の最終的な作用は血液量の増加で，Frank-Starling機序によって心拍出量が増加する．加えて，アンギオテンシンIIの慢性的上昇は心臓と血管の肥大を促進する．それゆえ腎動脈狭窄により生じた高血圧は，心拍出量や体血管抵抗の増大と関連する．

腎疾患（糖尿病性腎症，糸球体腎炎など）は腎臓でネフロンを障害する．これにより，腎臓は通常量のナトリウムを排泄できなくなり，圧ナトリウム利尿カーブは右方へ移動して，ナトリウムと水の貯留が起こり，血液量と心拍出量が増加する．腎疾患はレニン分泌を増加させ，レニン依存性に血圧が上昇する病態を来たす．腎疾患に続発した動脈圧の上昇は，腎血流を増やして正常な糸球体濾過とナトリウム排泄を回復させようとすることが原因であると推定される．

原発性アルドステロン症は，副腎腺腫や副腎過形成によるアルドステロン分泌が増加した病態である．その結果，腎臓でのナトリウムと水の貯留が起こり，血液量と動脈圧が増加する．アルドステロンは腎臓の遠位尿細管と皮質集合管に作用して，尿中に排泄されるカリウムと水素イオンの代わりにナトリウム再吸収を促進する．血漿レニン濃度は通常低下するが，これは生体がレニン-アンギオテンシン系を抑制しようとするからである．血清カリウムの低下はアルドステロンのレベルが高いことを示唆する．

褐色細胞腫（通常は副腎髄質におけるカテコラミン産生腫瘍）では，循環カテコラミン（エピネフリンとノルアドレナリンの双方）が高濃度になる．褐色細胞腫は血漿，尿中カテコラミン濃度とその代謝産物（バニリルマンデル酸とメタネフリン）の測定により診断される．高濃度のカテコラミンにより，α-アドレナリン受容体を介する体血管収縮と，$β_1$アドレナリン受容体を介する心臓刺激が引き起こされ，動脈圧が著明に上昇する．動脈圧は非常に高い水準まで上昇するが，それでもなお心臓と血管系へのカテコラミンの直接作用によって頻脈が起こる．心臓における過度な$β_1$アドレナリン受容体刺激はしばしば高血圧に加えて不整脈を引き起こす．

大動脈縮窄症は，多くの場合左鎖骨下動脈のすぐ遠位側での大動脈弓の狭小化である．これは，大動脈の出口を閉塞する先天性異常で，縮窄の近位における高血圧（頭部や上腕での動脈圧上昇など）が起こる．しかしながら，遠位側血圧は狭窄に伴う血行動態から推測されるほどには低下していないことも多い．その理由は，体血流の低下，特に腎血流の低下がレニン分泌の増加とレニン-アンギオテンシン-アルドステロン系活性化を引き起こすからである．これにより血液量と動脈圧は上昇する．大動脈弓と頸動脈洞の圧受容体は正常よりも高い圧に曝されるのだが，圧受容体のある部位の血管壁の構造変化により圧受容体反射は鈍化している．さらには，圧受容体は血圧の慢性的上昇に感受性が低下しており，より高い圧へと『リセット』される．

子癇前症は第2トリメスター後半と第3トリメスター期間の妊娠の約5％に起こる高血圧である．子癇前症は，腎障害による尿中へのアルブミンの喪失や，肺および全身の浮腫と関連するという点で，

より重症ではない妊娠誘発性高血圧（妊娠性高血圧）とは異なる．子癇前症は血管収縮因子への血管反応性の亢進とも関連しており，血管攣縮を引き起こしうる．なぜ妊娠中にこの状態を発症する女性がいるのかは不明である．しかしながら，潜在的な高血圧状態が存在しなければ，分娩後にはたいてい消失する．

甲状腺機能亢進症は体血管収縮，血液量の増加，心臓活性増大を招き，それらのすべてが高血圧の原因となる．一方，なぜ**甲状腺機能低下症**患者も高血圧を発症することがあるのかはあまり明らかではないが，組織代謝低下が関連している可能性があり，それが血管拡張性代謝産物の放出を減少させ，そのため血管収縮と体血管抵抗増加を生じているのかもしれない．

Cushing症候群は糖質コルチコイドの過剰分泌に起因し，高血圧を生じることがある．コルチゾールのような糖質コルチコイドは副腎皮質より分泌され，副腎皮質から同様に分泌される鉱質コルチコイドであるアルドステロンと生理学特性を共有する．それゆえ過剰な糖質コルチコイドは血液量増加と高血圧の原因となることがある．

睡眠時無呼吸は睡眠中に繰り返し短時間（10～30秒）呼吸が止まる疾患で，これは時間当たり数十回起こることがある．呼吸の中断は，最も一般的には気道閉塞により，より稀には中枢神経系障害により生じる．この状態はしばしば肥満と関連する．睡眠時無呼吸のある人はより高血圧の発症率が高い．高血圧の機序として，無呼吸による低酸素，高二酸化炭素血症が何度も繰り返されることに関連した交感神経活性化やホルモン変化と，睡眠不足に関わるストレスに起因するものが関与しているのかもしれない．

治療介入の生理学的基礎

もし二次性高血圧に罹患しているのであれば，もとの原因を治すことが可能なこともある．例えば，腎動脈狭窄は血管開存性を維持するために腎動脈内にワイヤーステントを留置することにより治療可能である．大動脈縮窄症は外科的に修復可能であり，褐色細胞腫は摘出可能である．しかし，本態性高血圧を有する人の大多数にとって原因は不明であり，治す標的がない．それゆえ，これら患者に対する治療的アプローチは動脈圧を規定する諸因子を，薬剤を用いて変えることが必要となる．

高血圧は心拍出量増加と体血管抵抗増加に起因するため，この2つの生理学的機序が薬剤治療における標的になる．ほとんどの高血圧患者において，腎機能変化はナトリウムと水の貯留を引き起こす．これは血液量，心拍出量そして動脈圧を増加させる．それゆえ，高血圧に対する最も一般的な治療は腎臓のナトリウムと水の排出を促す利尿薬の使用である．これは多くの患者において血液量と動脈圧を非常に効果的に減少させる．利尿薬に加えて，ほとんどの高血圧患者は少なくとも他にもう一剤は投与されている．これは利尿薬による血液量減少がレニン-アンギオテンシン-アルドステロン系を活性化させ，利尿薬の作用を打ち消してしまうからである．それゆえ，これら患者にはACE阻害薬やアンギオテンシン受容体遮断薬（ARB）を投与しても良いだろう．

利尿薬使用に加えて，β遮断薬や，より心臓選択性の高い（ベラパミルなどの）カルシウムチャネル遮断薬を用いると心拍出量を減らすことができる．β遮断薬は感情的ストレスによって引き起こされた過剰な交感神経刺激を有する患者では特に有用で，これら薬剤は交感神経を介するレニン分泌も抑制する．

一部の高血圧患者は，利尿薬と併用した上でα-アドレナリン受容体拮抗薬により抵抗血管を拡張し体血管抵抗を低下させることで効果的に治療可能である．体血管抵抗を減少させるその他の薬剤には，ACE阻害薬，ARB，カルシウムチャネル遮断薬（特にジヒドロピリジン系薬剤），ヒドララジンのような直接的動脈拡張薬が含まれる．

薬理学的介入は高血圧治療において重要な治療手段ではあるが，食と運動の改善は多くの患者で動脈圧を下げるのに効果的であることが示されている．ナトリウム制限を含む，適切でバランスのとれた食事は，高血圧に関連した心血管系変化の進行を妨げ，あるいは正常に戻すこともある．特に有酸素運動のような定期的な運動は，動脈圧を減少させ，血管機能に有益な影響を及ぼす．

心不全

心臓が末梢組織と臓器への十分な血流を供給できない，つまりは酸素運搬ができない時，または高い充満圧ではじめてそれが達成できる時に，心不全状態であるという．心不全には通常左室が関わっていることが多い．右心不全は，時に単独または肺疾患と関連して認められるが，左心不全に続発して起こることの方が多い．軽度心不全では運動能低下と身体活動時の息切れ（**労作時呼吸困難**）が現れる．より重症な心不全においては，患者には実質的に身体運動能力はなく，安静時でさえ呼吸困難を自覚するだろう．さらには，患者は重度な肺または全身浮腫を生じやすくなる．

心不全の原因

心不全は心臓に発生する（内在性疾患や病態などの）内的因子や，心臓に過剰な需要を迫る外的因子によって引き起こされる．心不全の第1位の原因は冠動脈疾患で，心筋への冠血流と酸素運搬を減少させ，そのため心筋低酸素と機能障害を引き起こす．また，関連疾患として心筋梗塞もよくみる心不全の原因である．梗塞を起こした組織は機械的仕事に寄与せず，非梗塞部位が機能低下を代償しなければならない．時間とともに非梗塞組織にさらに需要がかかるために機能変化を引き起こし機能不全に到る．心不全を起こしうるその他の病態には以下のものが含まれる．

- 心臓に需要増加を生じる弁膜症と先天性疾患
- （細菌性，ウイルス性，アルコール誘発性などの）原因の判明した，または原因不明な（特発性）心筋症（心筋の内在性疾患）
- 感染性または非感染性心筋炎（心筋の炎症）
- 慢性不整脈

心不全を悪化させる外的因子には後負荷増加（未治療の高血圧などの圧負荷），一回拍出量増大（動静脈シャントなどの容量負荷）や身体の需要亢進（甲状腺中毒症や妊娠などの高拍出量性心不全）が含まれる．

収縮機能障害 対 拡張機能障害

心不全は，心筋収縮能障害（**収縮不全**）または心臓充満障害（**拡張不全**）により生じる．収縮不全は，変力性を障害する細胞シグナル伝達機序と興奮-収縮連関の変化により引き起こされる（第3章参照）．機能的には，これはFrank-Starling曲線の下方移動をもたらす（**図9.8**）．これは一回拍出量を減少させ，（臨床的には心室拡張末期圧，容量

機序により心拍出量と動脈圧が正常なこともある．しかし，心不全の人が身体を使って作業をし始めた時，最大仕事量は減少し，その人は通常の最大仕事量以下で疲労感と息切れを経験するだろう．

　正常人と心不全患者における運動応答の比較を表9-4に示した．この例では，心不全の程度は中等度から重度である．うっ血性心不全（CHF）の場合，安静時に一回拍出量が38％低下し心拍出量も29％低下している．平均動脈圧は軽度低下し，安静時心拍数は上昇する．全身酸素消費量は安静時には正常だが，臓器血流が低下しているので，血液からより多くの酸素が摂取されるため動静脈酸素較差の拡大を生じる．最大運動耐容仕事量を見ると，正常人で221％増加するが，CHF患者では心拍出量が50％しか増えない．心拍出量があまり増加しないのは，最大心拍数が小さく（運動不耐容により心拍数の増加が制限される），左心室が一回拍出量を増加できないためである．正常人の動脈圧上昇に比して，CHF患者では運動中動脈圧が著明に低下する．運動中に体血管抵抗が低下するのに心拍出量増加が動脈圧を維持するのには不十分なため，動脈圧は低下する．活動筋肉における血流低下が酸素運搬を制限し，その結果筋肉の酸素消費が制限されるので，CHF患者では最大全身酸素消費量は極端に低下する．CHF患者は労作時に，かなりの疲労感と息切れを経験し，それによって身体活動能力が制限される．

　心不全時に安静時心拍出量を維持するために作動する神経液性代償機序のいくつかは運動能制限の一因となる．心臓交感神経活性の慢性的な増大によってβ_1-アドレナリン受容体が脱感作されているので，運動中に急激な交感神経の活性化が起こっても，心臓の変時，変力反応が鈍くなる．骨格筋血管系に対する交感神経活性および循環血管収縮物質の増加は筋肉収縮中の血管拡張の程度を制限する．これは作業中の筋肉への酸素運搬を制限し，酸素摂取の増大（動静脈酸素較差の拡大）を招き，乳酸の産生増加（とより低い無酸素性作業閾値），および少ない仕事量での筋肉疲労が生じる．血液量増加は，Frank-Starling機序を介して安静時一回拍出量を維持するように働くが，運動中に前負荷を増加させる心臓の余力は低下している．

治療介入の生理学的基礎

　心不全の薬理学的治療の目標には①浮腫，呼吸困難のような臨床症状の軽減，②臓器血流増加と運動能増大のための心血管系機能の改善，③死亡率の減少が含まれる．

　これらの目標を達成するために4つの薬理学的アプローチが選択される．第1のアプローチは，浮腫を減じ呼吸困難を和らげるために静脈圧を減少さ

表9-4　正常人と中等度から重度CHF患者の安静時，最大運動時における心血管系機能の比較

	Co（L/分）	Hr（拍/分）	Sv（mL）	Map（mm Hg）	Vo$_2$（mL O$_2$/分）	CaO$_2$-CvO$_2$（mL O$_2$/100 mL）
正常（安静時）	5.6	70	80	95	220	4.0
正常（最大運動時）	18.0	170	106	120	2500	13.9
CHF（安静時）	4.0	80	50	90	220	5.5
CHF（最大運動時）	6.0	120	50	85	780	13.0

CO：心拍出量，HR：心拍数，SV：一回拍出量，MAP：平均動脈圧，VO$_2$：全身酸素消費量，CaO$_2$-CvO$_2$：動静脈酸素較差．COの単位はmL/分へCaO$_2$-CvO$_2$の単位はmL O$_2$/mL 血液へと変換された後にVO$_2$はCOとCaO$_2$-CvO$_2$の積より算出された

せることである．ナトリウムと水の腎臓排泄を増加することによって血液量を減少させるため，利尿薬がルーチンに使われる．(ACE阻害薬などの)静脈血管系を拡張させる薬剤もまた静脈圧を低下させうる．収縮不全におけるFrank-Starling曲線は左室拡張末期圧が15 mmHg以上では比較的平坦なので，血液量と静脈圧を減少させる目的でこれらの薬剤を慎重に使えば一回拍出量はそれほど減少しない（図9.8参照）．

2つめのアプローチは，体血管系を拡張させ心室後負荷を減少させる薬剤を使用することである．ACE阻害薬とARBのような薬剤は慢性心不全患者に対してこの点で有用であることが示されている．心室後負荷を減少させると一回拍出量と駆出率が有意に増加し，二次的に心室拡張末期容量（前負荷）が減少する．心不全患者において動脈血管拡張薬は心拍出量を増大するので，体血管抵抗が減少しても通常動脈圧は許容できないほどには低下しない．血管拡張薬は心筋酸素需要を低下させるという利点もある．

3つめのアプローチは心室の変力性を刺激する薬剤を使用することである．通常使用される薬剤はジゴキシンで，Na^+/K^+-ATPaseを抑制し細胞内カルシウムを増加させる（第2章参照）．しかしながら，この薬剤によって心不全関連死亡率が減少するかどうかは明らかではない．(ドブタミンなどの) β_1-アドレナリン受容体を刺激したり，(ミルリノンなどの) cAMP-依存性ホスホジエステラーゼを阻害したりする薬剤は時に強心薬として使用される（第3章参照）．ジゴキシンを除いて，長期使用は心臓に有害であることが示されているので，強心薬は急性心不全と末期心不全にのみ用いられる．

4つめの治療的アプローチはβ遮断薬の使用である．これは直感に反しているように思われるが，多くの臨床試験が，明確に（カルベジロール，メトプロロールなどの）β遮断薬の有効性を証明している．これら有効性の機序は明らかではないが，長期にわたる心臓交感神経の亢進は有害であり，β遮断薬は長期の交感神経亢進の有害効果を減らす作用があると考えられる．β遮断薬は（ACE阻害薬と同様に），（心室肥大，拡大などの）心室リモデリングの軽減を通じて長期的な利益を与える．さらには，β遮断薬は心不全での死亡率を有意に減少させる．

大多数の症例で血管拡張薬，強心薬およびβ遮断薬が利尿薬と併用されることに注目すべきである．

症例問題9-3

患者は拡張型心筋症と診断されている．心臓超音波検査は，有意な左室拡大（拡張終期容量240mL）および駆出率の低下（20％）を示し，動脈圧は115 / 70 mmHgである．一回拍出量と収縮末期容量を算出せよ．ACE阻害薬と利尿薬の併用療法によってどのように心室容量，駆出率および動脈圧が変化するだろうか？

→解答は章末

弁膜疾患

第4章で記述したように，正常弁機能には①弁口を通じて血液が流れるときの弁を介した低い圧較差と，②一方向性血流という特徴がある．心臓弁機能の異常時には，これら正常弁機能の特色が失われてしまう．こうなると，正味の心室からの流出量は減少してしまい，心拍出量低下と心不全の臨床症候が生じる．

弁の障害には，一般的に狭窄と閉鎖不全という2

つの種類がある．**弁狭窄症**は弁口の狭小化に起因する．しばしば石灰化を伴って線維化が弁葉の肥厚を引き起こし，そのため完全には開口できなくなり，開口断面積が減少する．さらには，弁尖が互いに癒合し，完全な開口ができなくなる．先天性弁膜異常も狭窄を来たすことがある．**弁逆流症**（閉鎖不全）は弁閉鎖時に弁葉が完全に弁口を塞ぐことができない時に生じ，これは血液が近位腔へもどる方向に流れる（逆流する）原因となる．これら弁膜異常のどちらも心周期中の心腔内圧と容量を変化させる．

弁膜異常は聴診器で聴取できる雑音を生み出す．雑音はゴロゴロ，ゴソゴソという音で，心臓腔内または心腔間の血液の異常な動きにより発生する振動，または流出弁のすぐ遠位側にある肺動脈や大動脈内での乱流によって引き起こされる．雑音が第1（S_1）と第2（S_2）心音の間の収縮中に聴かれた場合，それは**収縮期雑音**と言われる．それが拡張中（S_2とS_1の間）に聴かれた場合，**拡張期雑音**と言われる．雑音は流量が増加したり弁を通過する際の乱流により強まる．

以下の項では，弁逆流と狭窄の際に起こる圧と容量変化について説明する．弁膜疾患は一般的には慢性的な問題なので，正常心拍出量と動脈圧を維持しようと，神経液性活性化と心臓リモデリングが起こる．これら代償反応には体血管収縮，血液量増加，心拍数と変力性増大が含まれる．心臓リモデリングには肥大や拡大が含まれ，弁膜異常に左右される．これら代償機序が心拍出量と動脈圧を正常範囲に維持できなくなったとき（「代償不全」と称される），患者は前節で述べられた心不全症候を生じる．

以下の解説では，安静時に有意な心不全がない弁膜疾患の心臓変化，ゆえに代償された状態を呈示しているものについて考えてみる．

弁狭窄

狭窄は流出弁（大動脈弁または肺動脈弁）でも流入弁（僧帽弁または三尖弁）でも起こりうる．狭窄は弁を通過する血流の抵抗を増大させ，弁の前後の高い圧較差を引き起こす．弁の圧較差は血液が弁を介して流れる際の，弁葉前後の圧の差である．大動脈弁では圧較差は（左室圧−大動脈圧）で，僧帽弁では圧較差は（左房圧−左室圧）である．正常弁では，開放した弁を血液が流れる時，圧較差は数mmHgしかない．

以下の式は，層流，非乱流条件下での圧較差（ΔP），血流（F）と抵抗（R）に関連する一般的な血行動態の式である．

$$\Delta P = F \cdot R$$

抵抗は弁口半径の4乗（弁口面積［A］=πr^2なので，弁口面積［A］の2乗と同等）に反比例するので，弁口減少は弁を通過する血流の抵抗を増大させる（第5章参照）．ゆえに，上の式は以下のようにも表せる．

$$\Delta P \propto \frac{F}{A^2}$$

以上の関係式を用いると，もし弁口面積が75%減少すると，弁抵抗は16倍に増大し，弁を通過する血流が不変であれば圧較差を16倍増加させる．実際には，乱流が形成されるので弁の圧較差をよりいっそう増大させる．弁口面積減少は弁を通過する血流の速度増加をもたらすので，乱流が発生する．血流（F）は速度（V）と面積（A）の積に等しいので，速度は血流を面積で割ったものに等しい（V=F／A）．ゆえに，血流が不変ならば，面積の75%減少は速度の4倍増加を引き起こし，乱流を増大させ雑音を発生する．要約すると，弁を通過する一定の血流では，弁口面積減少は血液を流すために必要な弁の圧較差を増加させ，血流速

度を増し，そして乱流を増大させる．

■大動脈弁狭窄症

　大動脈弁狭窄症では，収縮時に狭小化した弁を介して血液を駆出するため左室圧は正常値以上に増加する（図9.11, 左図）．これにより，駆出中の弁を介した圧較差は大きくなり，その程度は狭窄の程度と弁を通過する血流に依存する．狭窄のある弁を通る血流の速度増加は，乱流と収縮期雑音の原因となる．中等度から重度大動脈弁狭窄では，心室一回拍出量（そのため心拍出量）は減少しているので大動脈圧は低下しているだろう．低血圧の程度がどのくらいになるかは，神経液性機序によりどれだけ血液量と体血管抵抗を増加させることができるかに依存する．駆出は心室後負荷増大によって妨げられるため，駆出後に心臓に残る血液が多くなり，それによって左房容量と圧が増大する．

　中等度大動脈弁狭窄症での左室圧-容量ループの変化が図9.11（右図）に示されている．後負荷増加により左室からの駆出が障害されるので（第4章参照），一回拍出量は減少し，収縮末期容量増加が起こる．慢性大動脈弁狭窄症では左室は肥大する．これは心室コンプライアンスを低下させ，拡張末期圧を上昇させ，充満を障害し，拡張機能障害をもたらすであろう．これを圧-容量ループに示すと，充満カーブが上方にシフトしより急峻になる（図4.5と図9.9参照）．拡張末期容量が増加するか減少するかは，コンプライアンスと充満圧の変化に左右される．第4章で述べたように，後負荷の急性増加は初期には収縮末期容量増加をもたらすが，多くの場合一回拍出量を維持できるように拡張末期容量の二次的増加が起こる．しかし，慢性大動脈弁狭窄症では，心室コンプライアンスの低下によりこの二次性前負荷増加が起こらないことが多い．

　まとめると，大動脈弁狭窄症には，収縮中の大動脈弁を介した大きな圧較差，収縮期駆出性雑音，一回拍出量低下，心室肥大（コンプライアンス低下），左室充満圧上昇，左房圧と肺血管系圧の上昇などの特徴がある．

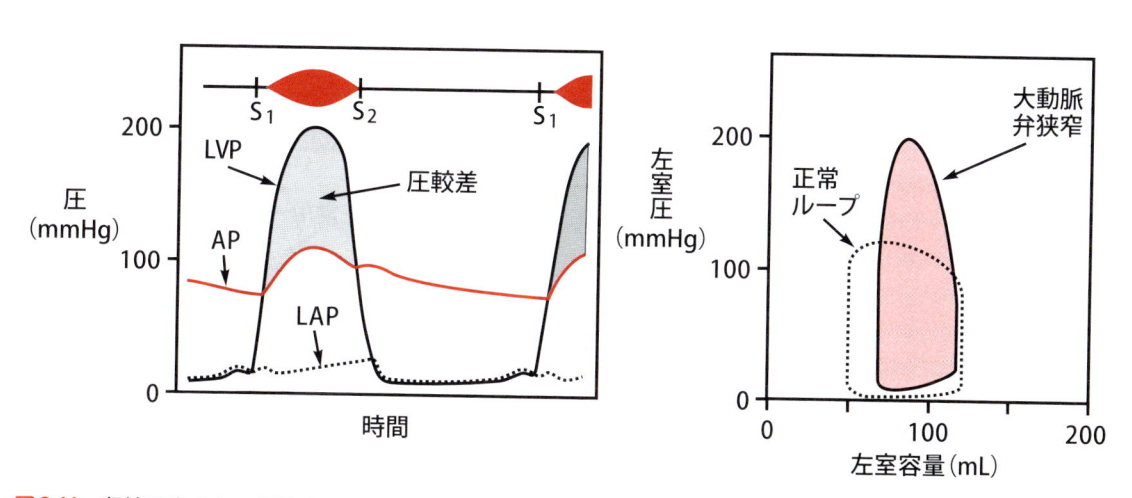

図9.11　収縮不全のない慢性大動脈弁狭窄での心臓の圧と容量の変化
左図は心室駆出中に左室圧（LVP）が大動脈圧（AP）（灰色領域は狭窄により生じた圧較差を示す）を越え，S_1とS_2の間に収縮期雑音があり，左房圧（LAP）が上昇していることを示す．大動脈圧は一回拍出量低下により減少するだろう．右図は左室（LV）圧-容量ループへの大動脈弁狭窄（赤いループ）の影響を示す．収縮末期容量は増加し，拡張末期容量はわずかに変化または不変であるため，一回拍出量は減少する．心室肥大は心室コンプライアンスを低下させ，拡張末期容量に関わらず拡張末期圧を上昇させる

しかしながら，大動脈への正味の一回拍出量（大動脈での正味の順行性血流）は正常よりも低下している．例えば，一回拍出量は正常では 70 mL と仮定する．大動脈弁逆流で，拡張末期，収縮末期容量から算出される一回拍出量が 120 mL だとすると，この一回拍出量の半量が逆方向である心室へと流入した場合（逆流率＝0.5），正味の遠位へ向かう一回拍出量は 60 mL となり，正常よりも少ない．

要約すると，大動脈弁閉鎖不全には，大動脈脈圧の増大，拡張期雑音，増加した一回拍出量にも関わらず正味の大動脈血流の低下，心室拡大，真の等容期の欠落，心室充満圧の増加，左房圧と肺血管系圧の上昇という特徴がある．

■僧帽弁逆流症

僧帽弁逆流症では，左室が収縮するときに血液が左房へと逆行性に流れる．これにより左房圧記録でv波が大幅に増大し（図9.14，左図）S_2をわずかに越える収縮性雑音が発生する．もし大動脈への血液の正味の駆出が有意に減少すれば，心室収縮期圧と大動脈圧は低下する．

僧帽弁閉鎖不全があると，左室圧-容量ループでいくつかの重要な変化がある（図9.14，右図）．第一に，収縮期初期に真の等容期がない．心室が収縮し圧が上昇し始めてすぐに，血液は僧帽弁を介して左房へと逆行性に流れ始める．僧帽弁逆流は左室への後負荷を減らし（全流出抵抗が減少し），結果として正常よりも一回拍出量が増加し収縮末期容量が減少する．しかし，心臓が慢性僧帽弁逆流に対する反応として収縮不全に陥ると収縮末期容量は増加してしまう．僧帽弁は完全には閉鎖しないので，心室内圧が左房圧より高い間はずっと血液は左房へと逆流し，真の等容性弛緩期はない．拡張期には，左房内の上昇した圧は充満中に左心室へと伝播され，そのため左室拡張末期圧，容量は増加する．慢性僧帽弁逆流症においては，容量負荷は心室の拡張をもたらし，それによってコンプライアンスが増加する．このような拡張は，もし駆出中に後負荷を減少させるような流出抵抗の低下がなければ，壁応力（後負荷）が増加する原因となってしまう．これらの変化の正味の影響として，圧-容量ループの幅（一回拍出量）が増加するのだが，大動脈への駆出は逆流分画によって減らされてしまう．

要約すると，僧帽弁逆流症は，高いv波，収縮期雑音，増加した一回拍出量にも関わらず正味の大動脈への心室流出低下，心室拡大，真の等容期の欠落，心室充満圧上昇，左房圧と肺血管圧の上昇に特徴付けられる．

■肺動脈弁逆流症と三尖弁逆流症

肺動脈弁逆流症は，大動脈弁逆流症によって左心系に生じる事態に似た変化を，右心系に生じさせる．肺動脈弁を介した逆流は，肺動脈脈圧増加，右室拡張末期容量，圧の増加と，拡張期雑音をもたらす．右室収縮と拡張中に真の等容期はない．右室は容量過負荷となるため，拡張によって応答し，右房圧，体静脈圧は増加する．

三尖弁逆流は右房圧記録における高いv波，右房容量と体静脈圧の全般的増大，収縮期雑音をもたらす．右室一回拍出量は増加するが，心室収縮中右房へと駆出される多量の血液により肺動脈への駆出は減少してしまう．肺動脈への駆出減少は左室充満と一回拍出量を減らし，神経液性代償機序が活性化される．

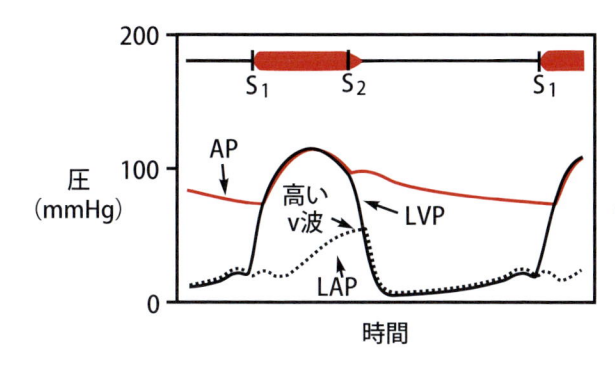

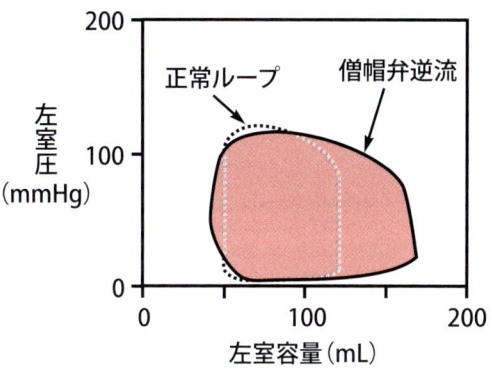

図9.14　収縮不全のない慢性僧帽弁逆流における心臓の圧容量変化
左図は心室収縮中に左室が大動脈と同様に左房へと逆行性に血液を駆出し，それによって左房圧（LAP），特にv波を増大させることを示す．大動脈圧（AP）と左室圧（LVP）は，大動脈へ駆出される正味の血液量低下に反応して低下するだろう．S_1からS_2を少し越えたところまでの間に収縮期雑音がある．右図は左室（LV）圧-容量ループへの僧帽弁逆流（赤いループ）の影響を示す．流出抵抗（後負荷）低下により収縮末期容量は減少し，左房圧上昇が心室充満を増加させるので拡張末期容量は増加し，一回拍出量は大幅に増える．弁を介した圧差があれば常に弁を通過して血液が流れるので，真の等容期は存在しない

本章のまとめ

- ランニングのような活動的な運動中は，活動筋肉が血管を拡張させるため体血管抵抗の大幅な低下が生じる．動脈圧を維持（そして上昇）させるために，交感神経と循環ホルモンが心拍出量を増大させ，他臓器の血管を収縮する．胸腹，骨格筋ポンプにより適切な心臓前負荷が維持され静脈還流が増える．

- 運動に対する心血管系の反応は，運動の種類（動的，静的），体位，身体状況，環境因子，年齢，性別および心疾患の有無によって有意に影響を受ける．

- 妊娠により，血液量と心拍出量の増大，体血管抵抗および平均動脈圧の低下が起こる．妊娠中に心拍数は徐々に増加していく．

- 動脈低血圧は，心拍出量の減少または体血管拡張をもたらす機序により起こる．

- 低血圧をきっかけにして生じる代償性の負のフィードバック機序は，動脈圧を回復させるのに役立つ．圧受容体と腎臓の機序が重要な役割を果たす．これらの機序の機能不全と正のフィードバック機序の発現により，不可逆的ショックと死がもたらされる．

- 高血圧では，多くの場合血液量が増加し心拍出量増大と体血管抵抗上昇が起こる．本態性高血圧の原因は不明である．二次性高血圧は，腎疾患や過剰な交感神経活性化，ホルモンの分泌異常のような同定可能な原因に起因する．

- 心不全は，心臓が臓器へ適切な血流を供給できない状態，または充満圧上昇によってのみそれが可能となる状態のことである．心不全には収縮機能障害（心室変力性低下）や拡張機能障害（充満障害）がある．

- 生体は心不全に対して，交感神経系，レニン-アンギオテンシン-アルドステロン系と他の循環ホルモンを活性化することにより代償する．これらの代償機序は体血管抵抗を増大させ，心臓を刺激し，血液量を増加させる．

- 弁の構造異常は弁狭窄や逆流の原因となり，収縮期あるいは拡張期の心臓内の圧-容量関係に影響を与え，心拍出量低下と静脈圧上昇をもたらす．

復 習 問 題 Q&A

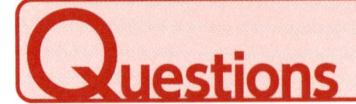

Questions
各問題に対する最も適切な解答をひとつ選択せよ

1. 中等度の全身運動（ランニングなど）中に，
　a. 心拍数上昇により動脈脈圧は低下する．
　b. 皮膚で交感神経介在血管収縮が起こる．
　c. 交感神経活性化により体血管抵抗は増加する．
　d. 洞房結節への迷走神経作用は抑制される．

2. ランニング運動中に一回拍出量を増やすことができる重要な理由の1つは，
　a. 中心静脈圧の低下である．
　b. 心拍数の増加である．
　c. 心室弛緩率の減少である．
　d. 筋肉ポンプ機序による静脈還流の増大である．

3. 運動実験で，被検験者の安静時心拍数と一回拍出量はそれぞれ70拍/分，80mL/拍であった．トレッドミルで被験者が速足で歩いた時，心拍数と一回拍出量はそれぞれ140拍/分，100mL/拍に増え，駆出率は60％から75％へと増加した．被験者の平均動脈圧は安静時の90mmHgから運動中には110mmHgにまで増加した．以下のように結論できる．
　a. 心拍出量が倍になった．
　b. 安静時に比べ運動中には体血管抵抗減少率分よりも心拍出量増加分のほうが多かった．
　c. 心室拡張末期容量は増加した．
　d. 運動中の平均動脈圧の増加は体血管抵抗が増加したことを示す．

4. 妊娠第2トリメスターには，
　a. 体血管抵抗が上昇する．
　b. 心拍数が低下する．
　c. 心拍出量が低下する．
　d. 血液量が増加する．

5. 出血性ショックにおいて圧受容体反射によって，
　a. 静脈コンプライアンスが低下する．
　b. 体血管抵抗が低下する．
　c. 洞房結節への迷走神経活性が増加する．
　d. 腎臓からのアンギオテンシンⅡ分泌が亢進する．

6. 中等度出血後に心血管系恒常性を長期にわたって回復させるのに必要なのは，
　a. レニン分泌によるアルドステロンの抑制．
　b. 腎臓からのナトリウム喪失（排泄）増大．
　c. 毛細管での体液濾過増加．
　d. 腎臓におけるバソプレッシンを介した水の再吸収．

7. 大量出血後の外傷患者が救急部門に入室してきた．出血はコントロールされ，輸液と昇圧薬による蘇生により平均動脈圧が60mmHgまで上昇した．血圧上昇のためのさらなる処置にもかかわらず，2時間後に血圧は低下し始め患者は死亡した．患者の心血管系虚脱に最も寄与したものは以下のうちどれか？
　a. 腎臓による体液中のナトリウムと水の過剰な貯留．
　b. 毛細管の体液再吸収の増加．
　c. 代謝性アシドーシスによる心筋抑制．
　d. 交感神経介在血管収縮．

8. 43歳女性患者の血圧が持続的に約150/105mmHgを示した．この患者の高血圧の原因は？
　a. アルドステロン分泌の減少．
　b. 腎臓からのナトリウム過剰排泄．
　c. レニン分泌の抑制．
　d. 甲状腺障害．

9. あなたが受け取った心臓超音波検査報告書は患者が左室拡張機能障害を有していることを示している．通常この病態と関連するのは以下のうち

どれか？
a. 心室コンプライアンス増加．
b. 拡張末期圧上昇．
c. 収縮末期容量減少．
d. 駆出率の大幅な低下．

Q 10. 正常被験者の最大運動応答に比較して，最大運動中の中等度から重度心不全患者が有するのは，
a. より低い動脈圧．
b. より少ない動静脈酸素較差．
c. より高い駆出率．
d. 同等の最大酸素消費量．

Q 11. 中等度高血圧の既往のある患者が，最近，拡張型心筋症に関連した左室収縮機能障害と診断された．利尿薬に加えて動静脈拡張薬混合剤（ACE阻害薬など）が処方されている．血管拡張薬を追加した根拠は，以下のいずれかを増加するからである．
a. 前負荷増大による一回拍出量．
b. 前負荷減少による心室後負荷．
c. 一回拍出量増加による心室駆出率．
d. 一回拍出量増加による心室収縮末期容量．

Q 12. 患者は中等度大動脈弁逆流症と診断されている．心室不全がない状態で，この弁障害に関連した変化は以下のどれか？
a. 大動脈拡張期圧の上昇．
b. 大動脈収縮期圧の低下．
c. 左室一回拍出量の増加．
d. 左室前負荷の減少．

Q 13. 患者は，収縮機能障害が証明されていない僧帽弁狭窄症と診断されている．この患者に有りうるのは，
a. 収縮期雑音．
b. 左房圧上昇．
c. 左室拡張末期圧上昇．
d. 左室駆出率低下．

Answers

A 1. 正解は **d**．なぜなら洞房結節への交感神経アドレナリン作動性神経活性化と迷走神経（副交感神経）抑制を介して，運動中は心拍数が増加するからである．中等度運動中は一回拍出量増加により脈圧は増大するので **a** は不正解．運動中に身体からの熱喪失を促進するため皮膚血管拡張が起こるので **b** は不正解．活動骨格筋における血管拡張により体血管抵抗は低下するので **c** は不正解．

A 2. 正解は **d**．なぜなら筋肉ポンプ機序が静脈還流を促進し，それが心室充満圧を維持または上昇させるからである．中心静脈圧低下は一回拍出量を減らすので **a** は不正解．他の代償性変化のない心拍数増加は一回拍出量を減らすので **b** は不正解．運動中は交感神経作用により心室弛緩率（変弛緩性）は増大し，それが心室充満を促進して一回拍出量を増大させるので **c** は不正解．

A 3. 正解は **b**．なぜなら平均動脈圧は概ね心拍出量と体血管抵抗の積なので，動脈圧が上昇したということは，体血管抵抗の低下を上回って心拍出量が増大しなければならなかったはずである．心拍出量（心拍数と一回拍出量の積）は5.6から14.0 L/分まで増加（倍以上）したので **a** は不正解．一回拍出量は25％増加（80から100mL/拍へ）し，駆出率は25％増加（60％から75％へ）したので **c** は不正解．駆出率は一回拍出量を拡張末期容量で割ったものに等しいので，拡張末期容量は変わりえなかった．心拍出量のパーセント変化率は動脈圧のパーセント変化率よりも大幅に多く，体血管抵抗は動脈圧を心拍出量で除したものにより近似されるので，**d** は不正解．

A 4. 正解は **d**．なぜなら妊娠中のレニン-アンギオテンシン-アルドステロン系活性化が血液量を増大させるからである．妊娠中は子宮循環の発達により体

血管抵抗が低下するのでaは不正解．妊娠中は心拍数と心拍出量が増加するのでbとcは不正解．

5. 正解はa．なぜなら動静脈血管を収縮する交感神経アドレナリン作動性神経を圧受容体反射が活性化するからである．交感神経活性化が体血管抵抗を上昇させるのでbは不正解．交感神経活性化に心臓への迷走神経緊張の低下が伴うのでcは不正解．アンギオテンシンIIではなく，レニンが腎臓から分泌されるのでdは不正解．

6. 正解はd．なぜなら血液量減少からの長期的回復には腎臓での水の貯留が必要であり，それが一部ではバソプレシンにより調節されるからである．レニン分泌増加とそれに続くアンギオテンシンIIとアルドステロンの生成が，腎臓でのナトリウムと水の再吸収に寄与するのでaは不正解．ナトリウム喪失ではなく，再吸収が出血に引き続いて増強されるのでbは不正解．毛細管体液濾過増加は血液量を減らし，出血後の代償機序として寄与しないのでcは不正解．

7. 正解はc．なぜなら末梢臓器への酸素運搬減少は嫌気性代謝を賦活し，代謝性アシドーシスをもたらし，心収縮力を障害するからである．a，b，dは出血後の動脈圧を維持しようとする正常代償機序なので不正解．

8. 正解はd．なぜなら甲状腺機能低下症も甲状腺機能亢進症も高血圧を引き起こしうるからである．a，b，cは血液量を減じて動脈圧を低下させるので不正解．

9. 正解はb．なぜなら心室コンプライアンス低下によって引き起こされた拡張機能障害は（aはゆえに不正解），拡張末期容量を問わず拡張末期圧上昇をもたらすからである．収縮末期容量の変化は通常，収縮機能変化と関連するのでcは不正解．一回拍出量低下は通常拡張末期容量低下と関連するため，拡張機能障害では駆出率は必ずしも大きく変化するわけではないのでdは不正解．

10. 正解はa．なぜなら運動中に体血管抵抗が低下する時，動脈圧を維持するのに十分なほど心拍出量を増加することができないからである．臓器灌流低下が動脈血からの酸素摂取を増大させるのでbは不正解．運動中の変力応答の障害が駆出率を減じるのでcは不正解．心不全患者は最大心拍出量が低下しているため，最大酸素消費量も低下するのでdは不正解．

11. 正解はc．なぜなら後負荷減少は一回拍出量を増加して心室拡張末期容量を減じ，これらの変化が駆出率を上昇させるからである．混合性血管拡張薬は後負荷同様，前負荷も減じるのでaは不正解．後負荷が減少するのでbは不正解．後負荷減少は収縮末期容量減少をもたらし，一回拍出量が増加するのでdは不正解．

12. 正解はc．なぜなら大動脈弁逆流症では拡張期に大動脈から心室へと逆行性に血液が流れ，大動脈へと駆出される血液量が増加し，それが大動脈収縮期圧を上昇させ（bはゆえに不正解），心室充満（前負荷）が増加するからである（dはゆえに不正解）．逆行性血流が拡張期に大動脈圧を急速に低下させ，それが拡張期圧を低下させるのでaは不正解．

13. 正解はb．なぜなら僧帽弁狭窄症では血液は左房から左室へと流入しづらいからである．これは血液の左房への停滞とその圧上昇をもたらす．拡張期に狭窄した弁を通じて血液が流れるときに乱流が起こり，それによって拡張期雑音が生み出されるのでaは不正解．左室充満は障害され，拡張末期容量と圧が低下するので，cは不正解．心室充満減少は一回拍出量減少を伴い，駆出率は大幅には変化しないのでdは不正解．

症例問題の解答

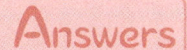

症例問題9-1

　正常な機能調節において自律神経はきわめて重要な役割を果たすので，自律神経神経症はほとんどの臓器機能に影響をおよぼす．心血管系において，自律神経，特に交感神経アドレナリン作動性神経は，心臓と血管系に対する作用を介して動脈圧を調節する．心血管系の自律神経障害をもつ２型糖尿病患者は，心拍数と心収縮性が通常通り増加せず，動静脈系の交感神経刺激も障害されているので，運動に対する異常な応答を有する．このような運動時の交感神経制御の喪失によって，体血管抵抗のさらなる低下，静脈緊張喪失による中心静脈圧低下，心拍数と一回拍出量の増加不全による心拍出量の減少が起こり，結果として動脈圧が低下する．運動中の低血圧は，筋肉への灌流を障害し疲労につながる．低血圧は脳灌流を低下させ，眩暈，視野障害，失神を起こす可能性がある．

症例問題9-2

　出血からの回復には，動静脈収縮，心臓刺激，腎臓でのナトリウムと水の貯留などの機序が関わっている．利尿薬は，ナトリウムと水の貯留という腎臓の正常代償機序とは逆に作用する．通常では重要な代償機序として，循環アンギオテンシンⅡが，血管収縮とナトリウムと水の腎臓での再吸収を増加させることで血液量を増加させる．しかし，ACE阻害薬はその生成を減少させる．カルシウムチャネル阻害薬はそのクラスによるが，心機能を抑制し体血管拡張を引き起こし，出血に対する正常代償反応を打ち消す．これらの薬剤は，このようにして出血後の回復過程を妨げ，遅らせることになる．幸運にも，これら薬剤の多くは比較的半減期が短いので，こうした作用は数時間以内に低下する．

症例問題9-3

　駆出率が20％，拡張末期容量が240mLとすれば，一回拍出量＝駆出率×拡張末期容量の関係式より48mL／拍となる．収縮末期容量＝拡張末期容量－一回拍出量で，192mLとなる．利尿薬投与により血液量が低下し，拡張末期容量が低下する．ACE阻害薬は循環アンギオテンシンⅡやアルドステロンの低下をもたらし，腎臓における利尿薬の作用を増強し，抵抗血管や容量血管の拡張も引き起こす．これら作用は静脈圧低下により拡張末期圧を減少させ，後負荷も低下させる．後者の作用により，収縮末期容量が低下し，一回拍出量が増加して心拍出量が上昇する．一回拍出量増加と拡張末期容量減少のために駆出率が増加する．ACE阻害薬は体血管抵抗を低下させるが，心拍出量が上昇して動脈圧が維持されるか，それほど低下しない．

推奨文献

1) Chapman AB, Abraham WT, Zamudio S, et al. Temporal relationships between hormonal and hemodynamic changes in early human pregnancy. Kidney Int 1998;54:2056–2063.
2) Chobanian AV, Bakris GL, Black HR, et al. Joint National Committee on prevention, detection, evaluation, and treatment of high blood pressure: the JNC 7 report. JAMA 2003;289:2560–2572.
3) Hall JE. The kidney, hypertension, and obesity. Hypertension 2003;41:625–633.
4) Janicki JS, Sheriff DD, Robotham JL, Wise RA. Cardiac output during exercise: contributions of the cardiac, circulatory, and respiratory systems. In: Rowell LB, Shepherd JT, eds. Handbook of Physiology; Exercise: Regulation and Integration of Multiple Systems. New York: Oxford University Press, 1996.

5) Laughlin MH, Korthius RJ, Duncker DJ, Bache RJ. Control of blood flow to cardiac and skeletal muscle during exercise. In: Rowell LB, Shepherd JT, eds. Handbook of Physiology; Exercise: Regulation and Integration of Multiple Systems. New York: Oxford University Press, 1996.
6) Lilly LS. Pathophysiology of Heart Disease. 5th Ed. Philadelphia: Lippincott Williams & Wilkins, 2011.
7) Rowell LB, O'Leary DS, Kellogg DL: Integration of cardiovascular control systems in dynamic exercise In: Rowell LB, Shepherd JT, eds. Handbook of Physiology; Exercise: Regulation and Integration of Multiple Systems. New York: Oxford University Press, 1996.
8) Wei JY. Age and the cardiovascular system. N Engl J Med 1992;327:1735–1739.

監訳を終えて
― 循環管理の説得力 ―

　自治医科大学附属さいたま医療センターが開設された1989年当時，目標とすべき病院モデルは国立循環器病センターであったと聞いたことがあります．私がさいたま医療センターに初めてお世話になったのは1997年なのでその真偽は明らかではありませんが，現在でも循環器内科と心臓外科が当センターの二大看板であることに違いありません．そのような施設に足掛け10年以上勤務させていただき，米国研修前は主として心臓麻酔，帰国後はもっぱら集中治療に携わり，循環器疾患急性期，周術期に深く関わってきました．診療科間の垣根がきわめて低く，専門医の意見を聞きたい時には循環器内科医も心臓外科医も24時間対応してくれ，つくづくよい環境で働き，勉強することができたと感謝するばかりです．

　振り返ってみると，そのような専門医と意見を交換するたびに実感するのは，循環管理に対する考え方が診療科ごとに微妙に異なり，かすかな壁があることです．循環器内科医，心臓外科医だけでなく，麻酔科医，救急医，内科医，外科医，集中治療医を含め，まるで頭の中に描いている心臓や血管の絵が異なるかのようです．これには，おそらく受けた教育，対象とする患者層，求められる診療内容，個人的な好みなどが影響しているのでしょう．

　しかし，中にはこの壁の厚みを感じさせない説得力のある話し方をする医師がいます．よく見ると，そのような医師は臨床研究データいわゆるエビデンスを尊重しつつ，同時に生理学，解剖学，薬理学などの基礎医学に明るいように見えます．彼らは，循環器内科医や心臓外科医や心臓麻酔医として経験を積んでいるのはもちろん，臨床研究データと基礎医学的知識の吸収に熱心で，しかもその知識をうまく臨床に応用できる方たちです．彼らの説得力のある喋り方は聞いていて心地よく，つい真似したくなります．共同で監訳にあたった心臓麻酔医である石黒教授，監修をお願いした循環器内科医の百村センター長も，間違いなくこのような循環管理の説得力をお持ちです．説得力の土台の半分は基礎医学的知識で出来ているのです．

　呼吸生理の入門編にはWestのRespiratory Physiologyという定番が存在しますが，循環生理にはそのような入門編の定番が存在せず，十年以上前からずっと探していました．石黒先生から「この本を翻訳したいのですが…」と本書の原著をご紹介いただいたときの第一印象は，まさしくこの本こそが長い間探していた循環生理入門編の定番ではないか，というものでした．

　丁寧な解説の中に理解を促す症例・練習問題や復習問題が散りばめられた本書の監訳を終え，原著者であるKlabunde先生の溢れる誠意を感じ，原著がきわめて高い評価を受けているのも当然のことと思いました．ここまでおつきあい下さった読者も，リズム良く解き明かされる"なぜそうなるか"の連続に，"読んで楽しい"と感じたのではないでしょうか．そして，自分と同じような"読んで楽しい"感覚を他の方に味わってもらいたいと思う読者もいらっしゃるでしょう．そう思われる方はぜひご友人に薦めて下さい．よろしくお願いします．

2014年10月

讃井將滿

INDEX 索引

◆ 数字 ◆

1度房室ブロック 44, 45
2度房室ブロック 45
3度房室ブロック 45

◆ 欧文 ◆

A

ACE 176, 198
ACE阻害薬 164, 244, 251
ADH 157
ADP 63, 175
AMP 175
Anrep効果 101
ARB 251
AT₁受容体遮断薬 163
ATP 175
ATPase 28
ATP依存性Ca²⁺ポンプ 28
atrial kick 82
AVP 167
AVP（バソプレシン） 157
a波 82

B

β₁受容体 101
β-アドレナリン作動薬 240
β遮断薬 244, 251
β受容体作動薬 102
Bainbridge反射 157
Bezold-Jarisch反射 159
Bowditch効果 101

C・D

cAMP 65
Caチャネル 34
Caチャネル遮断薬 36
Caチャネル阻害薬 32, 35
CGRP 189
Cushing症候群 244
Cushing反射 158
c波 83
dP/dt max 83

E

ECG（心電図を参照）
EDHF 176
EDPVR 85
EF 84
Einthovenの三角 49
Endthelial Derived Hyperpolarizing Factor 176
Ernest Starling 93, 215
ERP 33
ESPVR 85
ESV 84

F・G

Fickの拡散第一法則 207, 210
Fickの法則 104, 107
Frank-Starling機序 92, 93, 103, 131, 227
Frank-Starling曲線 93, 245
　後負荷 98
　収縮不全 245
　変力性 100
Gi蛋白 63
Gq蛋白 64

H～K

Hering神経 154
His束 38
hゲート 30
IP₃経路 71
K_ACh チャネル 36
K⁺チャネル 32
K⁺の濃度勾配 25
K（心臓イオンチャネルと電流） 30

L・N

L型カルシウムチャネル 32, 61, 64, 69, 70, 75
MAP 187
mゲート 30
Na-Ca交換系 28
Na⁺/K⁺ATPase 28
Naチャネル 30, 32, 33, 37
Na⁺の濃度勾配 25
Na（心臓イオンチャネルと電流） 30
Na電流 31
Nernst電位 25
NO-cGMP系 72
NPY 189

O・P

Otto Frank 93
PCO₂ 157
PGE₂ 198
PGF₂ₐ 176
PGI₂ 177
pH 157
PK-A 63
PO₂ 157
Poiseuilleの式 208
Poiseuilleの法則 123, 127
PR間隔 43, 44
PS積 208
Purkinje線維 38
P波 42, 43, 80

Q～S

QRS群 43, 44, 46, 48
QRS波 82
QT間隔 44
QT時間 43
S₁ 82
S₂ 83
S₃ 84
S₄ 82
SERCA 61, 63, 64, 65
SIRS 234
Starling力 215
ST部分 43, 44

T

TN-C 60, 64
TN-I 60
TN-T 60
T管 61
T型Caチャネル 35
T波 44, 83

V～Z

V₁～V₆誘導 51
Valsalva手技 133, 134, 231
VIP 189
v波 84
Willis動脈輪 186
x'降下 83
x谷 82
y谷 84
Zライン 59

◆ 和文 ◆

あ行

アクチン 60
アシドーシス 158, 240
アセチルコリン 35, 71
圧-心拍数積 105
圧-容量ループ 85, 246
　変力性 100
　後負荷 98
圧（動脈圧，静脈圧も参照）
　灌流圧 178, 200
　心室圧-容量関係 85
　心室内圧 85
圧受容体 21, 153
　低血圧 236
　動脈圧受容体 166, 229
　フィードバック調節 153

264　臨床にダイレクトにつながる 循環生理

INDEX

圧受容体反射 151, 236
圧ナトリウム利尿 241
アデニル酸シクラーゼ 63, 65, 71
アデノシン 71, 174, 184
アデノシン一リン酸 175
アデノシン二リン酸 63, 175
アデノシン三リン酸（ATP） 60, 175
アテローム硬化 186
アラキドン酸代謝物 176
アルギニンバソプレシン（AVP） 164, 166, 167
アルドステロン 161, 166, 242, 243
アルドステロン症（原発性） 242
アルブミン 218
アンギオテンシンII 71, 161, 162, 166, 167, 237, 243
アンギオテンシン受容体遮断薬（ARB） 244
アンギオテンシン変換酵素 176
アンギオテンシン変換酵素（ACE） 162
安静時の心拍数 150
胃 173
イオン勾配 28
イオンコンダクタンス 27
イオンチャネル 29
イオンポンプ 28
イコサノイド 176
異常活動電位 37
異常伝導 40
異所性起源 34
イソプロテレノール 102
痛みと心血管機能 158
痛み反射 158
一回拍出量 19, 110, 131, 132
　Frank-Starling機序 92, 107
　後負荷 95
　心拍数 87
　制御 88
　前負荷 88
　単位 87
　低血圧 236
　妊娠 233
　変力性 99
一過性Caチャネル 35
一酸化窒素 71, 150, 175, 176, 184, 242
一酸化窒素合成酵素 176
一酸化窒素合成酵素阻害薬 176
胃の血流 173
イノシトール三リン酸（IP$_3$） 64
陰性変時作用 35, 80
陰性変伝導作用 80
陰性変力作用 80
右脚 38
右軸偏位 50
右室 19, 20, 79
右室前負荷 94, 95
うっ血性心不全（CHF） 250
腕の心電図誘導 49
右房 19, 20, 79

運動
　心血管系応答 226
　心血管系の反応 257
　心不全による制限 249
　労作時呼吸困難 245
運動性充血 181
液体交換（経毛細管） 213, 222
液体再吸収 213
液体の交換 214
液体流量 214
液体濾過 18, 213
エピネフリン 101, 102, 153, 160, 228
延髄 146, 147
エンドセリン-1 72, 73, 201
横行小管 61
オーバードライブサプレッション 34
温度受容体 159, 230
温度反射 159

か行

外頸動脈 154
介在板 38, 59
回旋枝 182
外膜 68
化学勾配 25
化学受容体 157, 167
拡散 207, 222
拡散速度 208
拡散定数 207
拡張期 80, 83, 183
拡張期圧 118, 241
拡張期雑音 252
拡張不全 245, 248
拡張末期圧-容量関係 85
拡張末期容量 82, 89
ガス交換 17
　拡散 207
　肺循環 200
褐色細胞腫 161, 243
活性化ゲート 30
活性化張力 90
滑走フィラメント説 62
活動性充血 180, 181, 191
　骨格筋 191
　臓器血流 180, 187
活動的な運動 231, 257
活動電位 32, 52
　異常 37
　伝導 38
　非ペースメーカー 32
　ペースメーカー 33
活動電位の伝導 38
カテコラミン 39, 159
過分極 28, 34
カベオラ 68, 69
カリウムイオン 175
カリウムイオン（血流調節） 175

カルシウム
　TN-Cへの結合 64
　筋細胞への流入 63
　筋小胞体による取り込み 65
　筋小胞体による放出 64
　興奮収縮連関 61
　弛緩の調節 66
　心臓イオンチャネルと電流 30
カルシウム放出チャネル 62
カルシトニン遺伝子関連ペプチド 189
カルベジロール 251
カルモジュリン 70
換気血流比 200
冠血流 16, 173, 182, 183, 201, 230
間質の膠質浸透圧 218
間質の静水圧 217
環状アデノシン一リン酸 65
環状グアノシン一リン酸（cGMP） 71
冠静脈 183
冠静脈洞 183
緩徐応答活動電位 34
肝臓（血流） 19
肝臓の血流 195
冠動脈 182, 183
肝動脈 195
冠動脈血流 200
冠動脈疾患 106
冠動脈病変 186
寒冷血管拡張反応 194
寒冷昇圧反応 159
奇異性（funny）電流 35
疑核（NA） 148
基礎血流 173
キニノゲン 176
機能性充血 181
機能的交感神経遮断 185
機能的充血 187
脚ブロック 44
ギャップ結合 38, 59, 68
弓状動脈 196
求心性線維 147
求心性の神経 148
急速Naチャネル 30, 39
急速応答活動電位 32
胸腔内圧 132, 200
狭窄 95, 186
狭心症 185
強心薬 251
胸腹部ポンプ 132
胸部誘導 51, 53
局所軸索反射 194
虚血脳反射 158
起立性低血圧 131
筋・骨格筋循環 173, 201
近位尿細管 196
筋原線維 59

筋細胞
　　カルシウム汲み出しの調節 …………… 66
　　カルシウムの流用 ……………………… 63
　　構造 ……………………………………… 58
　　興奮収縮連関 …………………………… 61
　　収縮の調節 ……………………………… 63
　　静止膜電位 ……………………………… 25
　　代謝 ……………………………………… 67
筋小胞体 ……………………………………… 61, 63
筋性機序（臓器血流調節） ………………… 69, 178
筋節 …………………………………………… 59
　　滑走フィラメント説 …………………… 62
筋線維鞘 ……………………………………… 61
　　イオンチャネル ………………………… 29
　　イオンポンプと交換 …………………… 28
筋線維長に非依存性の活性化 ……………… 99
緊張性収縮 …………………………………… 69
筋肉（骨格筋循環） ………………………… 191
筋肉の伸展受容体 …………………………… 159
筋フィラメント ……………………………… 59
グアニル酸シクラーゼ ……………………… 71, 77
駆出率 ………………………………………… 101
駆動圧 ………………………………………… 214
群発性頭痛 …………………………………… 189
頸静脈波 ……………………………………… 82, 84
頸動脈 ………………………………………… 186
頸動脈小体 …………………………………… 158
頸動脈洞 ……………………………………… 154
頸動脈洞圧受容体 …………………………… 154
頸動脈洞神経 ………………………………… 154
頸動脈洞マッサージ ………………………… 156
経壁圧 ………………………………………… 133
経毛細管液体交換 ………………… 213, 220, 222
血圧 …………………………………………… 21
　　拡張期圧 ………………………………… 118
　　血圧計 …………………………………… 118
　　血管系での分布 ………………………… 117
　　収縮期圧 ………………………………… 118
　　動脈 ……………………………………… 118, 140
　　平均動脈圧
　　　………………… 117, 118, 140, 187, 227, 241
血圧カフ ……………………………………… 118
血圧計 ………………………………………… 118, 120
血液喪失と心機能 …………………………… 236
血液粘度 ……………………………………… 117, 122
血液量 ………………………………………… 118, 129, 131
　　重力 ……………………………………… 131
　　中心静脈圧 ……………………………… 129
血管
　　圧と容量 ………………………………… 117
　　解剖 ……………………………………… 114, 115
　　径 ………………………………………… 122, 126
　　血管緊張 ………………………………… 128
　　血行動態 ………………………………… 122
　　血流力学 ………………………………… 124
　　構造 ……………………………………… 67
　　種類 ……………………………………… 115
　　静脈還流と心拍出量 …………………… 135
　　静脈コンプライアンス ………………… 94, 129

腎臓 …………………………………………… 196
体血管機能曲線 ……………………………… 135
動脈圧 ………………………………………… 118
血管拡張（皮膚） …………………………… 230
血管拡張因子 ………………………………… 201
血管拡張予備能 ……………………………… 173
血管機能 ……………………………………… 21
　　循環と臓器機能の相互依存 …………… 125
血管緊張 ……………………………………… 128
血管系（血流，血管，臓器血流も参照）
　　…………………………………………… 20, 114
　　運動 …………………………………… 226, 257
　　解剖 …………………………………… 20, 114, 115
　　機能 ……………………………………… 114
　　血管緊張 ………………………………… 128
　　血行動態 ………………………………… 122
　　血流力学 ………………………………… 124
　　静脈還流と心拍出量 …………………… 135
　　自律神経による調節 …………………… 164
　　臓器 ………………………………… 125, 126, 140
　　組織 ……………………………………… 20
　　体血管機能曲線 ………………………… 135
　　体血管抵抗 ……………………………… 127
　　体循環 ………………………………… 115, 119
　　中心静脈圧 ……………………………… 129
　　動脈圧 …………………………………… 118
　　妊娠 …………………………………… 233, 257
　　肺 ………………………………………… 199
　　微小循環 ………………………………… 206
血管作動性小腸ペプチド …………………… 189
血管収縮 ……………………………………… 201
血管新生 ……………………………………… 186
血管抵抗 …………………………… 18, 127, 140, 200
血管内皮細胞 ………………………………… 72, 76
血管の構造 …………………………………… 68
　　外膜 ……………………………………… 68
　　中膜 ……………………………………… 68
　　内皮細胞 ………………………………… 72
　　内膜 ……………………………………… 68
　　平滑筋 …………………………………… 68
血管平滑筋 ………………………………… 68, 178
　　細胞構造 ……………………………… 68, 69
　　収縮 ……………………………………… 69
血管平滑筋細胞 ……………………………… 68
血管迷走神経失神 …………………………… 151
血行動態 ……………………………………… 122
血漿粘度 ……………………………………… 122
血流（心拍出量，臓器血流も参照）…… 17, 199
　　局所調節 …………………………… 173, 187
　　血行動態 ………………………………… 122
　　抵抗 ……………………………………… 122
血流調節 ……………………………………… 175
　　組織因子 ………………………………… 174
血流抵抗 ……………………………………… 122
血流力学 ……………………………………… 124
腱索 …………………………………………… 79
原発性アルドステロン症 …………………… 243
原発性高アルドステロン症 ………………… 163
原発性高血圧 ……………………………… 241, 243

孔 ………………………………………… 208, 222
高K血症 ……………………………………… 36
交感神経 …………………………………… 149, 228
交感神経逸脱 ………………………………… 192
交感神経遠心線維 …………………………… 80
交感神経支配 …… 35, 80, 150, 159, 184, 189
交感神経脊椎傍神経節 ……………………… 150
交感神経ニューロン ………………………… 150
交感神経の求心性線維 ……………………… 80
高血圧 ……………………………………… 241, 257
　　原因 ……………………………………… 241
　　甲状腺機能亢進症 ……………………… 244
　　子癇前症 ………………………………… 243
　　治療 ……………………………………… 244
　　二次性 …………………………………… 242
　　本態性（原発性） ……………………… 241
膠質浸透圧 ……………………………… 215, 218
甲状腺機能亢進症 …………………………… 244
甲状腺機能低下症 …………………………… 244
高体温 ………………………………………… 36
後大静脈 ……………………………………… 117
後脱分極 ……………………………………… 37, 46
抗ヒスタミン薬 ……………………………… 221
後負荷 ………………………………………… 95, 107
　　線維短縮 ………………………………… 96
抗不整脈薬 …………………………………… 41
興奮収縮連関 ………………………………… 61
合胞体 ………………………………………… 59
後毛細管細静脈 ……………………………… 222
後毛細管抵抗 ………………………………… 216
抗利尿ホルモン ………………………… 20, 157, 164
呼吸系（肺血流） …………………………… 199
呼吸困難（労作時） ………………………… 245
呼吸ポンプ（胸腹部ポンプを参照）
孤束核（NTS） ………………………… 147, 148
骨格筋 ………………………………………… 201
骨格筋循環 ………………………… 173, 189, 200, 201
骨格筋ポンプ ………………………………… 132
コルチコステロイド ………………………… 221
コンプライアンス
　　静脈 ……………………………………… 94, 116, 129
　　心室性 …………………………………… 88
　　定義 ……………………………………… 120

さ行

細静脈 ………………………………………… 115, 116
最大圧上昇率 ………………………………… 83
細動脈 ………………………………………… 115, 116
再分極 ……………………………… 32, 35, 42, 48
再分極の初期 ………………………………… 32
細胞間隙流 ……………………………… 208, 222
細胞膜電位 …………………………………… 25
　　イオン勾配 ……………………………… 28
　　イオンチャネル ………………………… 29
　　活動電位 ………………………………… 32, 52
　　静止膜電位 ……………………………… 25, 52
細胞膜の濃度勾配 …………………………… 25
左脚 …………………………………………… 38

INDEX

左軸偏位 …… 50
左室 …… 18, 19, 20, 79
左室駆出 …… 115, 118
差し引き電気化学的駆動力 …… 26
左房 …… 18, 20, 79
サルコメア長 …… 88
三重反応 …… 194
三尖弁 …… 79
三尖弁逆流症 …… 256
三尖弁狭窄 …… 95
三尖弁狭窄症 …… 254
酸素
　運搬と摂取 …… 210
　拡散 …… 209, 210
　血流調節 …… 175
酸素供給需要比 …… 185
酸素分圧 …… 188, 209
弛緩（調節）…… 76
子癇前症 …… 243
糸球体腎炎 …… 243
糸球体毛細管 …… 196
軸座標系 …… 49
シグナル伝達（血管平滑筋）…… 71
シグナル伝達（心筋）…… 65
シクロオキシゲナーゼ阻害薬 …… 198
ジゴキシン …… 102, 251
自己調節能
　腎血流 …… 197
　血流 …… 178
　臓器血流 …… 201
　脳血流 …… 187
自己分泌ホルモン …… 174
視床下部 …… 166, 230
充血（臓器血流）…… 187
収縮（興奮収縮連関）…… 61
収縮期 …… 81, 83, 183
収縮期圧 …… 118, 119, 241
収縮期雑音 …… 83, 252
収縮性（変力性を参照）
収縮不全 …… 101, 245
収縮末期圧-容量関係 …… 85
収縮末期容量 …… 84
重症低血圧 …… 239
肢誘導 …… 53
終末槽 …… 61
重力（中心静脈圧）…… 131
出血性ショック …… 154, 239
出血性低血圧 …… 238
出血と心機能 …… 236
受動的張力 …… 90
受容体依存性チャネル …… 29
循環エピネフリン …… 160
循環系（血管系微小循環を参照）
瞬間的な平均電気ベクトル …… 46
循環ノルエピネフリン …… 161
消化管の血流 …… 173, 194, 195, 200, 201
上室性頻拍症 …… 41

上大静脈 …… 117
小動脈 …… 115, 116
小胞輸送 …… 208
正味駆動力 …… 214, 216, 219, 222
正味の膠質浸透圧 …… 215
静脈 …… 115, 116, 117, 129
静脈圧 …… 94, 129
静脈還流 …… 132, 135
静脈血圧 …… 129
静脈血液量 …… 129
静脈コンプライアンス …… 94, 129, 131
静脈コンプライアンス曲線 …… 130
静脈叢 …… 193
静脈の血液量 …… 117
ショック
　出血 …… 239
　出血性 …… 154
　心原性ショック …… 239, 240
　敗血症 …… 234, 239
　不可逆的 …… 240
徐脈 …… 36, 40, 134, 235
　洞性 …… 45, 235
自律神経 …… 80
自律神経活動 …… 22
自律神経支配 …… 80
自律神経による調節 …… 147
　圧受容体によるフィードバック調整 …… 153
　運動 …… 229
　化学受容体 …… 157
　交感神経支配 …… 35, 151, 184, 189
　心臓，血管 …… 151
　副交感神経支配
　　…… 35, 148, 184, 189, 195
自律神経反射 …… 158
ジルチアゼム …… 32
心音 …… 81, 82, 107
心機能 …… 78
　自律神経による調節 …… 147, 148, 164
　調整 …… 21
　ホルモン性調節 …… 159
心機能曲線 …… 135, 138
心筋炎 …… 245
心筋虚血 …… 51
心筋梗塞 …… 51
心筋細胞（長さ-張力関係）…… 90, 99
心筋酸素消費量 …… 104, 185
　Fickの法則 …… 104
　影響を与える因子 …… 105
　測定 …… 104
心筋症 …… 245
心駆出率 …… 84
神経結節 …… 150
心係数 …… 87
神経体液性調節
　自律神経による調節 …… 147, 166
　体液性調節 …… 159
　メカニズムの統合 …… 166
心血管機能 …… 158

運動 …… 226, 257
高血圧 …… 163, 241, 257
　心不全 …… 257
　調節 …… 52
低血圧 …… 234, 257
妊娠 …… 233, 257
心血管系（血管，心周期，心血管疾患，心血管機能，心臓，筋細胞，血管系を参照）
心血管疾患（高血圧，低血圧も参照）
　冠動脈疾患 …… 107
　冠動脈病変 …… 186
　狭窄 …… 186
　狭心症 …… 185
　収縮不全 …… 101
　心不全 …… 157, 245
　不整脈 …… 41, 45, 245, 257
　弁疾患 …… 83, 104
腎血流 …… 173, 230
腎血流量 …… 196
心原性ショック …… 238, 239, 240
心室圧-容量関係 …… 85
心室一回仕事量 …… 85
心室一回拍出量 …… 133, 229
心室拡大 …… 96
心室拡張 …… 89
腎疾患 …… 243
心室駆出率 …… 107
心室後負荷（後負荷を参照）
心室コンプライアンスと前負荷 …… 88
心室細動 …… 46
心室静止期 …… 84
心室性不整脈 …… 41
心室前負荷（前負荷を参照）
心室粗動 …… 46
心室の拡張 …… 80
心室の弛緩状態 …… 89
心室の変力性 …… 95
心室肥大 …… 89
心室頻拍 …… 46
心室壁肥大 …… 96
心周期 …… 80, 107
　圧と容量の変化 …… 85
　心室圧-容量関係 …… 85
　心室内圧 …… 85
　心拍出量 …… 87, 88
　図 …… 80
　相 …… 34
心臓（心臓の電気活動，心機能，筋細胞も参照）
　…… 17, 18
　解剖 …… 17, 79, 183
　血流 …… 20, 173, 200, 201, 229
　興奮収縮連関 …… 61
　細胞構造 …… 58, 75
　弛緩の調節 …… 66
　収縮の調節 …… 20, 63
　心筋酸素消費量 …… 104, 107
　心室圧-容量関係 …… 85
　心室内圧 …… 85
　伝導 …… 38

267

ホルモン合成 …………………… 20
　　ポンプ機能 ……………………… 19
心臓筋細胞（筋細胞を参照）
心臓のStarlingの法則 ……………… 93
心臓の電気活動（心電図も参照）…… 24
　　イオン勾配 ……………………… 28
　　イオンチャネル ………………… 29
　　活動電位 ……………… 32, 37, 52
　　静止膜電位 ……………………… 52
　　伝導 ……………………………… 38
　　伝導速度 ………………………… 39
　　リエントリー …………………… 40
心臓の電気生理（静止膜電位）…… 25
腎臓
　　圧ナトリウム利尿 ……………… 241
　　血流 …………………… 173, 196, 229
　　高血圧 …………………………… 241
　　疾患 ……………………………… 243
　　心血管系と臓器機能の相互依存 … 20
　　体液性機序 ……………………… 20
心臓病（心血管疾患を参照）
身体活動に対する心血管応答 …… 226, 257
身体調整と運動 …………………… 231
心電図 ……………………………… 42
　　解釈 ……………………………… 46
　　解析 ……………………………… 44
　　心筋虚血と梗塞 ………………… 52
　　誘導場所 ………………………… 49
心電図肢誘導 ……………………… 49
心電図誘導 ………………………… 49
浸透圧 ……………………………… 175
浸透圧（血流調節）………………… 175
腎動脈狭窄 …………………… 243, 244
腎動脈硬化症 ……………………… 198
心内シャント ……………………… 83
心肺受容体 ………………………… 157
心拍出量 ……………… 107, 135, 140
　　運動 ……………………………… 227
　　計測 ……………………………… 87
　　骨格筋への ……………………… 191
　　静脈還流 ………………………… 135
　　神経液性活性化 ………………… 166
　　心拍数 …………………………… 87
　　制御 ……………………………… 88
　　単位 ……………………………… 87
　　中心静脈圧 ……………………… 119
　　分配 ……………………………… 172
　　分布 ……………………………… 173
心拍出力
　　妊娠 ……………………………… 233
心拍数 …………………………… 21, 95
　　一回拍出量 ……………………… 87
　　心拍出量 ………………………… 87
　　単位 ……………………………… 87
心不全 ……………… 66, 235, 245, 257
　　うっ血性心不全 ………………… 250
　　運動制限 ………………………… 249
　　原因 ……………………………… 245
　　収縮不全 ………………………… 245

代償機序 ……………………………… 248
中性エンドペプチダーゼ（NEP）阻害薬
　　……………………………………… 163
治療 ………………………………… 250
脳性ナトリウム利尿ペプチド（BNP）… 163
バソプレシン ……………………… 164
慢性 ………………………………… 248
心房キック ………………………… 82
心房細動 …………………………… 45
心房収縮 …………………………… 95
心房収縮期 ………………………… 81
心房性ナトリウム利尿ペプチド
　　………………… 20, 163, 166, 167
心房粗動 …………………………… 44
水素イオン ………………………… 175
水素イオン（血流調節）…………… 175
睡眠時無呼吸 ……………………… 244
静止膜電位 ……………………… 25, 52
静水圧 ……………………………… 217
静的運動 …………………………… 231
正のフィードバックサイクル …… 239
性別と運動 ………………………… 233
脊椎前神経節 ……………………… 149
脊椎傍神経節 ……………………… 149
舌咽神経 …………………………… 153, 158
節後交感神経線維 ………………… 150
節後線維 …………………………… 149
切痕 ………………………………… 83
節前線維 …………………………… 148
節前副交感神経遠心性神経 ……… 166
全身性炎症反応症候群 …………… 234
全身の血管抵抗（血流力学）…… 124
前負荷 ……………………………… 64
　　一回拍出量 ……………………… 93
　　確定 ……………………………… 88
　　心室コンプライアンス ………… 88
　　心室前負荷 ……………………… 94
　　長さ-張力関係 ………………… 90
前毛細管抵抗 ……………………… 216
早期（期外）脱分極 ……………… 46
臓器（臓器血流も参照）
　　灌流圧 …………………………… 178
　　血管の配置 ……………………… 18
　　血管配置 …………………… 125, 140
　　並列配置 …………………… 125, 140
臓器血流 ………… 18, 172, 176, 180, 201
　　肝臓 …………………………… 19, 195
　　冠動脈 ………………… 173, 182, 201
　　肝動脈 …………………………… 200
　　機械的な圧迫 ………………… 178, 201
　　基礎血流 ………………………… 173
　　局所調節 ………………………… 201
　　筋性機序 ………………………… 178
　　血管拡張予備能 ………………… 173
　　骨格筋 …………………………… 200
　　骨格筋循環 ………… 173, 190, 191, 201
　　自己調節 ………………………… 178
　　自己調節能 ……………………… 201
　　充血 ……………………………… 180

消化管 ……………… 194, 200, 201
心臓 ………………………………… 230
腎臓 …………………… 173, 196, 200, 230
身体活動 …………………………… 229
心拍出力，分布 ………………… 173
組織因子 …………………………… 173
内皮因子 …………………………… 176
脳 …………………… 173, 200, 201
肺 ……………………………… 199, 200
脾臓 …………………………… 173, 195
皮膚 …………………… 173, 200, 230
腹部内臓 …………………………… 194
腹部内臓循環 ……………………… 230
早期後脱分極 ……………………… 37
総血液量 …………………………… 134
増高肢誘導 ………………………… 49
相対不応期 ………………………… 33
僧帽弁 ……………………………… 79
僧帽弁逆流症 ……………………… 256
僧帽弁狭窄症 ……………………… 254
促進性G蛋白 …………………… 63, 71
側副路形成 ………………………… 186
組織虚血 …………………………… 239
組織血流（皮膚）………………… 193
組織静水圧 ………………………… 217
組織の膠質浸透圧 ………………… 218

た行

第0相 ……………………………… 34
第1心音 …………………………… 82
第2心音 …………………………… 83
第3心音 …………………………… 84
第4心音 …………………………… 82
第IX脳神経 ………………………… 154
第X脳神経 ………………………… 154
体液性調節 ………………………… 159
　　循環カテコラミン ……………… 159
　　心房性ナトリウム利尿ペプチド … 163
　　低血圧 …………………………… 236
　　バソプレシン …………………… 166
　　レニン-アンギオテンシン-アルドステロン系
　　……………………… 161, 167, 237
体血管機能曲線 ……………… 135, 136
体血管抵抗 ……… 22, 127, 140, 227, 240
　　計算 ……………………………… 128
　　血行動態 ………………………… 122
代謝（筋細胞）…………………… 67
代謝性アシドーシス ……………… 240
代謝による血流調節理論 ………… 174
代謝不能となる機序（低血圧）… 239
体循環 ……………… 17, 115, 117, 119
代償機序
　　心不全 ……………………… 248, 257
　　低血圧 …………………………… 236
大静脈 ………………………… 79, 115
大静脈内圧 ………………………… 118
タイチン …………………………… 59
大動脈 ……………… 18, 79, 115, 118

INDEX

大動脈弓 154
大動脈弓部 153
大動脈コンプライアンス 120, 121
大動脈縮窄症 243
大動脈小体 158
大動脈弁 79, 83, 87, 182
大動脈弁逆流症 255
大動脈弁狭窄 253
大動脈脈圧 120, 121, 140
多血症 122
脱分極 32
遅延後脱分極 37
力-速度関係 96, 99
緻密体 68, 69
緻密帯 68, 69
中心静脈圧 129, 130, 133, 227
中枢化学受容体 157
中枢指令 229
中枢神経(神経体液性調節も参照) 147, 148
中性エンドペプチダーゼ(NEP)阻害薬 164
中膜 67
腸管血流 173, 195, 200
調節(神経体液性調節も参照) 66, 147
　　収縮 63
　　伝導速度 39
直細動脈 197
椎骨前神経節 150
椎骨動脈 186
低血圧 234, 235, 257
　　原因 234
　　出血 236
　　代謝不能となる機序 239
　　治療 240
抵抗(血流) 122, 123
抵抗血管 116, 117, 150, 183, 193
低酸素 240
低酸素血症 158, 188
低酸素性血管収縮 200
テベシウス静脈 183
電位依存性チャネル 29
電解質 17
電気的除細動 46
電気ベクトル 46
伝導異常 40
伝導システム 38
伝導速度の調節 39
頭蓋内圧 187
透過係数 208
洞結節 80
糖質コルチコイド 244
動静脈吻合 193
透水係数 214
洞性徐脈 44, 235
洞性頻脈 44
等張性収縮 96
洞調律 44
等電位 48

等電位期 43
糖尿病性腎症 243
糖尿病と腎臓 242
逃避闘争反応 151
洞房結節 35, 149
洞房結節性心停止 149
動脈
　　解剖 115
　　冠動脈 182
　　腎臓 196
　　脳 186
動脈圧 22, 118, 153, 154, 166
　　拡張期圧 118
　　収縮期圧 118
　　大動脈脈圧 120
　　調節 127
　　平均動脈圧 118
動脈圧受容体 153, 154, 167, 229
動脈拡張 134
動脈血圧(平均動脈圧) 187, 227, 241
動脈血管拡張薬 251
動脈硬化 155
等容性弛緩期 83
等容性収縮期 82
ドーパミン 240
ドパミン 102
ドブタミン 102, 240, 251
トリガーカルシウム 62
トロポニン-C(TN-C) 60, 64
トロポニン-I(TN-I) 60
トロポニン-T(TN-T) 60
トロポニン-トロポミオシン複合体 61
トロポミオシン 60
トロンボキサン 176

な行

内頸静脈 154
内皮因子 176
内皮因子(臓器血流) 176
内皮細胞 72
内皮由来因子 201
内皮由来過分極因子 176
内分泌ホルモン 174
内膜 67
長さ-張力関係 90, 99
長さ依存性の活性化 92
長さに依存しない活性 102
二酸化炭素
　　血流調節 175
　　組織からの除去 213
　　脳血流 187
二酸化炭素分圧 213
二次性高血圧 163, 242
二重積 105
乳頭筋 79
ニューロペプチドY 189
尿細管糸球体からのフィードバック 197

妊娠
　　子癇前症 243
　　心血管機能 233, 257
熱射病 232
熱疲労 232
年齢と運動 233
脳
　　血流 173, 182, 200, 201
　　頭蓋内圧 187
　　動脈 186
　　浮腫 220
　　平均動脈圧 187
脳灌流圧 187
脳虚血 158, 240
脳血流 182, 186, 187, 200, 201
脳性ナトリウム利尿ペプチド(BNP) 164
脳低酸素 240
脳底動脈 186
能動的血管拡張 194
能動輸送 208
濃度勾配 207
脳の血流 173
脳浮腫 220
ノルエピネフリン 71, 152, 159, 160, 228

は行

肺
　　血流 199
　　浮腫 220
肺血管 199, 201
肺血管の収縮 200
敗血症 234
敗血症性ショック 239
肺循環 18, 19
肺静脈 79
肺水腫 220
肺動脈 79
肺動脈圧 199
肺動脈楔入圧 246
肺動脈弁 79, 81
肺動脈弁逆流症 256
肺動脈弁狭窄症 254
肺の伸展受容体 159
肺の伸展反射 159
バソプレシン 157, 164, 166, 237
発汗増加 159
バニリルマンデル酸 243
半月弁 79
反射係数(σ) 218
半透膜 218
反応性充血 180
反復波形 43
微小循環 206
拡散 206
経毛細管液体交換 213, 222
細胞間隙流 208, 222
酸素と二酸化炭素の交換 209
小胞輸送 208

羊土社のオススメ書籍

ICU実践ハンドブック 改訂版
病態ごとの治療・管理の進め方

清水敬樹／編

ICUに必須の知識，重症患者の治療・管理の進め方がわかる定番書．各エキスパートが"実践"重視で解説．コントロール目標値，薬剤投与量など具体的な数値を明示．広範囲を網羅しており実践にも調べ物にも役立つ．

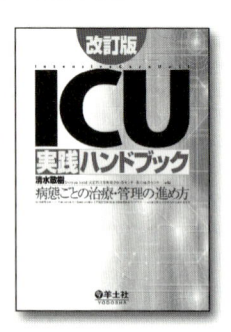

- 定価（本体6,600円＋税） ■ A5判
- 719頁 ■ ISBN 978-4-7581-1845-3

Dr.岩倉の心エコー塾
治療に直結する考えかたと見かた

岩倉克臣／著

心エコーをしっかり解釈し，治療に活かしきるための考え方とテクニックをDr.岩倉が伝授！胸痛疾患の確実な鑑別のための読みこなし方，心不全の病態把握に欠かせない計測や評価のポイントなどがやさしくわかる．

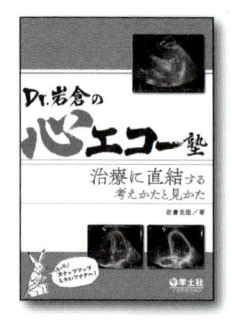

- 定価（本体4,500円＋税） ■ A5判
- 416頁 ■ ISBN 978-4-7581-0760-0

やさしくわかるカテーテルアブレーション

治療のキホンと流れを理解して，アブレーションへの「苦手」をなくす！

池田隆徳，藤野紀之／編

アブレーションは「むずかしい」と思っているあなたのための1冊！デバイスの特徴，心内心電図の見かた，治療の流れなど，まず押さえておきたい事をやさしく解説．医師，メディカルスタッフのはじめの一歩に最適！

- 定価（本体4,500円＋税） ■ A5判
- 180頁 ■ ISBN 978-4-7581-0759-4

Dr.竜馬の病態で考える人工呼吸管理

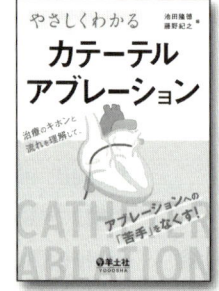

人工呼吸器設定の根拠を病態から理解し，ケーススタディで実践力をアップ！

田中竜馬／著

「患者にやさしい人工呼吸管理」を行いたい方は必読！病態に応じた人工呼吸器の設定や調節，トラブルの対処が根拠から身につきます．軽妙な語り口でスラスラ読めて，専門書では難しい…という初学者にもオススメ！

- 定価（本体5,000円＋税） ■ B5判
- 380頁 ■ ISBN 978-4-7581-1756-2

発行 羊土社 YODOSHA
〒101-0052 東京都千代田区神田小川町2-5-1 TEL 03(5282)1211 FAX 03(5282)1212
E-mail : eigyo@yodosha.co.jp
URL : www.yodosha.co.jp

ご注文は最寄りの書店，または小社営業部まで